济世活人是中医
的优良传统

熊继柏 题

◎ 熊继柏

著

国医大师熊继柏

《内经》讲析与临证经验荟萃

中医创造奇迹

——熊继柏诊治疑难危急病症经验集·修订版·

CIS

K 湖南科学技术出版社·长沙

参加整理人员

（按姓氏笔画排序）

龙　玲　　刘　侃　　刘朝圣
李　点　　邹晓玲　　罗成宇
周　兴　　胡金辉　　姚欣艳
聂　娅　　谢雪姣

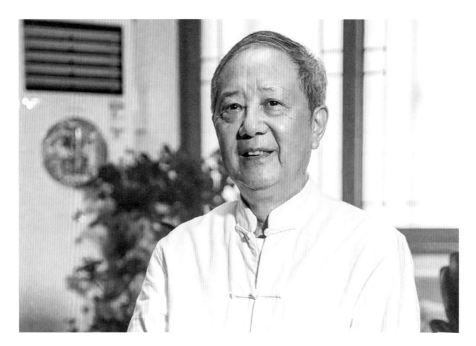

作者近照

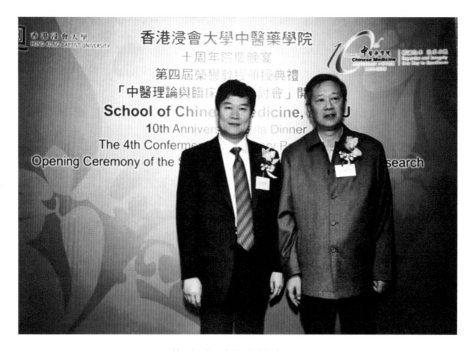

作者与高思华合照

作者简介

熊继柏，1942 年出生，湖南省石门县人，中共党员。国医大师，中国中医科学院学部委员，湖南中医药大学教授，主任医师，博士生导师。湖南省第一届名中医，湖南中医药大学第一附属医院特聘学术顾问、终身教授，湖南省保健委员会医疗保健核心专家。全国老中医药专家学术经验继承工作第四、第五、第六、第七批指导老师，中华中医药学会内经学分会顾问。香港浸会大学荣誉教授，上海中医药大学名誉教授、内经国际研究院顾问。

熊氏十三岁开始习医，十六岁开始行医，从事中医临床六十余年从未间断，其中从事中医高等教学三十余年，主讲中医经典课，并任湖南中医药大学中医经典教研室主任。擅长中医内科、妇科、儿科，善治疑难病症、危重病症，诊治疾病精于辨证施治，理法方药熟练，临床疗效卓著。其理论功底扎实、临证经验丰富、辨析思维敏捷。2006 年曾受邀专程赴非洲为阿尔及利亚国家总统治愈了疾病，为中医享誉世界做出了重要贡献。

熊氏论著颇丰，公开发表学术论文 100 余篇，撰写出版中医学专著 22部，其中独立著作 12 部。其《内经理论精要》一书，先后被英国大英博物馆、牛津大学图书馆和美国国会图书馆列为藏书。任副总主编编著的《黄帝内经研究大成》一书，先后获国家新闻出版署科技图书一等奖，国家中医药管理局中医药基础研究二等奖。近十年来，已带教中医高级学徒 300 余人，正在不断地为中医传承做贡献。

在 2020 年防治新冠肺炎的战疫中，出任湖南省中医高级专家组顾问，出主意，定方略，所定方略在全国好评如潮。又亲临一线诊治、抢救"新冠"危重病人，取得满意疗效，并荣获湖南省立大功人员奖。

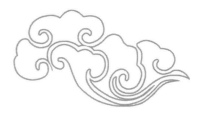
　　金秋十月，熊教授托助手送来了他的《中医创造奇迹——熊继柏诊治疑难危急病症经验集》书著的清样并邀我作序。熊教授是我非常敬重的老师，作为后学，哪有资格为前辈作序？然有幸先于读者拜读了熊老师的大作之后，心中的感动和振奋又让我欣然提笔，不是作序，而是要一抒拜读后的心得和感悟。

　　人体是一个极其复杂的系统，生命现象复杂深奥。到目前为止，人类依然没有探索清楚人体的全部奥秘，更没有找到解决人类健康所遇到全部问题的方法。历史的推手让中医与西医在人类文明长河中不期而遇，中、西医各有所长，中医独特的理论思维体系和诊疗方法，在很多疾病上有着独到的疗效优势。尤其是当人们愈来愈认识到以"还原论"为指导、针对单一靶点的西方医学的治疗思路已不足以攻克多因素导致的复杂疾病，以"治病"为目标的医学模式不足以应对现代疾病谱改变的趋势，时代呼唤着医学模式必须从生物医学模式向生理-心理-社会-环境四者相结合的医学模式进行根本性变革的时候，人们也愈来愈发现：以整体恒动观的系统思维为指导的中医学所提出的身心统一、人与自然统一的天人合一的生命观和集心理治疗、生理调节、药食互助、生活方式调节为一体的治疗理念，恰好是生理-心理-社会-环境相结合的新医学模式的最好示范。

　　20 世纪末叶，当时法国的总统密特朗曾邀请了 75 位诺贝尔奖得主研讨"21 世纪的挑战和希望"，发表的《巴黎宣言》提出"医学不仅是关于疾病的科学，更应该是关于健康的科学""好的医生应该是使人不生病，而不是能把病治好的医生"。而数千年前，中医学就在天人相应的整体恒动观系统思维主导下，构建了以人为本、三因制宜的以维护人的健康状态为目标朝向

的独特医学体系；而"上工治未病"这一中医学的基本理念，更是现代医学目的调整和模式转变的核心价值。

翻开世界医学发展史，我们可以清楚地看到：东汉末年的华佗（约145—208）就发明了"麻沸散"用于外科手术，是世界医学史上应用全身麻醉进行手术治疗的最早记载；晋代葛洪（283—363）不仅开创了化学药物的先河，其所著的《肘后备急方》中所记载的用海藻治瘿、用狂犬脑组织外敷伤口治疗狂犬咬伤，也在世界上开创了用含碘食物治疗甲状腺疾病、用免疫法治疗狂犬病的先河，而直至 1885 年，法国医学家才将狂犬疫苗首次用于人体；唐代王焘（约686—757）治疗白内障眼病的"金针拔障术"为世界眼科史上的首创；宋代的中医学已经分为了 9 科，外科手术技术和手术器械在世界领先；被尊为世界法医学鼻祖的南宋著名法医学家宋慈所著《洗冤集录》是世界上公认的最早的法医学专著，先后被译成法、英、荷等多种文字，比意大利人的同类著作要早 350 多年；人痘接种方法预防天花是 1567 年中医首创，是世界医学史上开人工特异性免疫疗法先河的一项重大贡献，17 世纪已在中国普遍推广，至 18 世纪传遍欧亚各国，至 1796 年，英国人受其启示才试种牛痘成功……事实证明，中医学自古以来就是不断创造奇迹的医学科学，也是最符合生命规律的医学科学，始终引领着世界医学科学的发展。

曾几何时，有不少人不懂中医却对中医妄加评论，更有不少人既不了解中医又不了解西医，却叫嚷着中医不科学应该废除。时代发展到今天，随着人们对生命科学的了解和对中、西医学认知水平的提高，人们已经充分认识到了中医学的科学性和先进性，认识到了中医学的特色和优势，但依然还有不少人以为中医是慢郎中，只适合治疗慢性病及功能性疾病，不适合治疗危急重症。熊教授在本书中运用真实的医案对这种误解做出了最好的回答，向人们证实了中医不仅能够治疗危急重症，而且能够创造奇迹！

本书是熊继柏教授治疗疑难危重病的医案集。这些医案，有的是熊教授当年在农村基层行医时所诊治的危急重症，有的是在三甲医院临床中所遇到

中医创造奇迹——熊继柏诊治疑难危急病症经验集

的疑难病例，时间跨度很大，涉及内、外、妇、儿、五官科等，是熊教授一生诊疗经验的集中展示。入选的每一个案例发生的时间、地点、病情特点和诊疗经过都交代得十分清楚，四诊资料翔实，更难能可贵的是，每一个案例后，都进行了深入地分析点评，包括疾病的特点、辨证的思路、选方用药的依据，引经据典的理论指导以及所选用方剂的运用奥妙等等。我是一开卷就被一个个鲜活的奇迹般的案例和熊老师详略得当的评述吸引着一口气读完这本书的。读着这本书，犹如亲临其境跟随熊老师临床应诊。读这本书，不仅让我学到了熊老师诊疗各种疑难和危重病症的独到经验，更让我领略了他治学的严谨、高尚的医德和毫无保留启迪后学的这份赤诚和大师风范！

　　读完这本书，我心绪万千，久久不能释卷。我由衷地感谢熊老师毫无保留的传道、授业和解惑，由衷地感谢湖南科学技术出版社推出这么珍贵的大作，更由衷地希望每个后来的中医人都能有幸读到这本大作！因为这本大作不仅能传承熊教授的学术思想和临证经验，更重要的是，它将播撒下无数坚定中医信心的种子。我坚信，随着这本大作的出版，在来年的春天，一定能够看到茫茫杏林的满园芬芳。

　　衷心地祝愿熊老师身体健康！衷心地祝愿熊老师的智慧惠及更多的后学和百姓！

（北京中医药大学教授、博士生导师）
2014 年 10 月 12 日于北京中医药大学

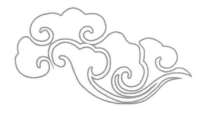

自 序

　　我是中医界的一名老兵，也是一名纯中医。13 岁开始习医，16 岁单独行医，迄今已行医 56 年。相对而言，在农村行医的 20 余年中，所接诊的危急病症颇多；在城市行医的 30 多年中，所接诊的疑难病症较多。通过 50 多年来的不断实践，不断探索，使我得出 3 点认识：

　　第一，中医学必须理论与实践相结合。中医五千年来，积累了丰富的实践经验，建立了完整的理论体系。而中医的理论是源于临床实践的总结，这些理论必然要用以指导临床实践。如果脱离了临床实践去谈理论，那只能是空谈；反之，如果脱离了理论法则去搞实践，那就只能当下工。《素问·气交变大论篇》云："善言天者，必应于人；善言古者，必验于今；善言气者，必彰于物。"只有理论与实践紧密结合，才能不断提高中医的真正水平。

　　第二，中医的生命力在于临床。中医生命力的旺盛与否，取决于中医的临床实践水平，取决于中医的临床疗效。要知，救死扶伤，乃医生之天职；济世活人，是中医的优良传统。中医在中国五千年来能够长盛不衰，缘于中医确能为人民群众治病防病，诚如张仲景《伤寒论·序》所言："上以疗君亲之疾，下以救贫贱之厄，中以保身长全，以养其生。"如果中医不注重临床实践，不努力提高临床水平和临床疗效，就会降低在人民群众中的威望，那么中医的生命力将会如何呢？

　　第三，中医治病能够创造奇迹。所谓奇迹，是指中医诊治奇特疑难的病症，能够出奇制胜；救治危急凶险的病症，能够起死回生。不仅历代中医创造的奇迹数不胜数，即使是处于现代医学相当发达的时期，中医也仍然能够创造奇迹。

　　早在 4 年前，湖南科学技术出版社社长黄一九同志特邀我写一本既要朴实，又要通俗，能够直接反映中医真实水平的书籍，并拟题为《中医创造奇

迹——熊继柏诊治疑难危急病症经验集》。我思忖，必须从实际出发而言理论，用事实说话以表奇迹。为此，我特地从本人几十年来临床时所记录的特殊案例中，挑选出具有代表性的危急重症和疑难病症的部分典型验案，进行系列讲述。同时邀约我的部分弟子，即国家中医药管理局熊继柏名医工作室和熊继柏学术思想与临证经验研究小组的同志们，听课后进行录音整理。并几经修辞定稿，完成本书。书中提示了古代名医治病创造奇迹的典型事例，然后着重讲述了本人亲手治验的部分典型案例，详述其诊疗经过，及其辨证分析，选方用药，并借此简述一些相关的中医基本理论及思想观点。其中讲述内科病症案例52个，妇科病症案例11个，儿科病症案例8个，外科病症案例10个，共81个案例。这些实际案例可以充分说明，中医治病能够创造奇迹。我相信，这也正是莘莘中医学子热爱中医，广大人民群众信赖中医的主要原因。

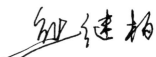

2014 年 10 月 1 日

于湖南中医药大学

目 录

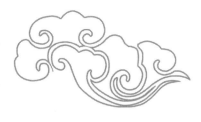

二、诊治妇科疾病的奇迹 / 217

目
录

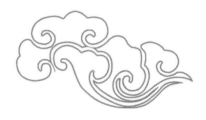

第一章 中医为什么能够创造奇迹

所谓奇迹，是指诊治疑难的病症，能够出奇制胜；救治危急的病症，能够起死回生。

要了解中医为什么能够创造奇迹，首先必须了解中医与西医治病各自的优势和特点。西医看病离不开血压计、听诊器、体温表、化验单。西医治病必须依靠标准的检验室，标准的手术室，标准的急救室和标准的西药房。西医注重微观，注重人体解剖。西医的优势在于精密的仪器检测，高超的外科手术，先进的急救手段。而中医则注重整体，注重人体功能，中医诊断疾病，主要依据全面诊察后的辨证分析。并且，中医治病还必须配套一个标准的中药房。

一、中医治病几大优势

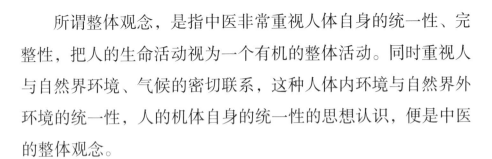

1. 整体观念指导下的辨证论治

所谓整体观念，是指中医非常重视人体自身的统一性、完整性，把人的生命活动视为一个有机的整体活动。同时重视人与自然界环境、气候的密切联系，这种人体内环境与自然界外环境的统一性，人的机体自身的统一性的思想认识，便是中医的整体观念。

所谓辨证论治，或称为辨证施治，就是运用中医望、闻、问、切的诊察方法，全面了解病人的病症、舌象、脉象，抓住病人的主病主症，进行综合分析。运用中医理论法则，辨别病变的部位和病变的性质，然后针对性地确定治法，选定主方，然后遣用药物。辨证施治的过程展现了一个完整的理、法、方、药系统。理，就是运用中医理论法则，准确辨证，辨别疾病的属阴、属阳、属表、属里、属寒、属热、属虚、属实；辨别病变属于五脏、六腑、十二经脉以及卫分、气分、营分、血分与上焦、中焦、下焦的所在部位。法，就是针对病症的性质、病变的关键，确定相应的治法；方，就是通过对疾病的辨证，依据治法选定合适的方剂；药，就是根据方剂所确定的药物，然后再因证加减化裁，开列出处方药物，嘱病人服用。

理、法、方、药，是中医诊治疾病的完整系统，是辨证施治的具体体现，也是辨证施治的实际过程。中医不论诊治常见病，诊治疑难病，诊治危重病，都必须辨证施治。比如同一个头痛病症，有外感内伤之分；同一个烦躁病症，有属阴属阳之别；同一个发热病症，有表里寒热之差；同一个厥冷病症，有寒热真假之判。中医治病绝不是见头治头，见足医足，更不是依据西医的检验单结果去开处方。只有辨证施治，"随证治之"，才是中医真正的功夫，也正是中医治病真正的奥妙所在。

自古以来，一个真正的中医，一个上等的中医，能治各种疾病，可以出奇制胜。其实，只要他真正掌握了中医的辨证论治法则，并能在临床上熟练地、准确地辨证施治，对于任何疾病都可以通过分析，准确辨证，因证选方，因方用药。这样，其临床疗效自然不是偶然性的，而是必然性的。

2. 完整的理论体系指导临证实践

中医学不是玄学，中医学的理论知识，是古人在长期的实践过程中，不断升华、总结出的朴素的理论知识，并从西汉时期成书的《黄帝内经》开始形成了完整的理论体系，总括起来为十大学说，即阴阳五行学说、脏象学说、经络学说、病因病机学说、病证学说、诊法学说、治疗学说、针刺学说、养生学说、运气学说。

（1）阴阳五行学说

阴阳五行学说是运用阴阳五行的法则概括自然界一切事物，

并取象比类去探讨、分析、归纳人体的生理活动和病理变化，进而指导诊断和治疗。它是我国古代朴素的辩证法和朴素的系统论。

阴阳，是事物与现象既对立又统一的两个方面，阴阳学说，是古代哲学思想的体现，"阴阳者，一分为二也"。中医学认识自然，认识人体生理、病理，指导诊断与治疗，都是以阴阳法则为纲，它属于古代朴素的辩证法。

五行，是以木、火、土、金、水五种物质为代表，说明一切事物的属性以及事物之间的内在联系，中医学认识人体脏腑组织关系，认识疾病传变规律，指导治疗法则，都离不开五行学说。它属于古代朴素的系统论。

阴阳五行理论，贯穿在中医学整个理论体系之中，是中医学理论的核心思想。

（2）脏象学说

脏象学说是研究人体各个脏腑组织的生理特征及其相互关系，以及人体脏腑组织与外界环境之间的联系的学说。

中医学脏象学说的内容很丰富，主要包括脏腑和血气精神两大部分。脏腑部分包括五脏、六腑、奇恒之腑的生理、病理，脏腑之间以及脏腑与其他组织器官之间、脏腑与外界环境之间的各种联系等内容。气血精神部分包括血、气、精、神的化生、运行、功能及其与脏腑之间的密切联系等内容。这些内容，形成了人体以心、肝、脾、肺、肾五脏为中心的五大生理系统，成为中医学理论中最基础、最核心的部分。

（3）经络学说

经络学说是研究人体经络的生理、病理及其与脏腑组织相

互关系的一门学说。

经络是经脉和络脉的总称。经者路径之意，经脉便是经络系统的纵行干线；络者网络之意，络脉乃是经络系统的分支。经脉与络脉，纵横交错，网络全身，它具有联络脏腑肢节，沟通上下内外，调节阴阳气血的作用。从而使人体各部分联结成一个有机的统一整体。

（4）病因病机学说

病因病机学说是研究疾病发生的原因，人体发病的机制和病理变化的一门学说。

（5）病证学说

病证学说是讨论疾病和证候，研究各种疾病的病变机制、证候特点及其基本治法的学说。

（6）诊法学说

诊法学说是研究诊察疾病和判断病情的方法，对疾病进行全面的观察和了解，作出正确判断的一门学说。

（7）治疗学说

治疗学说是研究治疗法则、治疗方法以及组方制度，用药宜忌及其相关内容的一门学说。

（8）针刺学说

针刺学说是研究针刺原理、针刺法则、针刺技术、针刺禁忌，以及对各种疾病的针刺疗法的一门学说。

（9）养生学说

养生学说是研究养生防病，延年益寿的基本法则、基本方法的一门学说。

（10）运气学说

运气学说全称五运六气学说，是从宇宙节律探讨自然界的气象运动规律，并以此研究自然气候变化对于生物，特别是对于人体生理、病理影响的一门学说。

中医学的理论体系完整而系统，博大又精深，既是中医指导临床实践的理论依据，更是中医指导临床实践的根本法则。

3. 积累了几千年的实践经验

中医的经验积累已经有几千年了，中医非常重视实践经验，中医的理论源于实践的总结，中医治病既要理论指导，又要运用经验。中医治病与西医治病有点区别，西医重视新进展，比如我去西医院会诊，他们重视哪里有新药，哪里有新进展，都要是新的。而我们恰恰重视既往的经验，因为我们是几千年以来的经验积累，我们有大量的宝贵的经验积累。中医的书籍汗牛充栋，其中有极其丰富、极其全面、极其宝贵的临证实践的经验总结，所以中医要活到老，学到老，永远学不尽。中医那么多书，我们可能读完吗？不可能读完，我们只能说读了主要的书，掌握了一些主要的东西。古人的很多经验我们至今还不知道，这些经验积累已经几千年了，你就是拿其中一点经验去看病都了不得了，这是宝库啊。就好比一座金山，一个金矿，我们还没深入进去，只在外面看，就不可能了解它的真正奥妙。所以我们要深入进去，要真正掌握古人的经验，运用前人的经验，并在实践中不断认识，不断总结，不断完善和发展。

4. 几条特别重要的治疗法则

第一条，注重平衡。中医治病的原则就是补偏救弊。那个人寒气重，就治寒；这人火气大，就治火；五脏中哪个脏有问题，便治这个脏；脏腑之间哪个太强了，哪个太弱了，就要把强的抑下去，把弱的扶起来，这就叫平衡。我们讲的大道理就是阴阳要平衡，"谨察阴阳所在而调之，以平为期"，这是《内经》的话。"谨察阴阳"，严谨地审察阴阳，就是把握阴阳的偏差所在而进行调治。"以平为期"，以达到阴阳平衡为目的。我们的最终目的就是要人体平和，五脏平和，阴阳平和，气血平和，营卫平和，精神平和，形体和精神相平和，这不就健康了吗？目的是要让人处于平和状态，平和之人就能长寿啊。五脏偏颇之人，这里出偏差，那里出漏洞，就麻烦了。好比一台机器，或有螺丝生锈，或有部件破损，或者动力不足，或者运转不利，都应全面审察，把整个功能调整好，这就是中医的治疗观。中医的治疗原则就是注重整体的平衡，这是一个优势，它绝对不是单独的对抗。比如癌症，病人得了癌症，西医用化疗、放疗之后，病人头发掉了，不想吃饭了，精神很差了，体质明显下降了，还是只管去杀癌细胞，杀癌细胞肯定是必需的，但此时还应该把正气扶起来。正气扶起来了，邪气才会下去。正气一衰，邪气就会重来，这正是《黄帝内经》所强调的"正气存内，邪不可干"。所以中医讲究平调，这正是中医的优势所在。现在社会上有些不良倾向，鼓吹吃什么保健

药，其实这保健药是不可随乱吃的，你是什么体质，你五脏中哪一脏偏虚，气血在哪方面偏虚，到底是实证还是虚证，是偏寒体质还是偏热体质，这些都要搞清楚。如果你恰恰是实证，你去吃保健药，那不是帮倒忙吗？那不是补了邪气吗？如果你是个虚证，但又有阳虚、阴虚、气虚、血虚以及五脏中某脏偏虚，你吃这个药有什么作用呢？所以保健药是不能乱吃的，因为要保持体内的平衡，这一点很重要。

第二条，治病求本。所谓治病求本，就是要寻找疾病的根本原因，要推求疾病的本质，并针对疾病的原因、针对疾病的本质进行治疗。

疾病的发生、发展及其变化，总是通过症状表现而显示出来，中医诊断疾病就正是通过观察外在的表现，进而推测其内在的变化。《黄帝内经》的《灵枢·本藏》说过："视其外应，以知其内藏，则知所病矣。""视其外应"，是指观察外在的症状表现；"知其内藏"，是指测知内脏的变化；"知所病"，进而知道疾病的本质所在。这正是中医诊断学"有诸内，必形诸外"及"从外以知内"的基本观点。用现代通俗话讲，就是通过现象看本质。只有抓住了疾病的本质，才能准确有效地施治。比如眩晕病，辨治必有虚实之分。实证眩晕常见于两种：一种眩晕表现为头晕目眩、头胀、耳鸣、面色潮红、心烦易怒、口苦，舌苔黄，脉弦数，其血压往往偏高。这种眩晕的病变本质是肝阳上亢；针对肝阳上亢，治当平肝潜阳，用天麻钩藤饮之类。另一种眩晕则表现为头晕目眩、头重、胸闷、恶心、呕逆，舌苔滑或腻，脉滑。这种眩晕的病变本质是痰饮阻

滞；针对痰饮阻滞，治当祛痰化饮，用半夏白术天麻汤之类。虚证眩晕常见的亦有两种：一种眩晕表现为头晕目眩、疲乏、心悸、面色淡白，舌淡，脉细。这种眩晕的病变本质是气血亏虚；针对气血亏虚，治当补益气血，用八珍汤之类。另一种眩晕则表现为头晕目眩、精神萎靡、腰膝酸软、耳鸣；男子伴有腰痛而遗精，女子伴有腰痛而带下，舌红苔薄，脉细。这种眩晕的病变本质是肾精不足；针对肾精不足，治须补肾益精，用左归丸之类。中医治眩晕如此，治各种疾病都是如此。抓住疾病的原因和本质，针对本质进行治疗，这是中医治病一条最基本的法则。

第三条，三因制宜。所谓三因制宜，是指中医治病要因人、因地、因时制宜。

因人制宜，要根据病人的年龄大小、性别男女、体质强弱、形体肥瘦、精神盛衰、生活习惯等不同的特点，选方用药要区别对待，这就是因人制宜。

因地制宜，要根据不同地域的地理环境、气候特点，考虑治疗时的选方用药。比如我国西北地区，地势高，气候较冷，多风多寒；我国东南地区，地势低，气候较热，多湿多热。早在《黄帝内经》中就讲过"地有高下，气有温凉，高者气寒，下者气热"。由于地理环境的不同，中医治病用药也必然有所不同。比如治外感病证，在西北地区则多用辛温之剂，在东南地区则多用辛凉之剂。这就是因地制宜。

因时制宜，要根据不同的时令，不同的气候变化，考虑治疗时的选方用药。一年四季之中，气候变化各异，春温、夏

热、秋凉、冬寒，中医认识温热病，就是按时令气候的不同特点而命名。春天的温病称为风温、春温；夏天的温病称为暑温、湿温；秋天的温病称为秋燥、伏暑；冬天的温病称为冬温。各个时令的温病，其病因、病变均各有不同的特点，治疗选方用药也自然各不相同。《素问·六元正纪大论篇》早已指出："用寒远寒，用凉远凉，用温远温，用热远热。"要根据不同时令的气候特点选方用药，这就是因时制宜。

　　这是我个人总结的中医治病的四大优势，最重要的是整体观念指导下的辨证施治，其次是中医有完整系统的理论作指导，并有几千年实践经验的积累，还有中医治病几条特别重要的基本法则。这些优势如果我们不讲，老百姓不一定知道。正因为有这样一些优势，所以中医治病能够创造奇迹。一个真正入门的中医，一个真正有本事的中医，都是可以创造奇迹的。这就是我要讲的第一点。

中医创造奇迹——熊继柏诊治疑难危急病症经验集

二、中医看病三要素

中医是怎样看病的？简括地讲，四诊合参、辨证分析和因证选方是中医看病的三要素，这正是中医治病的特点与特色。我在前面提到过，中医与西医看病不一样，西医看病，离不开仪器检测及其检验结果，特别注重于人体解剖部位和器质上的变化；而中医看病，注重的是人的整体功能，检验的结果和数据，只能作为诊疗上的参考，不能作为治疗的依据。比如用体温表测体温，病人发热到38 ℃或者40 ℃对我们诊断及治疗并没有依据作用，并不是说发热到40 ℃我们就用石膏，39 ℃就用黄连、黄芩，37 ℃～38 ℃之间就用金银花、连翘。要知，发热度数的高低并不能为我们提供治疗依据。中医诊断发热病症，是要抓住发热的特点，诸如发热恶寒、热多寒少、寒多热少、但热不寒、寒热往来，还要根据发热的时间如有上午发热、日晡潮热、身热夜甚、寒热错杂等。又比如给病人量血压，血压高，你准备怎么办？血压低，你又怎么办？中医是要辨证的。高血压并非都是同一个证型，绝不是所有的高血压都是肝阳上亢证，也不是所有的低血压都是阳虚证。中医诊治疾病，要真正发挥中医的特点和优势，就必须按照中医自身的思维逻辑和方法去进行。这就是我要讲"中医看病三要素"的意义所在。

1. 必须四诊合参

我们都知道中医讲究望、闻、问、切四诊。《难经》曰："望而知之谓之神，闻而知之谓之圣，问而知之谓之工，切而知之谓之巧。"《内经》亦讲到："见其色，知其病，命曰明；按其脉，知其病，命曰神；问其病，知其处，命曰工。"由《难经》到《内经》，老祖宗已经为我们定下四诊，但是我们在临床中能不能用、会不会用，这是个大问题。有些人是学而不用，有些人是学了不会用。望、闻、问、切四诊无论哪个方面，都是非常重要的。《素问·五藏生成篇》指出："夫脉之大小滑涩浮沉，可以指别；五藏之象，可以类推……五色微诊，可以目察；能合脉色，可以万全。"作为中医，既要善于望，又要善于闻，更要善于问，而且还要善于切，四诊合参，缺一不可。

望诊，包括望神色形态、望面色、望眼神、望动作举止、望舌苔、望舌色，这都属于望诊。一些关键病、疑难病，尤其是危重病，望诊特别重要。其中，尤以望神和望舌最为重要。我们学过很多的望诊知识，比如望舌，白苔、灰苔、黑苔、黄苔分别主什么病？红舌、绛舌、黑舌分别主什么病？舌体有胖有嫩，舌质有紫有红有淡。这些基本的知识我们都学过，但最大的问题是在临床上会不会用。我讲几个活生生的例子吧。

第一个例子是我当年在农村当医生，一个 19 岁的女孩子，姓文，因为感冒发热，当地医生没治好，被送到当地人民医

院。下午送到医院，晚上就昏迷了，连续3天3晚不醒。医院组织几次大会诊，没能得出结论，院长就去请我。院长描述说病人进医院的时候还能讲话，自昏迷后一直未醒。病人无半身不遂，无肢体抽搐，无口吐白沫，体温不到38℃。当时病人牙关紧闭，双拳紧握，我嘱护士用镊子将其口撬开，立即有涎液从口角流出，整个舌体被白厚腻苔覆盖，诊脉是细脉。这就是湿痰蒙蔽心包证，我开了个标准的菖蒲郁金汤。西医用注射器从鼻饲管将药灌进去，24小时灌服了2付药，到第二天傍晚时病人苏醒。这是一个活生生的例子，这个病人就是通过望舌苔来解决问题的。我讲这个例子的目的在于说明中医诊病要注意望舌。

30多年前，我们学校一名教师的孩子在医院的急诊室治疗，发热4天4夜，手足发抖，患儿呈昏睡状态。学校领导请我去看病。当时小孩一身肌肤热得烫手，体温有40.5℃，两侧扁桃体肿大，伴有脓点，西医诊断是急性化脓性扁桃体炎。患儿未昏迷，呼之能应，停止呼唤就很快入睡，伴手足颤抖，舌绛红无苔。患儿舌绛红无苔，提示热入营分，方用清营汤。1剂药于4小时内分8次喂完后患儿就退热了，再进1剂即愈。当时我就是根据患儿的舌绛红无苔开的这个处方。

这两个例子说明望诊的重要性，临床望诊切莫小视。

闻诊，《中医诊断学》上讲是两种闻，一种是闻声音，一种是闻气味，而重点在于闻声音。听声音很重要，有些临床知识是书本上没有的，需要我们在临床上不断地摸索、认识。我经常讲学理论不等于会临床，书读得好也不一定会临床，理论

和临床是有很长一段距离的。因为疾病是千变万化的，不是完全按照书上所说的那样。比如太阳病一定是头项强痛而恶寒？少阳病一定是口苦、咽干、往来寒热、胸胁苦满、脉弦？这只是一个提纲，张仲景云："但见一证便是，不必悉具。"下面我讲两个闻诊的例子。

我年轻的时候在农村当医生，有一次坐在理发店躺椅上理发，门口围了十几个病人等我看病。突然门外抱进来一个小孩，我一听就说："来了个白喉的危重病人。"众人皆吃惊，问我如何知道是个"白喉"？关于"白喉"，书上描述其呼吸喘促声是犬吠声，所谓"犬吠声"，是指狗在晚上害怕时的一种嘶叫声，那种空而嘶的声音。即使我这样描述，大家也还是不清楚，只有在白喉病人前亲耳听到过，才会知道什么是"白喉"。这个危重病人被我给治好了，现在估计有五十多岁了。这个例子讲的就是"白喉"的犬吠声。

"文化大革命"后期，我还在农村医院当医生，当时的农村基层医生人人都必须参加防疫工作，防治疟疾、麻疹，参加爱国卫生运动等。当时正值春季，石门县组织卫生防疫大检查，有一个公社的防疫专干汇报说没有传染病，我们查了一天也确实没有发现什么，于是天黑的时候我们就准备回去。当路过一个小村落的围墙外面，我突然听到里面有特殊的咳嗽声，我就说这里有"百日咳"，大家都不相信，我们走进去查，一下子发现 8 个"百日咳"的患儿。后来他们都说，以后你们检查不要再派熊医生来了，他太厉害了。"百日咳"是什么样的声音呢？书上叫顿咳，俗名叫鸬鹚咳。这种咳嗽很凶，连续

咳嗽，咳到最后伴有一声拉长的如鸬鹚的叫声，这就是"百日咳"，是种很特殊的声音。

上面说的就是闻诊。别看中医看病看似很简单，作为一个中医，鼻子、耳朵、眼睛都要很灵敏，一个耳聋的人是当不好中医的。病人的咳嗽声、喘息声，声音的悠扬、短促、重浊、清长都是不一样的。鼻炎的患者，一听就知道是鼻炎，他鼻涕堵塞了鼻道，说话时鼻音很重。这就是闻诊所得，关于闻诊，在这里不一一详述。

问诊，《中医诊断学》载有十问歌：一问寒热二问汗，三问头身四问便等，假如每个病人我们都是这样问诊，从头问到脚，病人会觉得你很仔细，但是你的问诊并不一定能起到应有的作用。

我在香港看病的时候，香港的医生就是这样做的。我在那里看了几个半天的门诊，几位教授和博士坐在旁边一起看。他们的问诊很详细很具体。其实问诊是有针对性的，有目的的，必须是单刀直入的。我在临床上的问诊是很简单的，第一要抓住主症，第二是善于抓特点，第三是有目的地问。有些病人说不清楚自己的病情。比如有个病人自述头痛，问他头痛多久了，他又说自己脖子痛，问他脖子哪里痛，他又说到自己腰痛，问他腰痛多久了的时候，他又说自己腿麻，等等。这种病人可以讲很多症状，但是往往是不靠谱的。还有一种病人，专门讲西医的诊断，比如有个病人说自己有慢性胆囊炎、慢性浅表性胃炎、腰椎间盘突出、颈椎骨质增生、前列腺炎等一系列的西医疾病诊断，追问他到底哪里不舒服，他说咳嗽、咽喉

痛，这种病人讲了一堆与自身不适无关的东西。所以我们当医生一定要自己清楚，第一要抓住主症，不管病人讲多少个症状，要抓住病人需要解决的主要问题，抓住这个主症有针对性地问。比如对一个头痛的病人就要针对性地问："头痛在哪个部位？"答："全头痛。""哪个地方最厉害？"答："不清楚。"病人不清楚哪里最痛，你就用手指一个一个部位指着问，总有个地方是疼痛最厉害的，一定要把疼痛的部位搞清楚。再问："痛了多久了？"答："疼了蛮久。""蛮久是多久了？"答："很久了。"有些病人就是有这么糊涂，但是我们医生要搞明白，一个是疼痛的部位，一个是疼痛的时间。辨清时间以明确是外感头痛还是内伤头痛，辨清部位以明确头痛的六经归属，这是很重要的。比如一个咳嗽病人，咳了 3 个月，要考虑是慢性咳嗽；咳了半个月，要考虑是外感咳嗽。问有没有伴咽痒，证实是否是外感咳嗽；问有没有痰，辨别是燥咳、阴虚咳，或痰饮咳嗽、风寒咳嗽；问痰是黄色的还是白色的，辨别是风寒还是风热咳嗽。这样三言两语就很清楚了，这就是问诊的奥妙所在。再举个例子，一个小便频多的病人，就要问其小便是黄的还是清的？小便解出来热不热？每次小便有没有解干净，等等。如果小便色黄、小便频数、小便有不尽感、尿道口有灼热感，这就很清楚是热证了。所以问诊是有针对性的，有目的性的，要单刀直入，不要东扯葫芦西扯瓢，不着边际，空费气力。

切诊主要指切脉，切脉特别重要，切莫把切脉当作儿戏，切脉不是做样子的。一般的病没有很大关系，关键的病、特殊

的病，甚至危及生命的疾病，这个脉象就特别重要。我给大家举几个例子。

有次我到我们中医药大学附属医院的 ICU 看一个高热40 ℃的病人，上午发热，下午突然进入昏迷。我看到病人后首先就切脉，发现是虾游脉。什么是虾游脉？"虾游静中跳一跃"，这是明代李梴和清代陈修园都讲过的话。虾子潜水的时候首先缓慢蜷缩身体，然后突然弹开，在水中快速跳出一段距离，如此反复。这个脉象就是这样的，是死脉，我说这个病人没救了。问护士体温是多少，护士说 1 小时前是 36.8 ℃，我让她再次测量体温，这次是 35.4 ℃（到了体温表的最低测试度），病人的家属求我救他，我开了个参附汤，用上好的高丽参 30 g、附子 30 g 煎煮喂服，病人生命多维持了 24 小时，直到第二天晚上才死亡。这就是看脉的功夫。如果一个中医不会看脉，对病人的情况不全面了解，就不知道如何开方，甚至对这种阳衰气脱的病证，还会错误地开出清热的寒凉方药，那就是不会诊脉的体现。

有次在医院坐门诊的时候，门外推进来一个坐着轮椅的老先生，60 多岁，咳嗽、气喘几个月，舌苔薄白，并没有热象，我切脉时却发现他的脉数大而滑。这个病人的脉象与他的体质和症状是完全相反的，我怀疑他是肺癌，因为数大而滑的脉象十有八九是肿瘤，于是我让病人去做 CT 检查以证实我的判断。几小时后 CT 检查结果出来证实病人是肺癌。这就是诊脉的判断。

20 年前在中医药大学门诊部看病的时候，有个广州军区

的女子，恶寒8年，汗出不止，大热天看病的时候戴着棉帽，穿着毛衣、军大衣、棉裤、棉袜、棉鞋，她的老公背着一袋子的毛巾帮她擦汗。病人主诉描述只有3句话："我的骨头是冷的，我的心脏是冷的，我的毛孔是张开的（一直汗出不止）。"病人脉象沉取有力，一息有五至，这个症状和脉象是相反的。我一看她的舌苔白厚腻，恍然大悟，原来这个病人是湿浊郁遏阳气，外湿内热，方用三石汤治疗数月，使之痊愈。这个病人治好的关键在于会看脉。诊脉是一个实践的过程，古人曾说"只可意会，不可言传"，这是需要长期实践慢慢摸索的。

这是第一点，必须四诊合参。作为一个真正的中医，必须练好望、闻、问、切四诊的功夫。

2. 必须辨证分析

我曾多次说过中医治病必须辨证施治。《内经》讲"审察病机""谨守病机"，就是强调辨证分析。不能辨证的医生是没有上水平的医生，只有懂得辨证法则，懂得灵活辨证的医生才是高手，才能治好有些西医都治不好的疾病，才有能力问津疑难杂症。辨证的前提是什么？辨证的前提就是抓住主病和主症，这是第一要素。比如一个病人如果是关节痛，就要按照关节痛这个主症来辨证。腰痛、腹痛、泄泻、呕吐等疾病也都应该这样针对主症来辨证。比如头痛，分为外感、内伤头痛，外感头痛中有风寒、风热、风湿等证型，内伤头痛中有瘀血、痰浊、肝火、气虚、血虚、风阳上亢等证型。我们在临床上就要

辨证分析疾病属于哪一证型，对每一个疾病都是要辨证的。一般医生治感冒用"感冒胶囊""白加黑"，老百姓自己都会。其实中医治感冒不能这样，必须分清风热、风寒、夹湿、夹暑、夹燥、气虚感冒，用方不一样，绝不是一个方子能治好所有的感冒。一个简单的感冒都是这样，那还有其他更严重、更复杂的疾病何尝又不是这样呢？《内经》曰"司外揣内"，即从外在的表现来推测内在的病变。所以我们中医治病的正确途径就是把病人外在的表现、症状进行综合分析，来推测内在的哪一脏腑的病变，这就是我们治病中审查病机的关键所在。

　　辨证的法则很多，有八纲辨证、脏腑辨证、经脉辨证、卫气营血辨证、三焦辨证、六经辨证等。这么多、这么复杂的辨证法则，其关键只有两个，一个是辨别病邪的性质，简称辨病性；一个是辨别病变的部位，简称辨病位。辨病性中，外在的有风、寒、暑、湿、燥、火；内在的有瘀血、痰饮、食积、情志因素等。无论是外感的还是内伤的，每一个疾病性质都要搞清楚。

　　辨病位，首先要从大体上讲，辨表证还是里证，是外感还是内伤。外感病要按照六经、卫气营血辨证；内伤病则必须按照脏腑辨证。我们中医一贯以五脏为核心，五脏称为五脏系统，我们辨别病变的部位必须弄清楚属于五脏的哪一系统，这个大方向要清楚。如果这个搞错了，用药就会南辕北辙。因此，病位是非常重要的，我之前举了头痛的例子，要问清楚头痛的部位，而后判断其归经。根据发病的不同部位、病人表现的不同部位来推测脏腑经脉归属，这就是辨证的关键。我们对

每一个医生都这样讲，我们不能从表面现象去用一个方治疗所有疾病，那是不可能的，也是治不好病的。这样的例子很多，我举几个。

今年年初的时候，我治疗了一个60多岁的病人，70天时间消瘦了21斤（10.5 kg），每天平均消瘦3两（150 g），家里人很着急，监测血糖、尿糖都不高，在医院做了很多检查都没发现什么原因。但是病人有个毛病就是一直想吃东西，每次吃不了多少，吃了没多久就饿了，这叫"少食善饥"，同时伴有口干，大便稍干不秘，舌红少苔，脉细。抓住如上主症，辨证为胃阴虚证，方用吴鞠通的益胃汤，药物有：沙参、麦冬、玉竹、生地黄、冰糖。半个月后病人复诊，口干和饥饿感明显好转，体重未再减轻，再服药半月后病人彻底治愈了。这就是辨证：首先病位在胃，其次病性是阴虚，这样一下子就解决了问题。

再讲一个消瘦病症的例子。一个30多岁的病人，姓吴，4年时间消瘦了30斤（15 kg），每年体重递减7斤（3.5 kg），看病的时候他只有80余斤（约40 kg）。患者的症状是精神疲倦，大便溏，一天2～3次，大便中时夹有菜叶，完谷不化，舌苔薄白，脉细。这叫飧泄，这是个典型的脾气虚证。选方参苓白术散加干姜治愈。

有次从儿童医院转来了两个腹泻的小孩，两个小孩的共同症状都是发热、腹泻。第一个小孩子，发热，体温38℃，腹泻，解稀水样便，舌苔薄白，方用柴苓汤，即小柴胡汤合四苓散。第二个小孩，发热，体温在38℃以上，腹泻，解黄色大

便，舌苔黄，指纹紫，方用葛根芩连汤。表面上看两个患儿都是因外感引起的发热、腹泻，可是前者是外感夹湿，后者是外感从内化热，挟热下利，所以两者用方不一样。两个小孩都是在吃完第1付药后退热，第2付止泻，第3付即痊愈。

所以说，中医看病关键要看会不会辨证，四诊是前提，我们将四诊的资料综合分析就是辨证。辨证的关键第一是弄清病邪性质，第二是弄清病变部位。只要把这两者抓住了，在临床中治病就有办法了。无论是大病小病，并且越是疑难病，越要注意这一点，这就是中医治病的奥妙所在。有些医生为病人服务的态度很好，但是没看好病，这不算是医德好，真正的医德是切实帮病人解决实际问题。

3. 必须因证选方

因，就是凭借、依据，依据病人的证型选择一个合适的方。《论衡》云"医之治病也，方施而药行"。医生治病首先识方，先选方而后用药。孟子曰："不以规矩，不能成方圆。"方药施行是讲究规矩的。我们的古人，最早的中医，治病都是有汤方的。《黄帝内经》有13个方，《马王堆医书》有52病方，张仲景《伤寒论》有113个方，《金匮要略》有245个方。汉朝以前开始，我们的古人临床用药都是有方的，都很有章法、规矩。而我们这一代人不能把老祖宗的规矩丢了，现在有很多医生不能开方，因为他的基本功不好，背不了几个方，每天开的都是自拟方。方剂是在长期反复实践中摸索、总结得

来的，这就应该是验方。尽管几千年来，方剂数以万计，但是真正常用的方剂不多，而且有些方剂仅仅在古方的基础上加减一两味药，就变成一个新方，这其实还是古人的原方。我们为什么不下点功夫背一些方剂呢？有些人过去没有这个基本功，现在让他背也记不住，就干脆使用自拟方。另外有些医生以第一味药作为方子的名字，诸如陈皮汤、银花汤、神曲汤等，这是不行的。中医开处方是要开方剂的，没有方剂是没有规矩的。假如现在大家当学生，你的老师开处方的时候根本就没有方剂，没有规矩，每次都是用那么几味药，那么跟师学习的时间再长也学不到什么东西。所以，方剂学不可小视，中医治病，理法方药要俱全。理，即我之前讲的辨证分析；法，是根据这个证型来确定一个治疗法则。法，是空洞的东西；方，才是实实在在的东西。因此，我们学中医要有一道绝对的基本功就是方剂，方剂学是非常重要的。我们学方剂，第一要背方剂，第二要掌握，第三要运用。背，就要背熟。现在有些医生不能背方剂，自然开不出汤方；背会了方剂，但是没掌握也是不行的。每个方剂均由不同的药物配伍组成，均有不同的功用，每个方剂的主治都有针对性的病机和主症，把病机、主症和主方搞错了，就叫方证不符。这样背了方剂不能准确运用就等于白背了，所以要掌握方剂。方剂要运用熟练，方子越用就会越熟，用得很熟练的时候你就不需要背方剂歌诀了。我学方剂的时候也是要背方歌，有些方歌不好背，需要背很多次，有些不同的书上的方歌也不一样。我现在不需要背了，因为这些方子都用得很熟练了，一下子就可以把方子开出来，这就是用

方的功夫。我的学生跟着我都有这样的功夫，长期跟着我坐门诊，写处方，每次坐门诊要开出几百个汤方，我这么念出来，他们就写，自然就记住了，这就是用的功夫。用了之后就牢固了，牢固了就成了自己的东西，你就会知道这个方是怎么组成的，方剂中药物的君臣佐使是怎样的，方剂的主要作用是什么，这个方剂在什么时候需要加减药物，这就形成了一个自然的规律，我们对古人的东西就有进一步的认识和发展。方剂用得好，其中的奥妙是无穷的。古人的方剂，绝大多数是验方、秘方，不像我们现在的方剂水分多，自己杜撰了一个所谓的秘方，就宣称祖宗八代都是名医，是祖传下来的秘方。其实我们真正的祖宗是我们历代的名医，他们给我们留下的东西都是宝贝，只看我们能不能学会、掌握、运用，这是关键。

我举个例子给大家听，讲一讲用方剂的奥妙。例子是关于吴鞠通的大定风珠。吴鞠通《温病条辨》曰："热邪久羁，吸烁真阴，或因误表，或因妄攻，神倦瘛疭，脉气虚弱，舌绛苔少，时时欲脱者，大定风珠主之。"其实，这个条文中还应有一个症状，就是手足心热甚于手足背。为什么有这个症状？因为大定风珠是三甲复脉汤加五味子、鸡子黄而成，而三甲复脉汤主治中有这个症状。根据吴鞠通的描述，热邪太久，劫夺真阴，肾阴耗竭，水不涵木，导致虚风内动。一方面是真阴欲竭，另一方面是虚风内动，于是出现瘛疭动风，这种风我们称之为虚风，治法滋水涵木熄风，方用大定风珠。针对这样一个主症和病机来使用大定风珠。

我曾在"文化大革命"期间治疗过一个名叫张国平的乙

脑患儿，他家里人用箩筐将其挑到我的诊室，当时小孩蜷缩在箩筐中轻度抽搐，低烧，体温38℃，家人说小孩发病已有3个月，在西医院诊断为"乙脑"，现在属于乙脑后遗症，医院已经不接收。当时孩子只有四五岁，舌黑而焦起芒刺，鼻孔都是黑的，即叶天士所讲"黑如烟煤"，声音嘶哑，奄奄一息，手足不停地抽动。治疗用大定风珠，原方不动，半个月即不再抽风，3个月治好了。

今年年初的时候，我的诊室来了一个常德的女性病人，30多岁，四肢颤抖，双手为甚，不能拿碗筷，在医院多次诊断均为帕金森病。就诊时发现该病人手足心热，脉细数，舌红无苔，抓住上述诸症，辨证为阴虚证，方用大定风珠。服药1个月后震颤减轻了80%，第2个月彻底好了。别人说帕金森病治好了是个奇迹，其实帕金森病很难治，只能说这里又治好了一个。帕金森病有的能治好，有的很难治好，也不是都能用大定风珠治疗的。

有次我在香港浸会大学讲课，他们问帕金森病怎么治疗，我在解答这个问题的时候提到几个方。帕金森病有气血不足、肝风内动、水不涵木3种主要病因，气血不足者用定震丹，肝风内动者用镇肝熄风汤，水不涵木者用大定风珠。我有一位很优秀的学生名叫李敏，是香港浸会大学的教授，她成立了一个帕金森病的研究室，曾经用大定风珠加味，治疗帕金森病人，取得了满意的疗效。而《温病条辨》中吴鞠通并未用大定风珠来治疗震颤证，但我为什么用此方来治疗呢？因为吴鞠通讲了阴虚动风，真阴欲竭，水不涵木，虚风内动，正好符合这个

病机，所以我用了。这其实就是把古人的方子在临床上拓展使用。

大定风珠不仅可以治疗内科的疾病，还能治疗妇科的疾病。我曾经治疗了一个子痫的病人，姓杜，那时候我还在农村当医生，外出看病的时候经过一个村落，当时村支部书记拦着我，说村上有个病人早上死了，但是到中午了身体还是不冷，请我去看看。病人当时昏睡于地铺上，状若死人，其脖子、手足僵硬，双手紧握拳头，角弓反张，但是体温与正常人相同。按常规人死后是先冷而后僵，这个病人却先僵而不冷，说明有问题。切脉却发现病人无脉。我让病人家属找来一面小镜子，擦干净后放在病人鼻子前面，半分钟后再看，发现镜子上竟有一层水汽。我立马说病人没死，让家属把病人抬到床上。我虽然是"空手道"医生，但是我会扎针，我的身上随身带着针灸针，让家属找来白酒消毒，针刺双侧合谷，持续运针；并让村支书派人去砍竹子，烧取竹沥，并用生姜捣汁，然后撬开其口，灌服竹沥、生姜汁。少许，病人喉中长鸣一声，而后病人神志逐渐清醒。追问家属得知病人月经 4 个月未行，胎珠已结，近段时间每天都有抽搐，昨晚抽搐到天亮，就出现了上述症状，这就是"子痫昏厥"。此时结合病人舌红少苔，脉细滑数，方用大定风珠，考虑到病人是孕妇，加用天麻、钩藤。病人的病不仅被治好了，更重要的是小孩也保住了。这就是大定风珠治疗"子痫"活生生的例子。

事实告诉我们，古人的方剂不可小视。《伤寒论》《金匮要略》《温病条辨》以及一些内科大家的方剂，我们都要重

视。如果一个医生不懂方剂，怎么能治好病？现在中医分科分得很细，有妇科、儿科、外科、眼科等，同样都要背方剂。学妇科的要熟悉《傅青主女科》《医宗金鉴·妇科心法要诀》，学儿科的要熟悉《医宗金鉴·幼科心法要诀》，学外科的要熟悉《医宗金鉴》的外科方，学眼科的要熟悉《审视瑶函》。我的老朋友张怀安老先生，湖南省最好的中医眼科专家，他的本事就是对《审视瑶函》这本书及其中的方剂都很熟悉。这么一位有名的眼科专家凭的就是书读得好，方剂记得熟，他开的眼科处方都是有汤方的。我们年轻的中医，自己要有主见，开处方一定要养成规矩，要学会选用汤方，运用汤方，原则就是方证相符，古人曰方证合拍。不是光凭某一味药去治病的，不要随便加减，乱加减就不是古人的方。我告诫我的学生们，一定要背 500 个汤方，是有道理的。中医大家岳美中老师讲过一句话："学中医，要从方剂入手。"中华人民共和国成立初期的名老中医，每个人开处方都是有汤方的。到我们这一代有点脱节了，大家都不要汤方了，这样水平就下降了。

　　以上所讲这三条"必须"：必须四诊合参，必须辨证分析，必须因证选方，这是中医看病的三要素，更是中医看病的基本法则。

三、古代名医治病创造奇迹

我们先看古人治病创造奇迹的事例。历代的名医治病创造奇迹的事例，可以说是数不胜数。我们有资料记载的，也庞大得很，一下子也讲不完。我随便举几个例子，举几个名医治病创造奇迹的故事。

第一个是战国时期的名医扁鹊，他是中国最早的名医之一，是一个临床家、实践家。战国时期有秦、楚、齐、燕、韩、赵、魏等国，是诸侯称霸的时代。扁鹊走到不同的国家，当不同的专科医生。那个国家如果重视小孩，他就当儿科医生；那个国家如果重视妇女，他就当妇科医生；那个国家如果重视男人，他就当内科医生。充分说明这个医生的医术是很全面的，是个真正高明的医生，不是只治某一种病的，是个全方位的中医。扁鹊有几个故事，出自司马迁的《史记·扁鹊仓公列传》，我讲其中的两个故事，说明他怎样地创造奇迹。

一个故事讲扁鹊到了虢国，碰到虢国的太子死了，死在鸡鸣时分，也就是凌晨死的，无缘无故突然死了，死了还未过半日，也就是还未到中午。扁鹊听说虢国太子死了，就去看，一看，这个人是个尸厥，中医内科叫厥证，就是假死。如果这个人不立即抢救，就会这样死掉，就这么完了。这个尸厥证是可以救治的。扁鹊就给这个病人扎针灸、灌药吃，结果把虢国太

子救活了。这件事在虢国的老百姓中引起了轰动，神医把要进棺材的太子都救活了。这是有记载的最早的奇迹案例。

第二个故事是扁鹊见齐桓公。齐桓公请扁鹊去做客（扁鹊是名医嘛，国王召见名医），扁鹊见了齐桓公之后对他说，齐侯您有病，不过病在腠理，病在表，还未深入，要赶快治。齐桓公不以为然，扁鹊走了以后，齐桓公还说扁鹊是故弄玄虚，我哪有什么病啊。过了5天，扁鹊又去见齐侯，说齐侯您的病现在已到了血脉，往里深入了，不治就会有危险。齐侯还是不信，不当回事。又过了5天，再见到齐侯，说病已到肠胃，又往里深入了一步，真的要治了。齐侯仍然没有任何不适症状，听了这话很不高兴，更没有去治疗。再过5天，扁鹊见到齐桓公，没有说话就走了。齐桓公派人去问他原因，他说齐侯的病已入骨髓，已无法医治。果然，几天之后，齐侯得暴病而死。这是司马迁《史记》记载的东西，这是有史料可据的，是真人真事，这说明我们的古人早已经在创造奇迹了。《素问·八正神明论篇》云"上工救其萌牙……下工救其已成，救其已败"，讲的就是这个道理。

再举一个例子就是汉代名医华佗的故事。华佗走在路上，看见一个人用车拖了一个小孩去看病。是什么病呢？就是想吃东西，但一吃就梗塞在咽喉，不能下咽，小孩已经奄奄一息了。华佗一看，明白了，要病家用3升白醋泡大蒜，给病人灌服。服药后病人吐出大量蛔虫，很快就好了。实际上这个病就是我们现代所谓的蛔虫性肠梗阻。三国时期人家就有这个本事，真是了不得。他没有我们现在用的驱蛔虫药，当时只能采

取简单的办法，就吃醋和蒜，病就治好了。这不是奇迹吗？这样的故事还多得很。

我还讲两个特殊例子。有一本书叫《续名医类案》，专门记载以明清时代名医为主的验案，我们现在很少有人去读过。书中有两个案例，给我印象最为深刻。一个是明代名医李中梓，他看了一个病，是这么记载的：病人姓韩，"伤寒九日以来，口不能言，目不能视，体不能动，四肢俱冷，六脉皆无"。这是什么病？这是要死的症候啊，人就要死了。李中梓看病时注意到，这个病人还没有死，因为以手按其趺阳，也就是足部一个按脉的地方，趺阳脉大而有力，摸到脉了，就说明没死，只是假死。那问题出在哪儿呢？再按其腹部，病人皱眉痛苦，说明腹部有积滞，阳气阻隔，壅遏在内，不能畅达于外，于是出现"口不能言，目不能视，体不能动，四肢厥冷，六脉皆无"的症候。李中梓真是高手，就用一剂大承气汤，猛一下将腹部积滞实热攻逐之后，病人就好了。这个病案对我启发很大，我读这本书的时候不禁拍案叫好。这个李中梓真是太聪明了，要是我们碰到这样的病人，恐怕当时还一下子搞不准。古人的记载用文言文，简捷明了，不讲啰唆话。这个病例说明我们中医本事有多大！是不是？这是一个起死回生的案例，这不是奇迹吗？

这本医案里，还有一个叫喻嘉言的清代名医，记录了他诊治的一个很特殊的案例。一个 16 岁的小孩，姓朱，下痢疾，暑天受热劳累以后得的病，这病很厉害呀，"昼夜达百次"，一天一晚拉肚子上百次。拉到什么程度？不能起床，只能

"用粗纸铺于褥上，频频更换""肛门疼痛如火烙"，肛门痛得好像用烙铁在烧，病人痛苦呻吟，"但欲水而不欲食"，也就是只要喝水，一点东西都不想吃。这种情况中医称噤口痢，痢疾如果不吃东西，就叫噤口痢，是要死人的危重症候。病人还"躁扰无奈"，伴有烦躁不安，手足乱动乱蹬，大叫大喊大动，就是这么一个危险的案例。喻嘉言诊断为大火毒证，用黄连 4 两，大黄 2 两，甘草 1 两（清代 1 两约为现在的 31.25 g）。三味药，就把这个病人治好了。是奇迹吧？

我阅读《名医类案》和《续名医类案》，读到这种案例时，我总是拍案叫绝。哎呀，中医能有这种本事真是了不起！讲实在话，我的中医为什么学得比较好，我受他们的影响很深。读书之后我常想，学中医就一定要学好。清代的大温病学家吴鞠通，他讲了一句很重要的话，说："学医不精，不若不学医。"也就是说，学医如果学不好就不如不学，因为学不好就要害人啊。学得好你是救人，学得不好你是害人的，而且害人不现形。本来是可以治好的一个病，如果没能给他治好，病变就发展了，这是不是你的责任？这个病人快死了，本来可以救活的，你没这个本事，他就死了，这不是误人吗？还是你的责任。本来是个寒证，反把它当热证治；本来是个热证，反把它当寒证治；本来是个实证，反把它当虚证治；本来是个虚证，反把它当实证治，用药用错了，这不是庸医吗？中国历史上把中医分为上工、中工、下工，也讲名医，也讲庸医，总是分几等的。所以吴鞠通讲"学医不精，不若不学医"。司马迁的《史记》里有一句很重要的话，"人之所病病疾多，医之所

病病道少"。这句话是什么意思呢？人，广大人民，也就是群众的忧患是什么呢？群众的忧患是疾患太多，现在也是这样，老百姓害病的太多，患病率有多高啊，老百姓今天这病，明天那病，大病小病不少。"医之所病病道少"，我们医生的忧患就是本事太少了，道就是本事，就是你的技术太差了，你的水平太低了，你的本事太小了，你治不好病，这就是医生的忧患所在，这些话都是一针见血的话。所以我经常讲，我们全国的中医有很多，我们亟待解决的问题，就是要重视临床，要提高我们医生的技术水平，提高我们医生的专业素质，我一直这么讲。如果不重视临床，大家都在讲空话，学生学什么？病人靠什么？如果一个病人在发高烧，烧到40 ℃了，你跟他讲道理，有用吗，行不行？不行啊，你要把他治好啊。所以，中医一定要重视临床，一定要提高我们自身的临床水平、临床素质和临床本领，一句话，提高疗效。只有提高疗效，老百姓才信赖你，这是关键。如果真正学到了中医的本领，掌握了中医自身的理论体系，汲取了古人的许多经验，再在实践中长期地磨炼、摸索，自然会积累很多的经验，那就必然会创造奇迹。我举扁鹊、华佗、李中梓、喻嘉言这4个古人治病的例子，无非就是说明，我们的古人早已创造了奇迹。我们这一代医生能不能真正创造奇迹，那就取决于我们自己能不能认真刻苦地学习，能不能认真刻苦地临床，这才是关键所在。

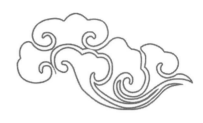

前面已经列举了古代名医治病创造奇迹的几个典型事例，下面我要选讲一些我在 50 余年治病实践过程中，所亲历的非常特殊的疑难病症、危重病症的救治实例，用以说明中医是怎样创造奇迹的。

第二章 中医怎样创造奇迹

一、诊治内科疾病的奇迹

1. 给外国元首治病（特殊案例）

【诊疗经过】

2006年4月，一位国家部级领导人给我打电话，请我赴非洲给一位国家总统治病。在电话中，当我问清是给一个国家的总统治病，我立即意识到，这不仅负有重大的政治责任，而且是属于国际大事。于是我随即提出几条理由，婉言推辞。过了半个月，那位部级领导派了一位局长，专程从北京来到长沙约见我，要我赴非洲给阿尔及利亚的现任国家总统治病，并且一再声称，这位国家总统是我们中国的老朋友，和我们国家有着密切的交往和深厚的友谊。

2006年5月，国家某部门派翻译随我乘飞机远赴非洲，经过十几小时的长途飞行，到达阿尔及利亚的首都阿尔及尔。次日上午，总统府派专车把我接入总统家中，随行两名翻译，一名法语翻译，一名阿拉伯语翻译。当总统布特弗里卡先生与我见面握手后，他的第一句话是："我与你们国家的四代领导人都是好朋友。"这句话不禁使我大为吃惊，原来早在1970年，这位总统先生当时正任阿尔及利亚的外交大臣，为中国恢复联合国合法席位做出过重要贡献。听到这里，我对这位总

先生更加肃然起敬。

询及总统先生的病况，原来是在半年前因为胃穿孔出血，到法国医院做了胃部手术，现胃出血已止，但胃中胀满嘈杂，时而胃痛。由于胃胀难受，他竟用一条松紧束腰带把胃部紧紧束住，坚持工作。此外，尚伴夜寐不安、精神疲乏、食纳较差等症。视其舌苔薄白，脉象弦细。

诊视之后，翻译在旁问我："有人说总统患的是胃癌，到底是不是？"我说："从总统所具的症状表现及脉象分析，应当不是胃癌，而是胃溃疡手术后的一些胃部症状，西医病名应该称胃炎。"翻译遂将我的话转译给总统，总统高兴地点头称是。

回到住所之后，我认真书写了诊断分析书及详细的选方用药方案，并作为机密文件印制三份，一份交总统先生，一份交北京的部级领导，一份留作我的底稿。

拟方：柴胡疏肝汤合栀子厚朴汤加田七片、砂仁、广木香。嘱服 30 剂，每天 1 剂，水煎服。

1 个月后，总统打电话到北京，说服药后诸症明显减轻，精神随之转佳，要求再给中药。于是再以原方加减，改变剂型，做成粉剂装入胶囊吞服。数月之后，总统先生病愈，并亲赴北京参加了当年我国举行的非洲国家总统会议。

【简要阐述】

（1）给国家元首看病，前提是充分的信任

这位外国总统所患疾病，并不是疑难病症，但正因为是给一个国家的元首治病，却是一件责任非常重大的事情，不是治

的奇病却是一件奇事。给国家元首治病的前提是什么？是充分的信任。首先是推荐我去治病的领导完全信任我这个中医，不仅是政治方面信任我，更重要的是专业技术方面信任我。然后是总统本人以及他国家负责安全事务的部门领导也要信任我这个中医，否则是不可能邀请我的。通过实际诊疗，取得了满意疗效，使他们更加了解中医，相信中医，并充分信任中医。《素问·汤液醪醴论篇》云："病为本，工为标，标本不得，邪气不服。"这是说，病人为本，医生为标，如果医生与病人不能相互信任，不能相互配合，疾病是很难治好的。只有医生与病人相互信赖，相互配合，疾病才能治愈。《素问·五藏别论篇》又说："拘于鬼神者，不可与言至德；恶于针石者，不可与言至巧；病不许治者，病必不治，治之无功矣！"《内经》进一步强调了医生与病人的合作关系。足见我国古代就非常重视医生与病人的和谐关系，医生不论给任何人治病，医患关系的融洽与否，都必然影响到临床疗效。医生关怀病人，病人理解医生；医生为病人服务，病人敬重医生，这是传统的社会美德，也是一种良好的社会风尚啊！

（2）中医的生命力在于临床

中医是一门实践性极强的学科，中医的主要职责就是为人民群众治病防病。张仲景《伤寒论·序》谓："上以疗君亲之疾，下以救贫贱之厄，中以保身长全，以养其生。"人民群众相信中医，是相信中医临床治病的技术本领，相信中医的临床疗效。中医要走出国门，走向世界，主要靠什么？靠临床治病的本领。试想，给一位国家元首治病，如果只能给他空谈一些

理论，却不能给他解决实际病痛问题，即使理论讲得再好，也是无济于事的。

2. 治躁狂不休的病人（精神分裂症，疑难病症）

【诊疗经过】

伍某，男，22岁，农民。1971年春发病，初起心烦失眠，口渴欲饮，渐渐夜不能寐，坐卧不宁，并且多言妄语，狂歌狂笑，始知为癫狂病，乃延医治疗。但服药半年，却愈狂愈烈，竟然口中念念不休，一片狂言妄语，并且弃去衣着，到处奔跑，昼夜不归。家人苦无良策，只得将病人锁于一间小楼房之中，病人在楼房中大吵大跳，一昼夜吵闹数十次，阖家不得安宁。忽然有一天他在楼房中找到一把鱼叉，乘其父在楼檐下埋头锯木头时，竟从窗孔内瞄向其父放出飞叉，鱼叉仅距其父之头前5寸许（约15 cm）插入地下，入土达3寸（约10 cm）之深。其狂乱如此，人皆以为系不治之症。迨至深秋，其狂如故，遂请我往视，当时病人仍被锁在房中，开门一见，他即大笑不止，口中念念有词。询其病况，答非所问，一派胡言乱语。然却并不打人骂人，唯见其时时昂首向上直喷白色唾沫，弄得唾沫星子满天飞。我问他，你为什么要这样朝天上吐唾沫，他却说："我这是天女散花，你不懂。"视其舌，苔黄厚而滑；诊其脉，沉滑而有力。询其主要表现，家人谓其整天多言妄语，极少睡觉，口渴欲饮，食量倍增，大小便未见异常。

明明属痰火躁狂证，遂选用礞石滚痰丸，可服用5剂后，

病势丝毫未减；继用生铁落饮，病势依然不减；再用当归芦荟丸，其躁狂依然如故。思此三方皆是治疗癫狂之方，何以服之而不效呢？我一时苦无良法，只得约病家次日取方。是夜细思：此病人神志昏乱，躁动不安，多言妄语，已属神明错乱；口渴多饮，食量倍增，又系火热炽盛；口吐涎沫不止，应是痰饮上泛。而前面所服诸药皆系降火逐痰之剂，其所以未效者，或恐因其作用之单一，药力之不及吧。如今之计，需以镇神、逐痰、降火之法并举，三路进击；尤需峻逐其痰饮，或可抑其势矣。于是一方面取《金匮》之风引汤，以镇摄心神，清降实火；一方面取《三因方》之控涎丹以峻逐痰饮，并加皂角以助其蠲饮逐痰之力。

处方一：桂枝 5 g，大枣 10 g，生龙骨 30 g，生牡蛎 30 g，干姜 3 g，大黄 10 g，滑石 15 g，石膏 15 g，寒水石 15 g，紫石英 15 g，赤石脂 10 g，白石脂 10 g。上方 5 剂，水煎服，每天 1 剂。

处方二：炒甘遂 6 g，红牙大戟 12 g，白芥子 60 g，炮皂角 15 g。上方合碾细末，和蜜为丸，每次 5 g，每天 2 次。

丸、汤并服，药进 5 天，家长前来告之曰：病人服药后大便稀溏而多夹泡沫，且时下黑水，躁狂开始减轻，狂歌妄语明显减少，每天能睡 3 小时左右。遂嘱其大胆服药，10 天后复诊，见病人诸症均已减轻，尤其是口吐涎沫一症明显得到控制，病人精神已显倦怠之状。然其舌苔仍见黄滑，脉亦滑象。药已中病，当击鼓再进，以铲其病根，仍着原方再进汤药 10 剂，丸药 1 剂，于是诸症平息，病获痊愈。至今已数十年，追

访并无复发。

【简要阐述】

（1）癫狂病的辨治纲领

癫证与狂证都是精神失常的疾患。癫证以沉默痴呆，语无伦次，静而多喜为特征；狂证以喧扰不宁，躁妄打骂，动而多怒为特征。《素问·至真要大论篇》说："诸躁狂越，皆属于火。"《难经·二十难》则说："重阳者狂，重阴者癫。"《丹溪心法·癫狂》篇说："癫属阴，狂属阳……大率多因痰结于心胸间。"因此临床辨证中，癫狂当分阴阳而治，癫属阴证，病人表现为精神抑郁，表情淡漠，或喃喃独语，出言无序，或沉默不语，哭笑无时，不知秽洁，饮食少思，这种病证多为痰气郁结；狂属阳证，起病急骤，始则烦躁多怒，头痛失眠，两目怒视，目赤面红，进而狂乱无知，翻墙上屋，骂詈叫号，不避亲疏，且力大超常，能食而不眠，此证多系痰火为患。

（2）关于风引汤

风引汤出自《金匮要略》，张仲景原本用以"除热瘫痫"，"治大人风引，少小惊痫瘛疭，日数十发，医所不疗，除热方"。然细酌此方，方中之桂枝、甘草、龙骨、牡蛎4味，即《伤寒论》之桂枝甘草龙骨牡蛎汤，仲师用以温心阳、镇逆气，治疗"火逆下之，因烧针烦躁者"。方中之滑石、石膏、寒水石3味，《太平惠民和剂局方》紫雪丹用之为君药，《温病条辨》三石汤亦以之为君药，治疗暑湿蔓延三焦之邪在气分者。吴鞠通谓三石药"清热退暑利窍，兼走肺胃者也"。方中之大黄苦寒下夺，可以直折火热之邪；而干姜、赤石脂温中

固摄，可守中焦之气；诸石药沉潜，可镇逆乱之气。此方寒温并用，通摄兼施，其重点在于清泄肺胃之实热，镇摄心脾之神气。尤在泾谓此方为"下热清热之剂"。今借之以治癫狂，实因方药与病机相符，故取捷效。虽为偶中，却乃临证一得。至于上方风引汤中甘草改用为大枣，是因为大戟、甘遂与甘草的药性相反，勿犯甘遂、大戟反甘草之戒也。

（3）实践出真知

我反复讲"中医的生命力在于临床"，只有长期临床，不断实践，总结经验，才能成为一名好中医。前面讲到癫狂多是因痰火引起，降火逐痰方剂也很多，如礞石滚痰丸、生铁落饮、温胆汤、白金丸、当归芦荟丸等，为什么此病人服用那么多剂后一直没效呢？这就需要思考，需要总结，可能是单一方药作用太轻微了，需要镇神、逐痰、降火并举，数方合用，效宏力专。下次再碰到这种顽痰怪病，治疗起来就更有经验了。实践出真知啊！

3. 治久卧暗室、4 年不起的奔豚气病人（癔症，神经症，疑难病症）

【诊疗经过】

盛某，女，40 岁，农民。初起头眩耳鸣，心悸不宁，肢体困倦，渐至卧床不起，且畏光惧明，竟自闭门塞窗，躺于暗室，如此一卧不起，竟达 4 年之久。但语声、饮食、二便正常，众皆惑为奇病。1969 年盛夏，我受邀前往视之，见病人

所居之卧室昏暗，门窗紧闭。询其病状，心悸而有恐惧感，目胀而弦，视物模糊，所见有如大雾弥漫之状；胸中闷痛，一阵阵犹如大水撞击，四肢疲倦乏力，不能动作，如稍微动作，其"大水撞心"便更加剧烈，心中愈是难忍，兼之泛泛欲吐；若见阳光，则呼其眼珠胀而似欲迸出。如此，既不能动作，又不敢见阳光，终日卧床于暗室而不起。4年多来，其饮食、二便均需人料理。为了望舌察色，欲将病人抬出外室诊察，病人坚决拒绝，并一再声称，若将她抬出房门，她就会立马死去。我思忖，病人神志清楚，语言清晰，何以抬出房门就会死呢？于是，便遣四人将其稳稳抬出室外平放于卧榻上。可是，刚抬出房门外，病人竟然昏厥，四肢逆冷，口闭眼合。急以姜汤灌之，少时而醒，犹自以手扪胸，痛苦莫可名状。察其面色惨白，形容憔悴，蓬头垢面，秽气熏人。舌质淡红、苔灰白，脉弦而稍数。

详审此证，其言胸中闷痛，一阵阵犹如大水撞击，甚为难受，恰似奔豚之势。顾名思义，本病总是以"如豚上奔"之状为主征。拟以奔豚气病论治。

《金匮要略》谓奔豚气有3种，有因心阳虚而水饮内动者，责之于心；有因外邪伤阳，冲气上逆而偏于寒者，责之于肾；有因肝郁气冲而偏于热者，责之于肝。

本病人久居暗室之中，自觉心悸恐惧，实为惊恐之兆。其目胀、畏光、头眩、耳鸣，泛泛欲吐以及脉弦而稍数，当属肝阳亢逆之候。综观诸症，乃系肝气上逆而发为奔豚气病。

《素问·至真要大论篇》云："必伏其所主，而先其所

因。"此病奔豚昌盛，虽正气已虚，然究其所因，仍当以治奔豚为急务。乃取平肝和胃以降冲逆之法，用《金匮要略》奔豚汤加减。其火热不甚，减去黄芩之苦寒，脾虚饮泛，取用茯苓之淡渗。处方：李根白皮30 g，茯苓30 g，当归12 g，白芍12 g，川芎6 g，法半夏10 g，葛根10 g，甘草6 g，生姜12 g。药进3剂，诸症缓解。服至8剂，病人信步出卧室矣。乃以六君子汤加当归、白芍，以调理月余，恢复健康，嗣后追访，病已痊愈。

【简要阐述】

（1）关于奔豚气病

《金匮要略·奔豚气病脉证治第八》谓奔豚："从少腹起，上冲咽喉，发作欲死，复还止，皆从惊恐得之。"奔豚气病是一种奇怪的疾病，此病呈阵发性，发作时有一股无形之气从少腹开始，上冲胸中，甚至上冲至咽喉，犹如小猪奔跑之势，使病人极其难受，几欲致死。据《金匮要略》记载，奔豚气病的证治有3种，有因肝郁气冲而偏于热者，责之于肝，治以奔豚汤，即"奔豚气上冲胸，腹痛，往来寒热，奔豚汤主之"。有因外邪伤阳，冲气上逆而偏于寒者，责之于肾，当内外并治，外灸核上，温经散寒；内服桂枝加桂汤解肌散寒，助阳平冲，即"发汗后，烧针令其汗，针处被寒，核起而赤者，必发奔豚，气从少腹上至心，灸其核上各一壮，与桂枝加桂汤主之"。有因心阳虚而水饮内动者，责之于心，所谓："发汗后，脐下悸者，欲作奔豚，茯苓桂枝甘草大枣汤主之。"

本病人的主症是胸中闷痛，一阵阵犹如大水撞击胸中，发

作时极其难受，并且发生昏厥。这恰恰与"奔豚气上冲胸""发作欲死"的特征相符，故而诊断为奔豚气病。而病人久居暗室之中，自觉心悸恐惧，实为惊恐之兆。其目胀、畏光、头眩、耳鸣，泛泛欲吐以及脉弦而稍数，当属肝阳亢逆之候。综观诸症，此乃系肝气上逆而发为奔豚，故选用奔豚汤加减。

（2）中医的书本知识与临证实践是有一定距离的

诗云："纸上得来终觉浅，绝知此事要躬行。"我常说，学习中医首先要熟读经典，但只是读熟还是不够的，你还要会用，还要能融会贯通运用于临床，变成自己的东西。比如这个病例，仅仅知道"奔豚气上冲胸""气从少腹上至心"是不够的，还要有敏锐的思维，能从病人纷繁复杂的症状中，抓住"病人胸中犹如大水撞击"之特点，意识到这是个奔豚气病。并能准确辨识出该例病人病机关键为肝气上逆，辨证处方，方能收到"拔刺雪污"之效。

4. 治"流脑"昏迷、高热、抽搐的病人（急性流行性脑脊髓膜炎，危重病症）

【诊疗经过】

1967 年春季（3—4 月间），当时正是"文革"开始的第 2 年，在石门县农村有"流脑"流行，有个病人周某，男，17 岁，在当地医院被确诊为"流脑"。

病人突发高热、恶寒、剧烈头痛、喷射状呕吐、抽搐，几天后昏迷，身发红斑（3 块）、像开水烫的红疱，口中频频发

出乌鸦一样的"呵、呵"叫声。医院下了"病危"通知，请家属将病人抬回家。刚走出院门，遇当地村民，他们建议找熊医生看看，于是由"革委会"主任找到了正被当作"反动技术权威"而受到批判的我。

诊见病人高热（41 ℃）、昏迷、手足抽搐不止、角弓反张、双目上翻、口张不合，遍身有多处斑疹，舌黑而干燥，脉数而疾，便处以清瘟败毒饮，用的大剂量，用两张报纸包的药。因其距家太远，就让家属把病人留在医院内，立即煎药服用。由于药量很大，煮药用的是农村煮红薯的大吊锅，生石膏用到半斤（250 g），生地黄、玄参等均用至1～2两（50～100 g）。处方：生石膏250 g，生地黄60 g，玄参60 g，栀子30 g，连翘30 g，黄连30 g，黄芩30 g，知母30 g，赤芍20 g，牡丹皮20 g，淡竹叶15 g，钩藤钩30 g，羚羊角片30 g，犀角片15 g，甘草10 g。令煎水置冷，半小时喝1碗，频频灌饮，直到天明。

第2天上午病人抽搐止，下午热退，晚间苏醒。病人获救了。

这事在当地引起了轰动，正值"流脑"流行期间的农民们，把大量的"流脑"病人抬到了我的诊室，以致每天要诊治多个"流脑"病人。

当时我只有25岁，至今已40多年了，而这个病人周某仍然健在，算来现在他已经60多岁了。最近，病人的哥哥来看望我，进门便称谢，一再感谢当年的救命之恩。

中医创造奇迹——熊继柏诊治疑难危急病症经验集

【简要阐述】

(1) 关于"流脑"的中医诊断

"流脑"属中医的"春温发痉"。其主症是高热如火，头痛如劈，剧烈呕吐，四肢痉挛，角弓反张，进而神志昏迷，身发斑疹，舌红脉数。春温属温热病，温病是有季节性的，《内经》云："先夏至日者为病温，后夏至日者为病暑。"

夏至之前（春季）的自然气候以温热（风热）为主，风热当令，外感热病称温病（或风温、春温）；夏至以后的气候以暑湿当令，外感热病称暑病（暑温）。

风温与春温的区别：风温是感风热之邪的外感热病。而春温是一开始虽有风温的症状，但紧接着出现高热、口苦、心烦、尿赤。进而迅速进入气分，出现高热，甚至深入营分、血分。这种热势来得很猛的温病，古人称之为"伏气温病"，认为是冬季受寒，寒气郁遏在内，郁久化热，到春天受外感之气引发，称为"春温"。

作为医生，当然不能从其冬天是否受寒而辨别其是否为春温或风温，只能在临证时通过其症状来分析判断。

这个病人初起有外感症状，旋即高热如火，并发抽搐、昏迷，肯定是"春温发痉"。

春温的发病特点是，开始两天为外感发热、恶寒、头痛、口渴，进而高热、抽搐、昏迷、发斑。按照温病学的辨证原则讲，那就是邪热从卫分，很快发展到气分、营分，乃至血分。气、营、血的症状同时出现，并且抽搐，这就叫"春温发痉"。

(2) 关于清瘟败毒饮

清瘟败毒饮是清代疫病学家余师愚治瘟疫的专方，疫病的特点是"发热，烦躁，头痛如劈，两目昏瞀"。这是他的原文描述症状。

清瘟败毒饮可用来治"流脑""乙脑"，主要用于治疗"流脑"。该方的特点是清热解毒，凉血化斑。余师愚称"是十二经清热的总方"，将气、营、血分之热同清。其中包含了白虎汤、黄连解毒汤、犀角地黄汤。我在诊治周某时用此方还加了羚羊角、钩藤，目的是加强熄风作用。

(3) 治暴病有胆有识，治久病有守有方

中医治急暴病症，一要有胆量，二要有见识。选方用药要求"稳、准、狠"，首先要准，然后要稳，最后要狠。在弄清楚病证以后，大病必须用大药，如果不狠，对于如同大火一般的疾病，只用一桶水的力量去治，好比"杯水车薪"，无济于事。对这个热势猛而病情急的病人，如果不用大剂量，而只用小剂、中剂是治疗不好的。当然首先选方必须准确，但是如果用药剂量不够，服药速度进展慢，估计这个病也是治不好的，这就叫有胆有识。换作是在今天，我已经70多岁了，遇上这个病，可能不会用半斤生石膏这种大剂量，一定会十分慎重，反复思考，当医生就是这样，年纪越大考虑事情越复杂。而治慢病久病要有守，能守得住，要有方略，有系统工程的方略，一步一步怎么走，标本缓急怎么安排，脏腑调治、虚实错杂怎么解决，都要有个系统的考虑。清代大医家吴鞠通云"治外感如将，治内伤如相"，意思是说，治疗外感病、急性病，犹

如行军作战一样，要机动灵活，兵贵神速；治内伤病、慢性病，要从容不迫，全盘考虑。这是中医治病的两个大方略。

我在农村当中医20多年，又在城市当中医30多年。在农村看病，急性病要占多数；在城市看病，慢性病要占大多数。当中医既要学会治慢性病，又要学会治急性病。

5. 治感冒发热之后突发昏迷的病人（昏迷原因待查，疑难病症）

【诊疗经过】

1967年冬天，"文化大革命"期间，病人文某，女，19岁，是石门县一个山区的农民。开始发病是感冒、发热、头痛、恶寒，当地医生给她治了两天。到第3天病人开始进入昏迷，立即抬送到人民医院，发热38℃，持续昏迷了3天3晚没醒，医院的院长请我去会诊。诊见病人：两手握拳，牙关紧闭，口不能言，目不能视，体不能动，摸手脚温度是低热，脉象细数。请护士帮忙用镊子撬开病人牙关，其满口的痰涎就流出来了，舌苔白厚腻，整个舌体被厚腻苔所覆盖。这病是外感引起的，舌苔如此厚腻，显为湿热痰浊，毫无疑问这是一个温病中湿热夹痰蒙蔽心包的病证，于是选用了菖蒲郁金汤。

菖蒲郁金汤里面有一味药叫玉枢丹，这个玉枢丹又名紫金锭。当时我在药房里去查药，药房紫金锭是外用的，没有内服的，于是改用两味药代替，用两味什么药代替呢？一味薏苡仁，一味胆南星。加大化湿化痰的作用。

当我开完处方，我突然想到这药怎么喂进去？医院病房主任说，喂药我负责，他说可以从鼻孔里灌，这是我第一次知道西医可以用鼻饲灌药，真佩服他们呵！我说我得向你们学习。用这么2付药，一天一夜就把病人灌醒了，苏醒了以后病人要回家，我说你还带付药回去吃，她又带2付药回家，总共吃完了4付药。

1986年我回石门家乡医院义诊，这个女孩子来了，她已经有两个小孩了。

【简要阐述】

（1）什么是湿热挟痰蒙闭心包证

此病一开始是外感，有发热、恶寒，然后进入昏迷，但病人四肢活动自如，这就绝对不是中风。因为"中风"昏迷不会有发热恶寒，而且伴半身不遂；她过去没有发过昏迷病，昏迷后没有抽搐，而且连续昏迷三四天不苏醒，那就不是癫痫。

病人是外感引起的，发热、恶寒、头痛，毫无疑问是冬温病。中医温病学家叶天士讲"温邪上受，首先犯肺，逆传心包"。邪犯心包的第一个症状就是昏迷。邪犯心包有两种，一种是热蒙心包，我们又称热闭心包，蒙就是蒙蔽的蒙；另一种是湿热夹痰蒙蔽心包，是湿热之邪夹痰浊蒙蔽心包。这个热蒙心包和湿热夹痰蒙蔽心包有什么区别呢？热蒙心包的主症：昏迷、灼热，特别是胸腹部灼热、心烦、谵语，舌红绛无苔，这是它的特点。而湿热夹痰蒙蔽心包呢，表现为昏迷，也可能有谵语，但它的昏迷往往是时清时昧，也可能有谵语，但没有高热，更主要的是它的舌苔不是绛红无苔，而是舌上黄白滑腻

苔，这就是两者的区别点。正因为我看到病人满口流涎，舌苔白滑厚腻，我就判断这是一个湿热夹痰蒙蔽心包证。

（2）关于菖蒲郁金汤

菖蒲郁金汤是温病学里的方，有人说是《温病全书》的方，有人说是《通俗伤寒论》的方。菖蒲郁金汤由石菖蒲、郁金、栀子、金银花、连翘、滑石、菊花、淡竹叶、牡丹皮、牛蒡子、竹沥、生姜汁、玉枢丹所组成。其主要功用是清利湿热，化痰开窍，是治疗湿热病中湿热夹痰蒙蔽心包证的主方。

（3）再谈临床实践可以获得真知

本病例是湿热夹痰蒙蔽心包证的典型病例。温病学家描述的湿热夹痰蒙蔽心包证是神志时清时昧，就是神志一会儿不清醒了，一会儿又清醒了，认为这个痰湿一会儿又蒙上了，一会儿又散开了。但是这个病人是昏迷3天3夜，根本就没醒过。这就说明古人看到的东西和我们现实看到的东西可能是有区别的，书本理论跟临床之间是有距离的。说不定吴鞠通看到的湿热夹痰蒙蔽心包证就是一会儿昏迷，一会儿清醒。或者可以说，湿热夹痰蒙蔽心包证有轻有重，轻的可能出现神志时清时昧，重的就可能是昏迷不醒。湿热夹痰蒙蔽心包证是温病外感以后出现的昏迷，不抽搐，不发高热。由于其病邪是湿热夹痰浊，因此病人舌上出现黄白厚腻滑苔，这正是诊断要点。通过临床实践，确实可以获得真知啊！

6. 治高热喘促昏迷 20 余天的病人（病毒性肺炎，危急病症）

【诊疗经过】

2003 年春天，有一个星期三下午，卫生厅一位领导给我打电话，请我到怀化第一人民医院抢救一个危重病人。在吃晚饭的时候上了火车，到怀化市已经子夜后了，直接到了病房，他们的院长、主任全在那里等我。

病人是一个青年，大学刚毕业，姓罗，男，24 岁。患什么病呢？高烧昏迷 20 多天，高热持续在 40 ℃～41 ℃，一摸其身热烫手，病人完全昏迷，呼吸迫促，喉中痰鸣，自汗。身上插了很多管子，第 1 根管子连接了呼吸机，主任跟我讲，呼吸机只要一拿下来，两分钟就会死人。第 2 根管子是插在鼻子里的，干嘛呢？吸氧的。第 3 根呢，鼻子里还有一根管子，鼻饲用的。第 4、第 5 根管子就是在胸部，一个是抽水的，一个是排气的，病人又是胸水，又是气胸。手上插一根管子是输液的，小便一根管子是导尿的，总共 7 根管子。我说怎么这么严重不往省医院转呢？他们说这种情况太危险，根本无法转送。已经从省里请了六七位教授会诊，诊断是病毒性肺炎。我问病人吐什么痰啊？回答：吐的痰就跟那黄土一样的，有时带血丝。再看舌头，舌红少苔，根部有薄黄腻苔，脉象是促脉。什么是促脉呢？就是数中时止，一呼一吸的一息之中脉跳六七至，并且时而歇止。当时他们中医科的主任和医生都在那儿，

我告诉他们，这是促脉，肯定是危险的脉象。按照中医的脉学来说，一息七至就是死脉。

我当时琢磨这个病，主症是高热、昏迷、呼吸衰竭，这三者都是主症。高热，舌红，苔黄，脉促，毫无疑问是热盛。如果此时只用清热法治疗，元气就衰脱了。其舌色深红，前半部无苔，肺阴灼伤了，肺气就会虚脱。如果专去养肺阴，补肺气，那火热不清，热势会更高啊。斟酌起来，这是个虚实夹杂的病证，怎么解决这个问题呢？只有把高热、呼吸衰竭的问题解决了，才能进一步去治昏迷。昏迷是怎么形成的呢？这个病的病变部位是在两个地方：一个是肺，一个是心。前面我讲过"温邪上受，首先犯肺，逆传心包"。肺热太盛，可以逆传心包，影响到心包就影响到心脏，就直接出现昏迷，昏迷是因热盛引起的。舌色深红、灼热，可见昏迷是热蒙心包所致。此时当务之急，既要清肺热，又要救肺气，于是我开了生脉散合三石汤，并且配服安宫牛黄丸。生脉散是干嘛的呢？就是救肺气，救肺阴，不让他发生虚脱。二要治疗热盛，用什么方呢？选了三石汤。三石汤是温病学家吴鞠通治疗暑热弥漫三焦，致使三焦气机受阻的主方，方中有滑石、石膏、寒水石，还有杏仁、通草、金银花、竹茹这样的药。我只取三石，就是滑石、石膏、寒水石，再取一味杏仁，目的是清肺热，宣肺气。

因为医院没有寒水石这种中药，当晚医院的周主任陪我一起，喊开一家大药房的门，拣了药，安宫牛黄丸居然也找到了。把药拿来以后天快亮了，我才睡觉。次日上午吃药，我又到病房看了一次，便赶回长沙上门诊了。服药后的第2天（星

第二章 中医怎样创造奇迹

期五）下午 3 点，小周医师来电话告诉我，病人中午就开始退烧，现在是 38 ℃。星期天下午来电话：病人高热完全退下来了，神志也清醒了。

这小罗过了 3 年以后，跟他的爸爸到门诊上来看我，见面给我鞠个躬，感谢我救了他的命。

【简要阐述】

（1）关于生脉散、三石汤、安宫牛黄丸

生脉散的作用是益肺气，养肺阴，实际也就是救肺气，救肺阴。病人在靠呼吸机维持呼吸的情况下，如果呼吸机一撤就要死亡，这是发生虚脱了，用生脉散就是不让他发生虚脱。我当时用了麦冬 60 g，五味子 8 g，西洋参 30 g。三石汤是温病里面治疗暑热弥漫三焦，致使三焦气机受阻的主方。它本来是既清暑热，又化湿邪，且宣利肺气，我只取其中的三石和杏仁，就是要它清肺热，利肺气。安宫牛黄丸，具有清心醒神，化浊开窍的作用，用它就是针对热蒙心包的昏迷的。

（2）治疗错综复杂的病症，一定要分清标本缓急

我们在治疗急重病人的时候，尤其是对于这种错综复杂的病症，一定要分清标本缓急。比如这个病例，关键在于两个：第一个关键是虚实夹杂，一方面他的肺气、阴液将要虚脱，此时必须固气益阴；另一个方面热势昌盛，必须迅速清热。第二个关键就是这个病的病变部位，一在心，一在肺，如果没有抓住心和肺这两个主要病变部位，治疗选方用药就会出现方向性的错误。所以我经常讲中医辨证的关键，就是两个：一个病邪性质，一个病变部位。临床辨证必须把握这个关键。

中医治病，不是全凭西医的那些数据，不是专听西医的结论，越是对于复杂的病症、危重的病症，越是要抓住三点：第一点，要抓住主症是什么；第二点，抓住病邪性质；第三点，抓住病变部位。如果这三点抓不住，就不可能正确施治。只有抓准了才能够正确论治。

这个病人之所以被治好，我分析了一下，主要有以下 3 条。第一，我抓住了他的三大主症，哪三大主症呢？高热、呼吸衰竭、昏迷。如果要排序的话，第一个是高热，第二个是呼吸衰竭，第三个是昏迷。昏迷是在后面的，高热不退，呼吸同样衰竭，所以高热是第一位的，呼吸衰竭是第二位的，把这两个问题都解决了，只要不高热了，呼吸不衰竭了，然后慢慢来给他治昏迷呗。所以这 3 个主症的主次位置要搞得很清楚，这就是当时我分析后列出的主次顺序。第二，抓住了他的病邪性质，病邪性质是虚实夹杂，首先是肺热壅盛，然后是气阴两伤，这是他的病性。第三，抓住了他的病变部位，是肺热壅盛加热蒙心包。只有这样分析判断准确之后，才能选准这 3 个方：生脉散、三石汤和安宫牛黄丸，否则就不可能把这么复杂而危重的病治好。

7. 治小便不通并发昏迷的病人（尿毒症，危重病症）

【诊疗经过】

那是 1969 年的冬天，"文化大革命""横扫牛鬼蛇神"的

时期，我被扫出医院了。那年的一个大雪天，有一个村"革委会"的主任，姓杨，这个病人当时是40岁，得了什么病呢？在人民医院里住院10余天，小便不通，昏迷不醒，医院通知病危，病人被抬回家去了。公社"革委会"主任派人去找我，我跑了几十里山路，到了病人家，他们家有3个木匠在那屋前的场子上锯木头，给病人制作棺材。我进去看那个病人瘦得不得了，在医院住了10余天，7天没解小便，4天没解大便，昏迷了4天4夜，肚子鼓起很大，腹胀如鼓，腿也肿了。医院诊断是"急性尿毒症"。医院给病人导了尿，一开始还导得出尿来，后来尿都导不出来了，每次只能导出一点点。脉象数大，舌苔黄腻，从舌、脉来看是实证，还有办法抢救。病人的两个老弟都坐在病床旁边，有个木匠也在听我的诊断结论，那个木匠居然说："病人这个样子了，还有办法吗？我看他绝对要死，不然咱打赌。"我说："怎么个赌法，你赌输了是不是不做木匠了？"后来这个木匠的小孩跟我学医，现在还在喊我师傅。

用什么方子呢？用治湿热癃闭的正方，方名滋肾通关丸。滋肾通关丸是李东垣的方，滋肾通关丸有一个特点就是用量的特点，黄柏、知母是肉桂的10倍。重点是清湿热，我记得我当时用的黄柏、知母是开的30 g，那肉桂只用3 g。我想这不够，还加一个方，加个什么方呢？加了个刘河间的倒换散，这个倒换散也是两味药，一味大黄，一味荆芥。表面上看大黄是通大便，荆芥是解表的，刘河间用倒换散治癃闭。就用滋肾通关丸配倒换散，我还加了一味药，加味什么呢？加了麝香，用它通窍、醒神。把处方开好，并交代频煎、频频灌服。我说明

天病人如果好些了你们就去找我，如果病人没反应就别找我了。第二天中午，他的弟弟找我去了，他一去我就明白了。我说什么情况？他说解尿了，我说什么时候解尿的？他说天亮的时候解尿的，解尿之后，大便随后就通了，大小便一通，肚子胀一消，人就清醒过来了。我说快去看病人，那天下大雪，我从雪地里跟那老弟走两步滑一截，走两步滑一截，从大山坡的雪地里，连滚带滑地到了病人家里。病人已经坐起来了，脱离危险了。3个木匠还在做棺材，我说："你把这棺材卖了，他还只有40岁。"40多年过去了，如果这个病人还在的话，也是八十开外的人了。

【简要阐述】

（1）中医怎样诊治癃闭

小便不通在中医里称癃闭证，什么叫癃闭？癃和闭是有区别的。"小便点滴难出为癃，小便闭塞不通为闭"，习惯中通称癃闭，不作细分。这个病例，问题就在于不光小便不通，大便也不通了，所以就腹胀如鼓。腹中积水太多了，当然腿就肿了，这毫无疑问是癃闭证。

癃闭有好多种，有因为湿热的，有因为瘀血的，有因为气虚的，这是最常见的几种。西医重视器官，中医重视功能。癃闭的病理，当溯《黄帝内经》："膀胱者，州都之官，津液藏焉，气化则能出矣。"中医治癃闭不是去导尿，不插导尿管，而是要解决气化功能。而"气化"两个字是无形的东西，"气化"就好比我们那个蒸气机，阳热之气一蒸发，水液就自然上升，自然排泄，自然代谢，这是气化功能的作用。是什么原

因造成病人气化功能失职的呢？这个病人舌苔黄腻，脉数大，显然是湿热，而且是以热为主，湿热阻塞了膀胱，影响了气化，这样造成他的气化功能失职，出现癃闭。那为什么会进入昏迷呢？因为水气太盛，上凌到心了，它可以影响心神。这个不叫邪蒙心包，叫邪蒙清窍。可是水气凌心在中医理论上从来没讲过出现昏迷，它只有什么胸闷啊，心悸啊，头眩啊，《伤寒论》《金匮要略》没讲过，后世医家也没讲过。但我看到这个病人恰恰是因为湿热蒙蔽，水气泛溢，癃闭以后出现昏迷，他有这么个现象了，只能这么解释，这就是水气凌心，影响心神。水气一解决，昏迷也随之就解决了。所以治癃闭的重点是要解决小便和大便闭塞不通的问题。

（2）关于滋肾通关丸和倒换散

滋肾通关丸是李东垣的方。滋肾通关丸有一个特点是用量，黄柏、知母是肉桂的 10 倍。它是以清热为主。那么肉桂是干嘛的？肉桂就是解决它的气化功能的，重点是清湿热，促气化，通小便。

刘河间的倒换散，两味药，一味大黄，一味荆芥。表面上看大黄是通大便，荆芥是解表的，刘河间用倒换散治癃闭，从这一点就可以看出他很聪明。陈修园《医学三字经》有句话："上窍通，下窍泄，外窍开，水源凿。"外窍一开，水就通了，就是这个意思。打一个最简单的比方，比如我手里拿着这么一个紫砂壶，这个紫砂壶如果上盖密封很紧的话，你这么倒水倒不出来；你把那盖子一打开，你再去倒水，水不全倒出来了。比如现在一盒盒装的牛奶，要倒到碗里，我在盒子的下面剪个

口，在上面再剪一个口子，牛奶一下子就出来了，这就是"上窍通，下窍泄，外窍开，水源凿"。刘河间为什么要用荆芥配大黄呢？荆芥是发表的，开外窍；大黄是通里的，开内窍，上下一通，那水就出来了，一样的道理。

我用滋肾通关丸配倒换散，还加了一味麝香。加麝香是干嘛的呢？麝香的作用就是通窍、醒神，也可以讲开窍醒神，它是通窍醒神的最好的药。

8. 治脑外伤后昏迷 1 年余的病人（外伤后全昏迷成植物人，危重病症）

【诊疗经过】

邓某，男，24 岁，未婚，国家水电局职工，2003 年腊月初八就诊。

这个病人是由水电局医院院长找我去看的，我一去那医院后，院长介绍说："这个病人是水电局的一个职工，在湖南的桃源县修电站，在三楼架上，一个钢筋打下来，把他从三楼打到地下，脑壳的骨头就砸掉了一块，喉咙有一个小钢丝从前面穿到后面，肋骨断了几根，腿断成几截，手也断成几截了。湘雅医院的教授把人救活了，但是病人脑子不清醒了，人完全昏迷达 1 年零 3 个月。因为是工伤，单位把他父母请来给他们发工资，来照护他们的儿子。他自己受苦，他家人也受苦，医院、局里的领导也跟着受磨难，尤其是他本人成了植物人。所以找你帮忙来想办法。"这是典型的一个植物人，毫无知觉。

打开牙关一看舌头，舌上紫色，舌苔白腻，脉细。我问病人的喉咙有没有痰响？答："有，经常要用接痰器接痰。"医院的护士又要照顾他大小便，又要给他喂东西，还要给他接痰。好在一点，病人不抽风，腿是绷硬的，手脚都硬，他就是外伤后的植物人。我说我给你开个处方试试看，你们自己想办法灌药。我就开了一个通窍活血汤合涤痰汤，大便不通，我加了一味大黄，人参改成丹参。通窍活血汤里有麝香，由他们自己去找，反正每天冲服 0.3 g。我说 1 个月后如果有起色就来找我，如果没起色就别来找我了，我只能尽到我的能力而已了。

过去了 1 个月、2 个月都没有病人的消息，我以为是中药没有起作用。

第二年的腊月间，医院院长突然一通电话打来说，你给我看的一个病人你还记不记得？我说记得，邓某啦，我说他怎么样啊？因为你们一年没来找我。院长说一直就是吃中药，天天就这么灌啊喂啊。一天 1 付，这么灌了一年。我问病人现在情况怎样？院长说："你来看就知道了。"我到了水电局医院，院长说熊教授来了，那医院病房的人全部都出来了，都要来看下熊教授是个什么样子。主任和院长带我进去，见邓某坐在沙发上，对着我傻笑，讲不得话，为什么呢？因为那个小钢筋穿透喉咙的洞还没补好。他右手不能动，左手拿着铅笔，写了"熊教授，你好"，他还努力站起来把左腿抬给我看。我说好啊，再换个处方，变化是把原方中的大黄撤下来了。现在这个病人好转到什么程度呢？不能工作了，好像是一条腿还不能动，说话也不那么清楚。现在坐在轮椅上，成天在局家属区内

玩，当个自由人。

【简要阐述】

（1）中西医结合的启示

通过这个病例，不难看出，这是一次真正的中西医结合所取得的奇迹。一个外伤严重，身体多处损坏而生命即将危亡的人，西医院的医生们居然能够把他抢救过来，这是多么大的本领呀！而昏迷达1年零3个月的"植物人"，又用中药救醒了，这又是中医药的神奇呀！但是如果没有西医院的护理手段，没有西医的鼻饲喂药，这个病人又怎么能救活呢？所以我一再表明，这个"植物人"的复苏，西医院的同志至少有70%的功劳，而我充其量只能算30%的功劳。这是中医与西医真正结合所取得的成绩。实践证明，中医与西医应当各自发挥自身的优势，做到优势互补，各扬所长，才是真正正确的中西医结合。

（2）外伤昏迷的特点

外伤后出现昏迷，无疑是脑部损伤。有的外伤昏迷病人，头部做了手术，仍然出现昏迷。中医诊治此症，应抓住3个特点，即痰、瘀、风。以痰为主的，病人喉中痰声漉漉，口中流涎，舌苔滑腻；以瘀血为主的，病人面唇发黯，舌紫，爪甲发紫；以风为主的，病人肢体强直，四肢抽搐。临床诊治此病，虽痰、瘀、风往往互见，但必审其以何为主，才能有针对性地准确施治。

（3）关于通窍活血汤与涤痰汤

通窍活血汤是清代王清任所创，王清任用此方治疗头面、四肢、周身血瘀病证，此方的功能是通络开窍，行血活血。

涤痰汤出自严用和的《济生方》，此方的功能是清化痰热，开窍醒神。

9. 治剧烈头痛并发痉厥的病人（蛛网膜下腔出血的头痛，痉厥，危急病症）

中医创造奇迹——熊继柏诊治疑难危急病症经验集

【诊疗经过】

这个病人是在 1982 年治的，姓谭，50 余岁，在长沙一家职工医院住院治疗。

病人头痛，头痛只有几天就开始抽搐昏迷了，每天昏迷多次，昏一阵后，突然"哎哟"喊叫数声，然后又昏迷了。剧烈头痛并见昏迷，疼痛严重的时候，四肢痉挛，抽筋，手足厥冷，爪甲青紫。还伴有呕吐，但呕吐不严重。什么病呢？医院的诊断是"蛛网膜下腔出血"，是极危重的病症，西医已经发了病危通知。我当时看的时候病人舌苔黄腻，脉弦数，并且大便秘结。中医诊断其病名应当是真头痛，用的方是大黄止痉散，合通窍活血汤。并且加了胆南星和法夏。目的在于熄风、止痛、通脉、开窍，当时是开 1 星期的药。7 剂药服完之后，去看第 2 次，病人就坐起来了，头痛显减，不昏迷了，也不抽搐了。问他头痛怎样了？"我头痛至少好了一半。"以原方再服 10 剂，这病就这么好了，也没有出现任何后遗症。后期用了天麻止痉散，善后收功。

【简要阐述】

（1）何谓真头痛

"真头痛"的病名，出自《黄帝内经》，是一种剧烈头痛，

伴有手足厥冷青紫，出现死亡征兆的危重病症。这个病人呢，他头痛剧烈、昏迷、手足厥冷，并且痉挛，西医院已经发了病危通知。这个危急的头痛病症，中医应该叫什么名字呢？应该叫真头痛。《内经》里面讲："真头痛，头痛甚，脑尽痛，手足寒至节，死不治。"

（2）关于止痉散

止痉散功用是祛风止痉。止痉散的药是全蝎、蜈蚣。我在使用时常加僵蚕，或再加点天麻，称为天麻止痉散，以加大祛风止痉止痛的作用。

（3）从通窍活血汤谈活血化瘀法

通窍活血汤出自王清任的《医林改错》，这个王清任别的本事不突出，就是会用活血化瘀这么一个独特的本事，所以王清任是一代名医。这个人的特点就是看到哪里杀死了人，就跑去看了，他不是一般地看，而是仔仔细细地看，看人的脏腑部位，看瘀血到底瘀在哪个地方。因为王清任那个时代没有解剖学的科目，他没有条件，所以他所见到的呢，都是那些被杀的死人，他是只看那个血瘀的地方。因此，在他的脑海里面，凡是人有病都是有瘀血的。他只注重治瘀血，这是他的独门功夫。他和血证专家唐容川就不一样，唐容川注重的是功能，而王清任注重的是解剖。在中医历史上，这么认识解剖的只有王清任一个，所以在他的理论阐述中，不管什么病都是瘀血。当然，他有着偏颇的一面，忽视脏腑气血的虚证。而他的可贵之处就在于他创立的几个逐瘀汤，你只要是用准了，全是有效的。比如补阳还五汤、通窍

活血汤、血府逐瘀汤、膈下逐瘀汤、少腹逐瘀汤、身痛逐瘀汤，每个方都是有效的。临床上所见瘀血病证确实不少，只要把王清任的这些汤方用准了，都很有效的，这正是王清任的真功夫，这一点是很了不起的。

从这一点我们得到一个启示：我们读中医的书一定要全面，绝不能有偏颇，如果只读一家的书，那只有一家之言，那是不行的。所以我经常讲中医要读的书多，不读书是不行的，我们绝不能搞那表面的，飘啊飘的功夫，那搞不得，一定要扎扎实实地读书。要全面学习、掌握中医的专业知识，才能当一个好中医。

这个通窍活血汤，前面讲到用于治外伤昏迷，这里又讲到的是治头痛的昏迷。通窍活血汤是治疗瘀血头痛的主方，我们现在没有麝香，有人说用白芷代替，那是不行的，白芷固然止痛，但是它不能通窍活血啊，这个通窍活血汤的麝香是无药可代啊。王清任这个方中还用了一味怪药葱须，为什么用葱须呢？葱，温通也，温通可活脉。古人用药当然首先是想象，想好了再去试，在人身上反复地使用，反复地体验，才知道用对了。不像我们现在用老鼠做试验，古人没那么草率。总之，使用汤方，必须因证选方，是根据这个病证再选用一个恰当的方，这才叫因证选方。我们开药一定要因方遣药。因证选方，因方遣药，这是原则，是中医治病的章法。

10. 治老年中风昏迷发热 1 个月的病人（脑梗死，危重病症）

【诊疗经过】

陈某，男，78 岁，湖南新化县人，2014 年 2 月底就诊。病人在某省级医院住院治疗了 1 个月。因发热不休、昏迷不醒用担架抬至门诊，西医诊断为"脑梗死"。这个病人发热 1 个月以来，体温都在 38 ℃～39 ℃之间，昏迷不醒、喉中痰声漉漉，小便不通需导尿，大便不通需用开塞露。舌苔黄腻，脉细滑数。

这个病中医诊断为痰热闭阻清窍之中风阳闭证，用化痰清热、开窍醒神的方法治疗，处方是涤痰汤加大黄、黄芩、滑石、麝香。加大黄是为了通大便，加黄芩、滑石是为了清热利小便，加麝香是为了开窍醒神，涤痰汤本来就是涤痰开窍醒神的方子。

服药 10 剂后，发热已退，体温恢复正常，神志转清，病人呼之有反应，能睁眼，二便已通，导尿管抽掉了，也不需要用开塞露了。这不就是明显好转了吗？于是，原方不动，再进 20 剂。服药共 30 剂后，病人于 4 月 6 日来诊室，情况就大不一样了。病人是自己走进来的，走路较慢，神疲乏力，语言、反应略显迟滞，大便稍干。随同他前来的两个女儿一进门就大呼感谢，因为病人当初是昏迷不醒的，而现在已神志清楚，能走路、能说话了。只是走路无力，因为病人的年纪太大，正气

还没恢复，所以仍以涤痰汤原方再加少许麝香。涤痰汤中有人参可以大补元气，又开了1个月的药。5月中旬，病人再次来到门诊，诉诸症显退，唯觉体力不佳，时有头晕，食纳尚少。舌苔薄白，脉细滑。改六君子汤加天麻，以取全功。现在病人已基本痊愈。

【简要阐述】

（1）关于中风中脏腑的辨治要点

脑梗死是西医病名，不是中医病名，它属于中医"中风"的范畴。中风又分中经络和中脏腑，凡神志昏迷的病人都属于中脏腑。中脏腑里又有闭证和脱证两大类：闭证的证候是卒倒无知，不省人事，牙关紧闭，痰涎上涌，口噤不开，两手握固，大小便闭塞，肢体痉强，舌暗不语。而脱证的昏迷，诊断要点是口开目合，撒手遗尿，身如醣睡，汗出如珠。这就是临床所见的中风昏迷病人的两种情况。闭证是邪气闭塞，脱证是元气虚脱；闭证是实证，脱证是虚证，我们就是从病人的表现来判断的。闭证是邪气闭阻清窍，它又有两种：一种称为阳闭，一种称为阴闭。阳闭是痰热，阴闭是痰饮加寒邪。阳闭有热象，如面赤、烦躁、体温升高、大小便闭塞、舌苔黄腻、脉滑数；阴闭有畏寒肢厥、静而不动、面色淡白、舌苔白滑、脉沉细，这是两种完全不同的表现。所以，治阳闭要清热化痰开窍，治阴闭要温阳散寒、化痰开窍，两者治法也不一样。这就是我们临床诊断的区别，也是中风中脏腑的辨治要点。

（2）中医治疗中风要着眼于化痰

中风，顾名思义就是中风邪。可是后世认为，中风不仅是

外中风邪，更重要的有内风，各种因素引起的内风，后世称之为"类中风"；外中风邪称之为"真中风"。金元四大家关于中风有3种不同的认识：李东垣主气虚，刘河间主火盛，朱丹溪主湿盛生痰。这三种说法都是对的，他们在各自不同的临床实践中认识到了中风的病因各有不同。我经过几十年临床，见过无数中风病人，发现中风不论是中经络还是中脏腑，它的病因固然有中风邪、有瘀血、有火热，但最常见的是痰浊。因此，我们治疗中风尤其要重视化痰，特别是中风昏迷的闭证。不要只祛瘀血，这是错误的。是否中风都治痰呢？也不是。痰证有痰证的特点，比如喉中痰声漉漉，口中流涎，昏迷不醒，舌謇语涩，舌苔腻滑，脉弦滑，刚才这个病人就有这些特点。朱丹溪说："按《内经》以下，皆谓外中风邪，然地有南北之殊，不可一途而论……西北二方亦有真为风邪所中者，但极少尔。东南之人，多是湿土生痰，痰生热，热生风也。"他讲的是痰的病理机制，实际临床上，中风昏迷是以痰为主，固然有属于风的，属于火的，也有属于瘀血的，但是以痰为主，这一点我们不能忽视。

11. 治急暴呕血的病人（门静脉曲张突发呕血，危急病症）

【诊疗经过】

那是在1987年8月的一个晚上，我在中医学院专家门诊坐诊。大约九点半，快下班的时候，一个姓杨的老头，慌慌张

张地冲进门诊部，我正要下班，他抓住我说："快救命。"我说："救谁?"他说："我老婆子在家里呕血，快死了。"当时我还带了两个学生，因为这个病人就住在中医学院附近，我就带着两个学生直奔他家里。我们一进他的家门，就看到这个病人是一个60岁左右的妇人，坐在床上，背后靠个大被子，只见被子上、帐子上、地板上到处都是血。我说："怎么回事?"他家里有三四个女人，七嘴八舌就讲起来了，她们说今天我们在这儿打麻将，这个老太太只打了一会儿牌，说心里不舒服，让她的老头子冲了一杯红糖水喝，喝了以后，不到一会儿她又说心里不舒服，她又冲了一杯红糖水喝了，就喝了两杯红糖水，又过了一会儿她还说心里不舒服。两个小时之内连喊了几次心里不舒服，他老头还给她冲了一个鸡蛋喝了，喝了三次红糖水，第三次还冲了鸡蛋喝了，可是还喊不舒服。突然，只听一声"哇"，她还在牌桌上打牌嘛，"哇"的一声，血就喷在那个麻将桌上。那3个女牌友的脸上、身上都是血，对面那个人的脸上血最多，用手一擦，哎呀，"是血"，惊声刚落，第二口血又呕出来了。哇啦哇啦呕，搞慌了，几个人把她扶上床，一边扶上床一边还在呕，所以弄得满床都是血，帐子上被子上都是血。抬到床上以后不能躺下去，一躺就要呕吐，就用一个大被子靠在床上不能动，一动就要呕吐。大家都急慌了神，她的老头子就说，马上找熊老师去。听说我在上门诊，就跑到门诊部来了。询问当时呕血的时间，大概还不到半个小时。我去的时候，病人在床上斜靠着，不能讲话，闭着眼睛，不能动弹。她们说一动就呕吐，就不让她动，我说你立马送医

中医创造奇迹——熊继柏诊治疑难危急病症经验集

院，这是门静脉曲张的暴呕血。我就把她老头子拉到门外跟他讲，不让病人听到。我说："病人危在旦夕，必须立即送医院。"他说："我哪能送医院，我怎么能送，现在病人动都动不得，我根本就不能送。"我说："附一院没好远，尽快把她抬去。"他说："抬都抬不得，一抬就呕血。"我想："那也是啊，再呕两次血不就完了吗？"我说："有好久没呕了？"他说："现在应该有十来分钟没有呕了。"现在满屋里到处都是血，被子上是血，帐子上是血，病人自己身上是血，那几个妇人的脸上身上也是血，地板上是血，麻将桌上是血。病人脸色苍白，舌苔黄腻，脉疾数。我说："这个事情很难办，我只能给你想个办法救急，如果能救到，能稳定了，她不呕血了，你立马送医院。"我还说："如果救不到也不能怪我，今天晚上反正我给你维持，如果天亮的时候不呕血了，你立马送医院。"

这是个非常危急的病症，开个什么方呢？开一个张仲景的泻心汤合《千金方》的犀角地黄汤。当时没有犀角，改用水牛角片，用了 60 g，标准的泻心汤合犀角地黄汤，大黄、黄连、黄芩、水牛角片、生地黄、牡丹皮、白芍，7 味药，一味没加，一味没减，只是药量开得特别重，大黄都开了 10 g。我说你吃一服，吃了看怎么样，就吃一服。我说你明天一定要送医院，这是我当时的交代。第 2 天没消息，第 3 天还没消息，过了 3 天仍然没消息。我问我那个学生："你打听到那天晚上看的那个病人是什么情况，有消息没有？"答："没有消息。"我又问门诊部："那天晚上慌慌张张来喊我的那个病人有消息

没有?"他们说没有呀。过了一个星期,那杨老头来了,来干嘛呢?带了他的孙女来找我看病,他孙女感冒发热,扁桃体肿大。进来的第一句话,"熊教授,我找你,我孙女儿发高烧,你帮我看一下。"我说:"你慢点慢点,我问你,她的奶奶呢?"我问她奶奶,我后面就没加任何术语,意思是她奶奶还在不在世。我只问:"她的奶奶呢?"他说:"她奶奶好了。"我说:"是不是去医院住院了。"他说:"没有啊。"我问:"什么时候好的?"他说:"就吃了一服药就不呕血了,第二天早上我又在这儿抓了一服药,就是那个原方。"我说:"总共吃了几服药啊?""就吃两服药。"我说:"她奶奶后来怎么样了?"他说:"打牌去了,她退休了天天就是打牌,没事了。"我说:"她还要吃点药呢。""她又不愿吃药的。"我问她平时喝不喝酒,他说不喝酒。我说她过去患过肝病没有啊,回答是:"不知道啊,她经常说心里不好,心里不好以后就冲个生鸡蛋,给她冲点红糖水喝一喝,经常这么做的,就那天突然那么大呕血呀!"

这是个什么病呢?如果是西医诊断,就应当是肝硬化的门静脉曲张。但是这个病人平时没有任何症状,她只是心里不舒服,心烦,每次心烦就冲杯红糖水,冲个生鸡蛋,这个病人活得也没事。而且她也没有喝酒的习惯,这个病人以后居然也没吃药,因为她从来不吃药的,这个病人就这么治好了。中医的诊断就应该是呕血,西医的诊断就是门静脉曲张暴出血。这是一个极有生命危险的病症,完完全全是一个急诊,没想到好得这么快。治这个病的时候确实是没有半点把握的,因为她在呕

血，血脱就会死人呀，可是偏偏又把她救活了，而且她病好之后又照样打牌去了。我动员她，还要吃点药，免得以后再发。哎呀，可她最不喜欢吃药，好了，没事了。这是这个病人的诊疗经过。

【简要阐述】

（1）诊治血证，吐血与咳血有别

中医讲血证，有咳血，有衄血，有吐血，有大便血，有小便血，还有皮肤的斑疹出血，还有严重的贫血，这都属于血证。严重贫血不属于出血性的疾病，而咳血、衄血、吐血、大便血、小便血，以及斑疹，都是属于出血性的病证。这个病证是复杂的病证，也是临床常见的病证。因为前面讲的这个病人是呕血，我这里就重点讲一讲呕血和咳血。呕血就是吐血，吐、呕是并作的，一口一口地往外吐，吐得严重就会呕，习惯地称为吐血，严重的又称为呕血。咳血就是一咳嗽然后有血，并且血中有痰，这两点是在临床上必须搞清楚的。吐血和咳血的症状表现是有区别的，吐血是不咳嗽而血就吐出来了，严重的是呕出来的，这血是来自胃中；而咳血一定是咳嗽来血，甚至于痰中带血，这血是来自肺部，两个病位不一样。所以我们在临床上的诊断，首先要弄清是咳血还是呕血。咳血是发自肺，呕血是发自胃。呕血的初期暴出血肯定是实证，不是虚证，什么实呢？火实。《内经》里面有句话："诸逆冲上，皆属于火。"突然气逆上冲的病症，都是与火相关的。突然呕血、吐血，这种急暴病症，显然是胃火。除了胃火以外，还有肝火犯胃，因为肝与胃是木与土的关系，肝火横逆犯胃，也可

以引起吐血。所以吐血、呕血作为实证，病在初期，无非就是胃火炽盛，或肝火犯胃。而这个病人呢？就是典型的胃火炽盛，其舌苔黄腻、脉数便是诊断的依据。所以就要用泻心汤，就要用犀角地黄汤，是急于泻火，凉血止血。用的药也是比较重比较猛，所以一服药就把血止住了。作为中医的诊断，要明确咳血和呕血，而且要知道呕血的原理是什么。

（2）关于泻心汤、犀角地黄汤

泻心汤出自张仲景的《金匮要略》，他的原文是："心气不足，吐血衄血，泻心汤主之。"这个心气不足的"足"字有误，尤在泾以及《千金方》《医宗金鉴》对于这个"心气不足"的"足"字，作了注解，他们认为，不是一个"足"字。这个"足"字也确实在这儿不合适，心气不足是虚证呀，为什么用泻心汤？泻心汤是泻火的呢，大黄、黄连、黄芩，里面全都是泻火的苦寒药，直降胃火的，为什么会是心气不足呢？不可能是心气不足。《千金方》说这个"足"字应该是个"定"字。这就对了，是讲"心气不定"。我估计呀，古人在抄书的时候，把这个"足"字抄错了，把这个"定"字抄成了"足"字。我们现在用电脑打字也经常有错字，这个是难免的。书稿的清样稿都看好几遍了，它还是有错别字，这个是难免的。何况古人是一笔一笔抄下来的，很有可能抄的那个人把那个心气不定的"定"字就写成"足"字了，就形成了心气不足。但是我们看古人的书，又不能改，理解的时候就要理解为心气不定，这样就应理解为心烦不安，吐血衄血，要用泻心汤治疗，是指泻胃火、心火。

犀角地黄汤是凉血止血的主方，叶天士有句名言，"入血就恐耗血动血，直须凉血散血"，所用的主方就是犀角地黄汤。我们后人以为叶天士讲的是凉血散血，就认为犀角地黄汤的芍药应该是赤芍，因为它散血。其实这里应该怎么理解呢？如果是用于凉血来止血的，犀角地黄汤中一定要用白芍；如果是凉血加散瘀的，那么犀角地黄汤中就要用赤芍，应该这样理解，不要呆板。关于犀角地黄汤，现在没有犀角，我们一般用水牛角片，而用水牛角片的分量要重，因为它的效果远远达不到犀牛角的效果。

（3）治暴病要心小胆大

我前面在讲一个急症病例上，提出了一个观点，治暴病要有胆有识，治久病要有守有方。我们治疗急暴的病症，必须要有两点：第一要有见识，要认得准，要看得清，要辨得明。第二要有胆量，什么胆量呢？就是选方用药要果断，要有胆量。暴病要用暴药，急病要用急药。如果你没把握，慢慢吞吞，还试一试看，那就麻烦了，那只能是杯水车薪，无济于事。明代医家李中梓曾发表《医家行方智圆心小胆大论》，所谓心小，实谓细心诊断，谓"望、闻、问、切宜详，补、泻、寒、温须辨。当思人命至重，冥报难逃……岂容不慎！如是者谓之心小"。所谓胆大，实谓果断用药，谓"补即补而泻即泻，热斯热而寒斯寒……析理详明，勿持两可，如是者谓之胆大"。所谓心小胆大，正是指有胆有识。

12. 治急暴鼻衄的病人（肾病尿毒症并发鼻腔黏膜破裂大出血，危急病症）

【诊疗经过】

由于前面讲到呕血，我就再讲几个重症的血证案例。刚才我已经提到过衄血了，衄血有鼻衄、有齿衄、有目衄、有肌衄。再讲一个病例是鼻衄重症，这个人是一个 30 岁的男子，姓覃，2011 年 5 月，他在某大医院住院，患的是肾病尿毒症。住了月余，突然在 1 周前鼻子大出血，即鼻衄。因是在医院里住院，医院立即想办法给他止血，用了一些止血的药，没止住，血越流越凶，医院诊断是鼻腔黏膜破裂大出血。由于血止不住，于是发病危通知。本来就是肾炎尿毒症，发了病危通知以后，这个病家就急急忙忙在医院找个担架把病人抬到我的门诊上。病人抬进来还没挂号，就直接把病人往门诊室内的诊断床上一放，把那担架上的被子往他头上一垫，一个人就撑住他的头和背部。我一看那个病人身上是血，被子上也是血，满脸都是血，我说："怎么搞的呀，什么问题？"他们说："是从湘雅医院抬过来的，发了病危通知。"我说："出血多久了？"他们说："出血 1 星期了。"我说："哪儿出血？"两个鼻子是用棉球沾了云南白药以后，给他塞进去的，这是湘雅医院采取的措施。这个云南白药的棉球把鼻子堵住以后，病人的血从嘴巴里面流出来了，所以当时看到的是口中流血，乍一看还以为是外伤呢。只见病人嘴里流血，一会儿棉花团被血浸湿后从鼻孔

中掉下来了，鼻子里的血一冲就出来了，由于出血多了把棉球冲掉了，立马又要换棉球，又要沾上那个云南白药，把它塞进去。这是鼻腔大出血，是严重的鼻衄。病人面色淡黄，鼻衄不止，舌淡，脉数而芤，又数又芤，这是一个既有大出血又有大失血的病人。

这个病人的情况呀，要比前面讲的那个60多岁的妇女的情况还要严重，为什么呢？他有大失血，还有肾病尿毒症在先，而且仍然出血不止。病家着急，来了五六个人，家人们哭哭啼啼，因为医院已经发病危通知了，他们又是边远山区的农民。我安慰他们说：我给你想想办法看看吧。用第一个方独参汤，第二个方犀角地黄汤，第三个方泻心汤，三方合用。有两个方都是前面说过的治那个大呕血的病人用过的方。只加一个方，就是独参汤。独参汤就是一味人参，这一味人参称为独参汤是干嘛的？是治大脱血的。就是暴出血之后，救急的时候，必须用人参来固脱。西医可以输血，可以强心，可以注射，中医没有这个办法，只能用独参汤，马上就灌，这是救急的。它可以挽救元气，挽救虚脱。但只用独参汤不行呀，还要急速止血，独参汤只能固虚脱，不能止血。止血用什么？他明明是个大热证，鼻衄暴出血还是属于前面讲的"火逆冲上"，而且脉数而芤。舌为什么淡呢？因为已经没什么血了，所以他舌淡，脉数而芤，芤是失血后的脉象，"数者，热也"，所以还是用犀角地黄汤合泻心汤原方，就加一味人参。开几服药呢？开5服药，嘱病家此药要频煎频服。5服药吃完，这个病人来了，不是抬进来的，是他老婆把他扶着走进来的，没有用担架，走

到我门诊室，在我旁边坐下来了。我说："你是哪来的?"他说："我就是5天前来看病的那个。"他老婆讲就是5天前抬进来的那个。"啊!"我说："是你啊，你的血止住了?""血完全止了。"血止了就能坐起来了，但是没精神，精神萎靡不振，头昏，双腿无力，面色淡黄。他原来有肾病尿毒症呀，再加上大出血之后，元气没恢复。我说："医院应该要把你收进去继续治肾病啊。"他说："医院我不去了，我现在就吃中药。"后期我就给他用归芍地黄汤加人参。后期的治疗，约半年许，一个是补肾，二个是养气血，这个病人治好了。

【简要阐述】

(1) 关于鼻衄、齿衄的中医辨证

中医怎么认识鼻衄? 怎么治疗鼻衄?

鼻衄就是鼻出血，鼻属肺，肺开窍于鼻，所以鼻有病，首先责之于肺，这是毫无疑问的。肺上有病怎么会出鼻血呢? 一般是肺热，肺热造成血热妄行。这个肺热有两种，一种是肺阴虚的虚热，一种是肺胃的实热。如果是肺阴虚的虚热，应该有口干、舌红、脉细数，我们习惯要用甘露饮。如果是实热，肺与胃上有实热，兼见口干、口渴、口苦、口臭、心烦、舌红、苔黄、脉数，我们一般用加减玉女煎，这是常法。除此以外，还有肝火犯肺，肝火怎么犯肺呢? 肝者，木脏也;肺者，金脏也。木火刑金，这是我们中医病机学里面的一个术语。肝火可以犯肺，称为木火刑金，造成鼻衄，这是有可能的。如果鼻衄而兼见口苦、心烦、头眩、目赤、舌红、脉弦数有力，那就要泻肝火，泻肝火可以用栀子清肝饮。这是属于中医内科学范围

内的知识。我要顺便在这儿讲一下鼻衄。

衄血除了鼻衄以外还有齿衄，就是牙齿出血。这个牙齿出血，要么病在胃，要么病在肾。因为齿龈属于胃，但是齿龈既为胃之络，而齿又为骨之余。牙齿和齿龈这个地方既与胃相关，又与肾相关，它的经脉是连属的。属于肾的是阴虚火旺，属于胃的是胃火太旺。如果是属于胃火，出现的齿衄，兼见齿龈肿痛，或口臭便秘，舌苔黄，脉滑数，一般要用清胃散，或者加减玉女煎。如果是肾阴虚，阴虚火旺的，兼见口渴夜甚，齿牙松动，舌红，脉细数，要用滋水清肝饮，大补阴丸，或者茜根散。这是属于中医内科学里面的知识，其他的我就不讲了。

（2）治疗虚实夹杂危候，必须虚实兼顾

这个病人有个特点，就是虚实夹杂的危候，他所出现的虚，应该是危候；实，也是危候。第一，这个虚，因严重失血已经造成血脱。为什么已经造成血脱呢？他本来就患有肾炎尿毒症，有贫血的前提；又由于一个星期鼻衄大出血，失血过多，所以脉芤舌淡，面色淡黄，这个严重的失血、血脱，是有生命危险的，所以这个"虚"是有危险的。

第二，这个"实"也是有危险的，暴出血而血不止，既已失血，又有火热，这是虚中夹实。这个时候如果一味的去固元气，他因火热太盛而出血不止，还是有生命危险的。如果像治前面那个病例一样，我立马就给他一个泻心汤与犀角地黄汤，只顾泻火凉血止血，却不给他固元气，那将致元气随血而脱，随泻火而脱。所以这个时候治疗的关键，就在于虚实兼

顾，这样才能够力挽狂澜。此时既要考虑他虚的一面，又要考虑他实的一面，两点都要考虑，必须慎之又慎，不可顾此失彼。当一个好中医极不容易啊！当病人临危的时候，你去受命抢救，更加不容易啊！

（3）中医治病，急则治标，缓则治本

《金匮要略》指出："夫病痼疾，加以卒病，当先治其卒病，后乃治其痼疾也。"此病人肾衰竭是痼疾，暴衄是卒病。其肾衰竭在缓，暴衄在急，故必先治其暴衄，而后治其肾衰竭。此乃急则治标，缓则治本之大法。

13. 治持续高热并发黄疸、斑疹的病人（噬血细胞综合征，危重病症）

【诊疗经过】

1998 年冬天诊治一个持续高热并发黄疸、斑疹的病危案。这个病人姓孟，只有 20 多岁，女性。病人是一个高校的教师，在某医院血液科病室会诊。开始是感冒发热进的医院，进医院以后身上就发黄，就发斑疹，于是把她转入血液科病房治疗。只住了几天，高热 40 ℃，持续高热不退，而且黄疸越来越深，并且有鼻子出血，身上发斑。医生们感觉到病情危重，立马组织全医院大会诊。只过几天，病人高热达到 41 ℃，医院组织第 2 次全院大会诊。再过几天，病人高热持续不退，仍然是 41 ℃，医院组织第 3 次全院大会诊。从第 1 次大会诊开始就发病危通知，后又组织第 4 次大会诊，4 次大会诊以后，这个

病人高热竟然达到 41.5 ℃，这是最高点。病人呈昏睡状态，喃喃自语，听不清，成了这个状态，一阵阵的昏睡，但是一阵阵又清醒。身上的斑疹是散发的，鼻衄不是很严重，黄疸越来越深。第 5 次会诊的时候其高热的顶点是 41.5 ℃。这个病人的全部会诊资料，5 次大会诊的完整记录，全部复印给我看，资料袋就好像一个档案袋，好大一本。因为是全记录，每个参加会诊的教授原始发言全在上面。我只看她的主要症状，就是高热从 40 ℃ 一直到 41.5 ℃，斑疹持续不退，鼻衄不止，黄疸越来越加深。但是病人始终不是全昏迷，只是高热很严重的时候她就开始昏睡。每天上午发热基本是 39 ℃ 以上、40 ℃ 以下，下午就是高热 40 ℃ 以上，最高达到 41.5 ℃，所以这个病人的病情是非常危险的。

077

第二章　中医怎样创造奇迹

医院 5 次会诊的最终结论是：噬血细胞综合征。这个病名我是没听说过的。湘雅医院的医生们讲，对这种病症，西医学认为是没有办法了，找个中医，给想想办法，安慰安慰病人家属。就这样把我找去了。

我一看病人，就是三大主症。第一，高热灼手。我摸脉的时候发现病人的皮肤灼热发烫，高热到这个程度。第二，就是深度黄疸。第三，就是鼻衄加斑疹。其舌色深红少苔，称为绛红色，舌上有薄黄苔，脉数而疾，一息七至。哎呀，我思考这个情况，真是危险到极点。当时病人的家属在旁边一定要听我的结论，我说这呀，中医讲热入血分，热伤营血，热毒深入营血，当然他们听不懂，就是热毒伤血的这么一个病。因为舌绛，她的营阴已经严重受伤。因为脉疾，疾脉是一呼一吸的时

间脉跳 7 次, 脉搏跳超快, 这是死脉呀, 何况她高热到 41.5 ℃, 这可不是开玩笑的。一身都发黄疸、斑疹, 虽没有大出血, 但是高热到 41.5 ℃, 随时都有生命危险。

我说我可以想办法, 想个什么办法呢? 开了一个方, 就是我前面讲的犀角地黄汤再合茵陈蒿汤原方。我说: "一定要找犀角, 那个水牛角片代替不了。"家属问: "犀角哪里有?""到省药材公司去找。"到省药材公司找了 20 g 犀角, 买了一个小擂钵, 磨, 给她磨水喝, 后来干脆用锉子, 把犀角锉成粉末冲着喝, 把那 20 g 犀角都吃完了。犀角地黄汤是 4 味药, 茵陈蒿汤是 3 味药, 这个处方本只有 7 味药, 加了一味白茅根, 治鼻子出血。处方共计 8 味药, 即生地黄 50 g, 白芍15 g, 牡丹皮 15 g, 茵陈 30 g, 栀子 15 g, 大黄 3 g, 白茅根 15 g。另包犀角 20 g。嘱每天服 1 剂, 开了 1 星期的药。

第 5 天, 病人家属到我家报喜说病人退烧了。"什么时候退烧的?""昨天下午就没发烧了, 一个晚上都没发烧, 只有低烧, 最高也就 38 ℃。"并说: "直到今天中午还没发烧, 她今天下午发烧不发烧就不知道。"我说: "你下午再给我打个电话。"天黑的时候, 电话来了, "病人不发烧了, 直线下降到 37.5 ℃ 了。"头一天晚上还是 38 ℃, 第二天晚上就是 37.5 ℃, 也就是第 6 天, 第 7 服药吃完, 就不发热了。不发烧了以后我就要改处方了, 可是改处方后只有 3 天, 病人又发热了, 当时我就急了。第二个处方才服 3 天, 停止发热大概不到 7 天, 怎么又发热了呢? 我急急忙忙赶赴病房, 一看, 病人

中医创造奇迹——熊继柏诊治疑难危急病症经验集

身上起鸡皮疙瘩，又发热又畏寒，身上盖了一床毛巾毯。我说："你头疼不？""头疼。""哪个地方疼呀？""前额和头两侧都疼。"我明白了，我说："你是不是在病房外面走了？""我是在外面走了几步的。"哦，她这个病治疗30多天了，发高烧已有30多天，她在医院病床上躺的时间是30多天啊，一直持续高热。现在一退热，她就往外面走，她的房子里面开着热空调，而当时正值冬天，外面吹冷风，她妈妈扶着她，到院子里面看看，到病房外面的草坪走走。而患过30多天高热的病人，虚弱到何等程度，此时被风一吹，必然伤风发热畏寒了，她说她没感冒，实际上是感冒了。哎呀！我说这好办好办，2服药就可以给你把烧退下来，病人家属也吓得要死，听我这么一讲才放心。这是感冒，一个小柴胡汤合银翘散，2服药就把发热头痛解决了。中间有了这么一个插曲，此后病人再也没发热了。该病人是农历腊月初五看的病，到了腊月二十四了，病人高热也退了，斑疹也消了，鼻衄也止了，但是黄疸还没有完全退。病人呢，还没有一点精神，但每天都可以到院子里面散步。要过春节了，她想回家过年，她家属也要求她回家过年，于是就跟病房主任讲，"我想回家去了，我不住院了，我回家过年去好不好？"可病房主任给她一个答复，"不行！"对她的父母亲讲："她这个病啊，是个不治之症啊，虽然看似好一点，但随时都有生命危险呀！你不要看她好了，这个病在我们这里见过几例了，病人百分之百的死亡，没有一个活下来的。它属于白血病里面的一种，并且是很危重的一种病。病人不能回去，你回去了我们负不了责任，你还是在这儿住吧。"

于是病人的父母亲转来问我："我们想让病人回家过年可不可以啊？"我说："可以啊。"他说："医院主任说不行呢。"我说："为什么不可以呀？"他说："可能还会死。"我就开玩笑，我说："死肯定是要死的，那要等几十年以后。"病家听我开玩笑，就大胆地把病人接回家中过春节去了，再也没进病房了。当然这个病人后来还吃了几个月的药，才被彻底治好了。这个病人患病的时候，当时她的小孩只有1岁，现在这个小孩已经进高中了。已经10多年了，病人好了，这不能不说是一个奇迹呀。

【简要阐述】

（1）中医治高热，必须因证施治

这个病人是个危重病人，解决她问题的焦点在哪？这是中医治病必须明确的，就是标本缓急，急则治标，缓则治本。病人在要命的时候，是哪个地方最让他要命的，你就要解决哪个问题。我们要善于抓住主要矛盾，这是最关键的关键。这个病人有斑疹，有黄疸，有高热，而要命的是高热，持续高热41 ℃，甚至达到41.5 ℃，这是极少见的高热。高热到这个程度，我们可想而知，那个病人难受是什么感觉。好在这个病人没有昏迷，她为什么没昏迷？她的热邪没有蒙心包，没有影响到大脑，所以要害就是要立即退高热。退了高热，就等于解了围，解了围就可以活命。如果不能退高热，还要持续高热下去，病人处于极其危重的状态，可能随时死亡。对于这个病人的治疗关键就是立马要想办法退高热。而退高热的焦点在哪呢？我们中医治疗高热，不是问病人高热好多度，这个对我们

不起作用。中医治疗发热，是根据她发热的特点，辨别出她的病邪性质和病变部位。是什么样的病邪性质造成她高热，什么样的部位病变引起她高热，这是我们诊断的要害。绝不是认为她体温好多度好多度，就用什么药。老百姓不知道，认为一发热就用点退热的药。哪种是退热的药？中医处方是没有固定的退热的药。中医跟西医不一样，西医有退热的药，比如复方氨基比林、安乃近，一打针，一身汗出，立马退热。但是那不是真正的退热，它只能退一小时、两小时。我们治发热，有外感的发热，有内伤的发热，也就是有外邪疾病引起的发热，也有内脏病证引起的发热。外感病证发热你要辨清它的性质，有属于风寒的，有属于风热的。如果是外感风热引起的，就一定要辨清它的卫气营血部位特点。在卫分的就是有表证的恶寒发热，或是有发热重恶寒轻。在气分的，气分热甚有大热，大汗，大渴，脉大。在营分的必然有心烦、谵语，舌绛。在血分的就有高热夜甚，并且有出血症状。

而这个病人就是典型的热入血分的高热，她为什么有这么严重呢？一般的病人热入血分的高热不至于有这么严重。因为她夹杂着有湿热发黄、瘀热发黄。湿热郁阻也可以发高热，热入血分也可以发热，两者相并不就高热到如此程度嘛。由于湿热郁阻在内，而且热邪久而久之进入血分，伤了血分了，因此她发热的时间就很长。当时如果不分析清楚，不搞清这样一个病机的所在，这个病证是治不好的。而退热之后，中间又有反复，恰恰是感冒引起的，如果我没有认识到它是感冒引起的，还依样画葫芦用原来那个方去治，就误治了，那就麻烦了。虽

然只是个插曲，但一定要认清。认清了病证，方药使用恰当，问题也就迎刃而解了。

（2）中医治病既有强烈的原则性，又有高度的灵活性

这个病例的治愈，还说明一个问题，说明中医治病，要善于随机应变。用我的话讲，就是中医诊治疾病既要有强烈的原则性，又要有高度的灵活性。我们讲强烈的原则性，比如我们的四诊，我们的辨证分析，因证选方，都是有原则性的。比如讲温热病，温热病的辨证分型的法则是卫气营血、三焦辨证法则，这是强烈的原则性。在卫分，发热必然兼恶风寒，必然有表证、头痛，甚至于咳嗽、口渴、舌苔薄白、舌边尖黄、脉浮数；在气分，大热、大渴、大汗、舌苔黄、脉洪大；在营分，舌绛、心烦、谵语、胸腹灼热；在血分，身热夜甚、便血、出血，或者鼻衄，或者齿衄，或者斑疹。论其治法："在卫汗之可也，到气才可清气，入营犹可透热转气，入血就恐耗血动血，直须凉血散血。"这就是我们的原则性。没有掌握这样的原则性，就不能够洞察病人的病变在哪个部位，这是我们临床上诊断疾病和治疗疾病的原则性。在卫分，有表证，必然用银翘散或桑菊饮。在气分，是气分的热，或是以胃热为主，或是以胆热为主，要么就用白虎汤，要么就用黄芩汤，要么就用大、小柴胡汤。在营分的一定用清营汤；在血分的就用犀角地黄汤，这就是原则。是不是都是这回事呢？不是的，要随机应变，它还有高度的灵活性。就这个病例而言，其灵活性在于两点：第一点，在清

热凉血的主导作用下，用犀角地黄汤要辅以茵陈蒿汤。为什么要辅以茵陈蒿汤呢？因为病人患深度黄疸，这是瘀热在里呀，这个瘀热你要把它弄出去呀，要从大小便分利出去呀，所以用茵陈蒿汤。茵陈、栀子清热利小便，大黄通大便，使湿热之邪从大小便分利出去。这里一边清热凉血，一边分利湿热，这就是灵活性吧。就没有局限于一点，而是一边治高热，一边减轻黄疸的压力，这是一开始的主方就用对了。第二点，病人高热一退，走出病房，到院子里面，被冷风一吹，由于她体质过度虚弱，受不得一点点冷空气的刺激，就感冒了，一感冒立马发热，这个时候如果不认清她是感冒发热，就会束手无策，那就麻烦了。一个小柴胡汤加一个银翘散，吃两服药，四两拨千斤，一下就解决了。这个方为什么不能吃多呢？因为病人太虚，尽管是轻描淡写的表药，也不能过度呀。所以我只让她吃两服，如果吃到第三服、第四服，体质就越发弱了，又会变生出虚证，那不是给自己找麻烦吗？所以只用两服药，待发热一退我就不用药了，这就是高度的灵活性。

　　为什么我经常讲，一个好的中医，一个中医上工，要有扎实的理论功底，要有丰富的临证经验，还要有敏捷的思维反应，这是我的亲身体会。在这样既复杂又很危重的病症面前，如果医生没有清晰的头脑，不能随机应变，往往就会束手无策。对于这个病人，对于这个故事，我深有这种体会。

14. 治发热、喘促、胸腔积液的病人（病毒性肺炎并胸腔积液，危重病症）

【诊疗经过】

再讲一个病例，治疗一个发热、喘促、胸腔积液的病人。这个病人姓唐，40岁，2012年3月，在湘雅医院住院1个月，由于病情危重，医院给他发了一个病危通知。病人持续喘促、咳嗽、高热不退，兼以胸闷腹胀，咳带血的黄色痰。西医的诊断是3个：第一个诊断是大叶性肺炎，后面打了个问号；第二个诊断是病毒性肺炎，打了个问号；第三个诊断是胸腔积液，这个没打问号，这是CT发现的。病毒性肺炎，大叶性肺炎，高热不退，喘促，吐血痰，吐黄痰，有胸腔积液，胸闷、腹胀，脚还有点肿，肿得不厉害。这个病人呢，本来应该在医院里看，可是病危通知一发，病人家属及他单位领导们着急了。他单位的领导立马打电话找我，我一看医院的最后诊断结论是病毒性肺炎，并且发了病危通知，显然病情严重。只见病人呼呼喘气，又高热，体温达到40℃，又连连咳嗽，一咳就吐出带血的黄色痰。舌苔黄腻、脉滑数。

这是个急症，也是个重症。病人心情很差，我给他把脉时他说："我没搞头了，我知道。"病人舌苔黄腻，脉滑数。用个什么方呢？用个宣白承气汤加小陷胸汤合瓜蒌椒目汤。这个病的焦点在哪儿？它的焦点是痰热阻塞胸肺：痰热阻塞，一个是火热，一个是痰浊，阻塞了胸肺。并且胸腔有水饮，医院已

经发现有胸腔积液，西医帮我们发现的，而且病人足肿啊，这不有水吗？我们准确地讲就是痰饮夹热阻塞胸肺，也可以讲痰热阻塞胸肺，兼水饮停聚。这个病的焦点，首先要解决痰热，然后要化水，用宣白承气汤合小陷胸汤就是解决痰热的；用瓜蒌椒目汤就是解决胸腔的停水。所以3个方合用，药就比较多一点，宣白承气汤，杏仁、瓜蒌、生石膏、生大黄，这就是4味药；小陷胸汤，黄连、法夏，这瓜蒌是重复的，合前面就是6味药；瓜蒌椒目汤，瓜蒌已经用了，还有椒目、猪苓、茯苓、泽泻、滑石、车前子、葶苈子、桑白皮。给这个病人的处方开了十几味药，有所谓双管齐下，我这是三管齐下。哪三管呢？第一，泄肺火；第二，化痰浊；第三，利水饮。这三管齐下，开10服药。把这个病人送走以后，他的领导来问我："还有没有救？"我说："应该有救。"他说："听到你这句话我就放心了。"我说："还不至于死，应该有救。"10服药吃完，这个病人到我门诊部去了，自己走去的，此后到门诊部又去了2次。一次开半个月的药，40天之后，彻底好了。

【简要阐述】

（1）中医辨治喘促以虚实为纲

关于这个病例，有几点启示：一个启示，中医治喘促，有一个基本的辨治大纲，就是虚实两纲。我们中医啊，不论是内科医生、妇科医生、儿科医生，还是外科、皮肤科医生，临证治病，都要做到心中有数。什么是心中有数呢？就是对于每一个病证，都要掌握它的基本规律，并且要掌握它的基本辨证治疗大纲。对于喘促证无非就是两种：一种虚证，一种实证，这

是我们首先必须心中有数的。喘促的实证，有属于风寒的，有属于痰饮的，有属于火热的，这是最常见的3种。喘促的虚证，有肺虚，有肾虚，这不很清楚了吗？作为中医，首先在脑子里面就掌握喘促证分5种，2大类。不论是什么喘促，不论是病毒性肺炎，还是腺病毒肺炎，或合胞病毒肺炎，或是大叶性肺炎，中医都要辨证施治。或属于火，或属于痰浊，或属于外寒，或属于水饮，痰饮里面还有属于热的和属于寒的，对于这些，我们心中有数就好办了。虚证的表现特点：动不动就气喘，说话语不接续，呼吸又困难。虚证要么是肾虚，要么是肺虚，各有各的特点，也要心中有数。如果医生心中没数，这病人一来就蒙了，还有什么办法呢？只有做到心中有数，辨证才能准确，治疗也才能准确。

（2）中医诊病要善于借用西医现代诊疗手段

中医并不排斥西医，个别西医讲中医的坏话，那是个别西医无知；如果我们个别中医也讲西医的坏话，那也只能说是无知。中医不仅不能排斥西医，而且要善于借用他们的诊疗手段。我不是个西医，我是个纯中医呀，但是我经常借用西医现代的诊疗手段，他们的检验结果你要看呀。比如那个病人胸腔积液，是B超或CT看出来的，不是我看出来的。他的那个CT一照，病人胸部、腹部或脑部有水就给照出来了，不需要我去分析推测呀。当然我也可以察觉，但我要仔细观察分析呀。中医讲悬饮，"饮后水流在胁下，咳唾引痛，谓之悬饮。"（《金匮要略·痰饮咳嗽病脉证并治第十二》）但我要好久才发现得了，要通过症状观察、分析、推测，才能够推测他是否有悬

饮。西医的仪器一检测就晓得他有没有水，那比我们快多了，这就借助了现代的先进手段啊。那我们为什么不借用呢？所以中西医结合，它是结合的先进手段。我们作为中医结合西医的什么？就是要结合它们的先进手段，帮助我们的诊断。而治疗那是我们自己的事，他的诊断结果出来以后，我们还要通过辨证分析。发现病人胸腔有积液又怎样，胸腔有积液我们用十枣汤迅猛逐水行不行？不行。这个病人是痰热，可不能见到悬饮就用十枣汤啦。我们借用西医的诊疗手段，临床时作为参考，然后辨明病证，因证施治，这才是正确的路子。

（3）关于瓜蒌椒目汤、宣白承气汤和小陷胸汤

宣白承气汤出自吴鞠通的《温病条辨》。吴鞠通讲"喘促不宁，痰涎壅滞，右寸实大，肺气不降者，宣白承气汤主之"。喘促不宁，就是喘促很厉害；痰涎壅滞，痰很多；右寸实大，即右手寸部脉象诊候肺气，脉象右寸实大意味着什么？肺火特别重。肺部有火热，痰涎壅滞就是痰呀，那不就是痰热壅肺吗？痰热壅肺用宣白承气汤。宣白，白者肺也，不就是宣肺吗？承气，为什么要用承气汤里的大黄呢？肺与大肠相表里，肺热要通过大肠把它泻下去，称为"表里同治"。但这一定是在没有表证的情况下，如果是在有表证的情况下，我们不能用宣白承气汤，要用什么呢？要用麻杏石甘汤。这个病人没有表证了，他已经病了1个月了，哪有什么表证症状呢？所以要通过大肠来清泄他的火热，用宣白承气汤，实际上是既清肺热，又泻大肠。这是第一个方。

第二个方，《伤寒论》中的方，张仲景的小陷胸汤。小陷

胸汤本来是用以治小结胸的，"小结胸病，正在心下，按之则痛，脉浮滑者，小陷胸汤主之"（《伤寒论·辨太阳病脉证并治下》）。温病学家说，用小陷胸汤，"舌苔不黄腻、黄滑者，小陷胸汤不可用"，这是温病学家的认识，非常到位。什么意思呢？黄连、法半夏、瓜蒌实，这三味药构成小陷胸汤，是治疗痰热结聚在胸膈的病证，张仲景称之为小结胸病。张仲景讲的小陷胸汤是治疗心下痛，而这个病人不是心下痛，而是气喘胸闷，这只是症状表现不一样啊，他还是痰热结聚在胸膈。我们中医治病是针对病机，不是专门针对症状，所以这个小陷胸汤，严格来讲是我借用的，把它借来的，治疗气喘胸闷。它只清痰热，治痰热结聚胸肺，所以用了小陷胸汤。

第三个方就是瓜蒌椒目汤。瓜蒌椒目汤是后世的方，是专门治胸腔积液的。我们治疗胸腔积液，古人是用十枣汤，那是《金匮要略》中的方，汉代张仲景的方。十枣汤是大枣、甘遂、大戟、芫花，除大枣之外，其余三味药全是有毒的药，药性非常竣猛。"文化大革命"以前我用过，"文化大革命"以后我就没用过了。我们现在基本上不用，因为它是有毒的。你得有个平和的方，平和的方是什么呢？就是瓜蒌椒目汤，它就代替了十枣汤，所以我从来不用十枣汤，而用瓜蒌椒目汤。

这 3 个方，前 2 个方只清痰热，后 1 个方只泄胸水，所以这个病人好得快呀。10 天就把他的几个主要症状全部拿下来了，服药 10 天之后，由一个抬进来的病人、一个发病危通知的病人，转而自己能走到门诊部去了，所以这是个奇迹。

（4）学好中医须在掌握理论知识的前提下努力实践

我还想讲一点，我们要当一个好中医，要学成一个好中医，也可以讲我们这个学科，你要学好，必须掌握两方面的知识。一个方面的知识是理论知识，这个理论知识，其实就是书本知识。另一个方面的知识就是实践知识，我想其他的学科也应该是这样。但是作为中医学科，它是一个实践性很强的学科，它离不开实践，所以我们学中医既要有书本知识，更要有实践知识，二者是缺一不可的。比如说我前面讲卫气营血辨证法则，我刚才讲喘证的辨治大纲，我刚才又讲这些汤方，这不都是书本知识吗？但是这些书本知识，你如果不去临证实践，即使你看到这个病以后，你也辨不了；另外，你看到这个方以后你选不上，你说是不是？所以这实践知识是非常重要的。因此我一贯倡导，中医一定要注重临床，必须立足临床，就是这么一个道理。中医的知识源于这么两个方面，理论与实践要紧密结合，这一点我们是必须倡导的。

089

第二章　中医怎样创造奇迹

15. 治持续发热 6 个月伴身痛闭经的病人（结缔组织病，疑难重症）

【诊疗经过】

接着再讲一个持续发热 6 个月，伴身痛、闭经的病例。这个病人姓杨，女，41 岁，永州人。2008 年秋天到长沙来看病，诉持续发热前前后后 6 个月。开始第 1 个月在永州医院里，从第 1 个月末、第 2 个月开始，到湘雅医院。在湘雅医院治 1 个

月以后，又到北京的协和医院，在北京协和医院住 1 个月后回来，又到湘雅医院，在湘雅医院住了，又回协和。在永州 1 个月以后，其余 5 个月就是在湘雅医院和协和医院度过的。这个病人就搞惨了，因为她是一个发高热的病人，从湘雅到协和，从协和到湘雅。我们可以想一想，这个病人一个人是不能到协和去的，她必须是两个人陪她，这来往的飞机票该花多少钱？在医院里住了 6 个月该花多少钱？所以这个病人花费了几十万元哦。从湘雅到协和，从协和到湘雅，始终下 3 个结论：败血症，白血病，结缔组织病。3 个结论都是打的问号，湘雅和协和都是下的这个结论。

病症就是持续发热，39 ℃，最高的时候 39 ℃以上，没有超过 40 ℃，一般就是 39 ℃左右，并且在发热的时候还有畏冷恶寒，连续 6 个月没停，上午轻，下午重。同时还有一个最大的问题，就是一身疼痛，呻吟不止，病人一到门诊部就只听到哼哼声，似鸽子叫。病人在诊室外面排队待诊，哼哼声不断。我说外面有个病人很难受，照顾一下让她先进来。我问她："你哪里不好？"她不讲她发热，她说："我一身痛。"去验了风湿，不是风湿病，关节不红不肿，就是痛，到处都痛，肌肉也痛，关节也痛，全身都痛。病人的自我感觉是以疼痛为主，而病人的症状表现是以发热为主。因为病人还只有 40 岁，3 个多月没来月经，舌苔黄腻，脉数。

病人的主症是两个：一个是持续发热，二个是一身疼痛。就这么两个主症，而舌苔是黄腻苔。这是什么病？这是湿热病。湿热伤哪里呢？湿热滞在肌肤、经脉，不然她怎么这么痛

呢。这个湿热是阻滞在肌肤、经脉之间，由于湿热是个缠绵反复的东西，所以她持续6个月不退热，整个夏天到秋天一直发热。她秋天来找我看病嘛，整个夏天到秋天没停，病了两个季节。西医的诊断呢，可以说是发热原因不明，最终结论是结缔组织病。中医的诊断就是湿热痹。所以，我立马就开了一个宣痹汤，这个宣痹汤就是专门治湿热痹的嘛。我在宣痹汤里面就只加一味黄芩，为什么加黄芩呢？宣痹汤里有滑石，我加黄芩不就配成了黄芩滑石汤吗，黄芩滑石汤是吴鞠通治疗湿热病热势不减，热退复热的。更准确地讲就是宣痹汤合黄芩滑石汤，实际上就是宣痹汤加黄芩。这药简单，也不贵，汉防己、杏仁、滑石、片姜黄、连翘、栀子、薏苡仁、法夏、蚕沙、赤小豆、海桐皮，加一味黄芩，12味药。因为她是永州来的，我开了15服，她说："我不住院了，我要出院，我在湘雅与协和往返住了6个月院。"我让她带15服药回去。吃完以后，病人来了。第一，病人不哼了，身上不痛了；第二，发热已经基本上稳定了，她说晚上还有一点烦热，不超过38 ℃，白天基本不烧了，舌苔转薄黄腻。我还是给她开了个宣痹汤，加了点地骨皮，这是第二次处方，还是开半个月的药。一个月之后，病人完全退热，身上完全不痛，这两大主症完全消退了。她说："我有三四个月没有来月经，你要给我治治月经。"于是，原方加桃仁、红花，再给她开了15服药。吃完后，月经来了，这个病人彻底好了。总共来就诊4次，每次开半个月药，两个月时间把她的病彻底治好了。

【简要阐述】

(1) 关于湿热痹证

痹证是我们中医内科学上的一大病证，痹证有好多种，有风、寒、湿痹，有湿热痹，有火热痹证，至少有这么5种。痹证有慢性的，有急性发作的，慢性的就是受风、受寒、受湿，长期的关节疼痛，并且出现关节肿大变形，气血衰弱，筋骨亏损，以致成残疾的都有。有的一痛就是几十年，有的甚至痛到四肢不能动，四肢关节肿大变形，这是慢性的。这种慢性的痹证往往是风、寒、湿引起的，久而久之，造成筋脉瘀阻，造成关节变形。久而久之，以致肝肾亏损，筋骨失养，甚至四肢瘫痪，这是慢性病。而我刚才讲的湿热痹，是属于急性病，不是慢性病。它是感受湿热之邪，阻滞在人体经络、肌腠之间，湿热阻滞，形成发热、畏寒、一身肌肉关节疼痛等急性发作，一种恶作剧的症状，这是急性病。它是湿热病中的一种，所以吴鞠通称之为湿热痹。我用的这个方就是吴鞠通《温病条辨》里的宣痹汤，我经常用它来治湿热痹。而这个湿热痹证呢，病人表现不仅仅一身疼痛，是急性发作，并且还有明显的发热恶寒，这就是特点，也就是症状恶作剧的所在。因为是湿热之邪所致，因此舌苔必然黄腻，并有口苦、尿黄、脉数等证候。

(2) 关于宣痹汤

宣痹汤是一些很平和的药物，都是用的一些清湿热的药，里面还有通经络、活血的药。吴鞠通的原文是这么讲的："湿聚热蒸，蕴于经络，寒战热炽，骨骱烦疼，舌色灰滞，面目萎黄，病名湿痹，宣痹汤主之。"（《温病条辨·中焦篇·湿

温》）这是书本知识。这里怎么会想到急性的湿热痹证呢？病人突然起病，一身疼痛，发热恶寒持续6个月，舌苔黄腻，脉滑数，这不是湿热痹是什么？这就是实践知识。所以书本理论知识与实践知识必须紧密结合。

（3）《温热论》与《温病条辨》当视为中医经典

这里还顺便讲一讲中医一定要读经典。我们过去经常讲中医经典是《黄帝内经》《难经》《伤寒杂病论》《神农本草经》，这是中医历史上讲的四大经典。古代的四大经典，《神农本草经》是药物学的起源，我们学中医的没把它当作必读的经典；《难经》是解释《内经》的，主要是解释脉学和经络，其他的它基本没讲，也只是点缀而已，所以我们也没把它当作必读的经典。真正要学习掌握的经典是《黄帝内经》《伤寒论》《金匮要略》，这只有3部。还有一部呢，就是温病学。所以我经常提到，我们现在要讲的经典应该就是这4部。温病学它不是一本书，它是好多书，其中最突出的，就是叶天士的《温热论》和吴鞠通的《温病条辨》。

叶天士的《温热论》简单，因为叶天士这位老先生他没有时间专门写书，他都是口授，学生记录，那时不像我们现在有录音机、录音带，他没有，他就是给他的学生边讲，学生边听边记，也可能有时候开小讲座会。他不像我们这样在台上正儿八经地讲，或几个徒弟坐在这里听讲，还一边讲，一边录音，一整理就可以成书了。为什么叶天士不写书呢？叶天士太忙，他是个临床家，天天看病。所以叶天士没时间去写书，可以理解。为什么叶天士的书简单呢？也就是这个道理。而吴鞠

通的《温病条辨》是有理法，有方药，特别是那个方，系统的三焦辨证的方，无论是风温的、春温的、湿温的、暑温的，很系统。而我们读叶天士的《温热论》和吴鞠通的《温病条辨》以后，就会善于诊治、善于处理那些急性热病和急性传染病。如果我们不学温病学，那是没有办法治疗急性热病和急性传染病的，这就是书本知识。为什么我一再倡导中医必须学好中医经典，就是这个道理。如果这个《温病条辨》的书我没有读熟的话，我能想到湿热痹？我能想到宣痹汤吗？不可能的。你看这个方用对了，就有这么神奇。而且这个方当我用了好多次，几十次、上百次之后，对这个方我就非常熟练，什么情况下用这个方，什么情况下可以效如桴鼓，可以药到病除，就有把握了。这就是书本知识与实践知识两者的结合。

16. 治持续发热 40 余天伴腹胀便溏的病人（不明原因的持续发热，疑难病症）

【诊疗经过】

再讲一个持续发热 40 余天的病案。病人持续发热，并伴腹胀、便溏不食。这个病人姓黄，男性，38 岁，是某医学院的一个职工家属。发热 40 多天，热势不高，始终在 39 ℃ 左右，从来就没达到过 40 ℃。但是发热 40 多天不退热，天天就这么发热，每天下午开始严重些，上午还轻，下午就是 39 ℃，整整 40 多天。肚子胀，吃不下饭，还有大便稀溏，他的兼症是肚子胀，吃不下饭。在某医院住院治疗，这个病人的爸爸就

是医学院的教授，所以他看病方便得很。医院会诊的结论是：发热原因待查。我们学校的刘教授，跟他爸爸有业务关系，好心推荐我，让他找我诊治。他爸爸问：是中医还是西医？刘答是中医。他却说："西医都治不好，怎么找中医？"刘教授又说，那熊老师的中医不一样哦，我那儿子发高热是他治好的，又是谁又是谁发高热也是他治好的，我们学校那个谁谁谁发高热也是他治好的。

他真的就来了，3个人把他这个儿子送到我家里来了。我刚刚下课回家，这是早年的事，2002年9月。我一进屋，他们4个人坐在这里。我说："哪个是病人？"他们说："这个。"我还没问，他父亲就开口了："发热40多天了，饭也吃不下，走路也走不了。"我说："你除了发热以外，还有什么其他症状？怕不怕冷？""不怕冷。""还有哪里不舒服？""肚子胀。"我说："你为什么不吃饭？""不想吃，我要霸蛮吃，就呕，吃不进去，一吃进去搁在胃里面就不舒服，所以就干脆不吃。一天吃点稀饭，喝一点点牛奶就了不起了，什么东西都不想吃，随便什么东西都不想吃。"我说："你在医院检查发现肝脏有什么问题没？肠子有问题没？"他说："没问题。"就没查出原因来，肝脏没问题，他不是一次两次查，而是反反复复查。你想，人家是医学院的人，检查很方便，随时都可以查。我说："肚子疼不？"他说："肚子只胀不疼。"我一看，肚子鼓起了，大腹部位鼓起了。我说："你大便怎么样？"他说："大便是稀的，屙又屙不出来。"我说："每天几次？"他说："每天至少2次，有时候3次，反正是黏糊糊的，到厕缸内有时候冲洗都冲

洗不了。"大便溏，不欲食，腹胀，持续发热，39 ℃左右。人呢，一点精神都没有，一看舌苔黄厚腻，脉细数。看完了，我就开处方。他爸爸在旁边就问："治不治得好？""还有不有救？"问了七八遍。我心里都烦了，我看脉的时候他在问，我开处方的时候他也问，开完了处方他还在问"有不有救"，我说："应该有救。""治不治得好？"我说："应该治得好。""估计是什么病？"我说："中医讲是湿热病。""湿热病是什么病？"我说："你一个学西医的，我怎么跟你讲得清。"他说："那要怎么办？"我说："吃药就是，不吃药怎么治得好，吃了药再说。""他到底有没有救？你跟我说实话。"我说："你让他吃了药再说。"原来他还看表计时呢，他说我从看病到开处方只5分钟。我说快去拿药，不然人家药店关门了，快去拿药，快去煎了吃。下楼了，刘教授在学校门卫那里给我打电话，她说："感谢你给他看了病。"我说："感谢什么？"她说："他就是不放心。"我说："他肯定不放心，烧了40多天哪能放心呢？""他说还有一个不放心。"我说："怎么呢？"我听口气不对啊，怎么呢？"他说，这熊教授看病到底怎么样？看病看得这么快啊！"我说："他怎么讲的？""他说，他儿子烧了40多天，你只看5分钟诶。"我说："他烧了40多天，难道我要给他看40多天？他走了没有？"她说："走了。"我说："你立马给他打电话，你告诉他，这个熊教授看病有个特点：看得快就好得快，看得慢就好得慢。"刘教授就问我："这是什么道理？"我说："你这还不明白，看得快说明我这会儿清醒，看得慢说明我这会儿老年痴呆症来了。"我只给他开1星期的

中医创造奇迹——熊继柏诊治疑难危急病症经验集

药，开什么方呢？枳实导滞汤原方不动，枳实、大黄、黄芩、黄连、神曲、白术、茯苓、泽泻，只加了一味厚朴。就开这么一个方，好廉价的药。他还打电话问刘教授药怎么这么便宜，他好像烧了40多天就要用40多天的药钱还是怎么的。我估计他可能花了蛮多钱。服药至第5天，老头把这个儿子带到我专家门诊部去了。一走进门诊部，他就叫"熊教授"，给我个90°鞠躬礼。我说谁给我行礼啊，我一看是这位老先生，我说："你怎么给我敬礼哦。""唉呀！感谢你救了我儿子的命。"我说："怎么呢？"他说："退烧了，没烧了。"我说："感谢什么呢？你不讲我坏话就行了。"他说："我没讲你坏话呢。"他矢口否认。他儿子的病就这么好了，1星期就好了。

【简要阐述】

（1）中医临证思维必须敏捷清晰

这个病为什么好得这么快，道理在哪？第一，这个病的关键是湿热胶结，舌苔黄厚腻，腹胀，大便溏，这是湿热胶结在肠中。我前面讲的那个发热、身痛的病人，那是湿热之邪阻遏在肌腠、经络之间。而这个病人不一样，这个是湿热胶结在肠中。湿热之邪，其性黏腻。肠子里面的湿热，胶结在那儿，滞塞在那儿，就跟那个糨糊、胶水样的粘在那个地方去了，因为湿热阻塞在肠子里面，所以发热。肠子属阳明经，阳明病不是称为胃家实嘛，胃家是哪些？就是指大肠、小肠、胃嘛。《灵枢·本输》讲："大肠、小肠皆属于胃，是足阳明也。"张仲景讲："阳明之为病，胃家实是也。"（《伤寒论》）他来一个

"家"字，其实是包括了胃，也包括了肠。

阳明病发热是什么时候严重些呢？阳明病热邪在经的时候发热，邪热炽盛在胃的时候发热，是整天都发热；而阳明病热邪在肠子的时候，它的发热，一定是日晡所发潮热。所以张仲景讲："日晡所发潮热者，属阳明也。""日晡"是什么时间呢？就是太阳偏西的时候，不就是下午吗，这是它的特点。而这个病人每天下午发热，39℃以上，这病不是在阳明是在哪儿呢？这么一联系起来，不就是一个标准的湿热胶结肠中吗？湿热胶结肠中的特点是热退复热，它可以反复发热。为什么呢？湿热始终在肠子里面，它粘在这里面了，所以它反复持续地发热。

第二，湿热胶结肠中须用缓下法，只有把这个湿热泄出去，病才能得愈。怎么泄下？是不是洗肠把它洗出去，你就是洗肠也洗不了，洗肠只能洗燥屎，不能洗湿热之邪。要清泄肠中湿热，我们不能用承气汤。承气汤是泻下肠中的燥屎，泻的是实热。而这个病人是湿热，是湿邪夹热，所以不能用承气汤。湿温病的湿热胶结肠中与《伤寒论》所讲的腑实结于肠中是不同的。叶天士专门讲过，他说阳明病，阳明腑实，大便硬，它是腹胀，大便硬，大便解不出来，甚至腹胀不大便，我们用的方是承气汤，承气汤治疗阳明腑实"要下到大便溏为度"。大便硬，腹胀，或者是腹胀，不大便，用大承气或小承气汤，或者是调胃承气汤。无论哪个承气汤，用泻药都是大黄、枳实、芒硝、厚朴这样的药。下到什么程度，下到病人大便已经稀了就不要下了，这叫下到大便溏为度。而温病呢，温

病的湿热胶结肠中呢，叶天士讲"要下到大便硬为度"。因为这个病人本身就是大便溏，他是湿热胶结的，照样要用下法，而这种湿热之邪是无形的。病人本来是大便溏，你下到他大便不溏了，已经大便硬了、干了，说明湿热已经清了，病人的大便变硬了，就不要再下了，因此它叫缓下法。此与承气汤的急下法不同，用枳实导滞汤，正是缓下法。承气汤是下的肠中燥屎，而枳实导滞汤是下的肠中湿热，是缓下法，是在清湿热的主导前提下，再泄大便。它实际上没有好多通大便的药，只有一味大黄，而重点是清泄湿热。服药 1 星期就把湿热清泄下来了，一个 40 多天的发热病症，总共就吃 1 星期的药被彻底治好了。

（2）关于枳实导滞汤

这里又提示了一个问题，就是书本知识与实践知识的结合与运用。我们如果不读叶天士的书，对这个湿热胶结肠中就不可能理解得这么深透，这是第一。第二，病人大便已经在溏，还用枳实导滞汤，如果不了解，不认清这个病机，不理解这个病机，不认识这个汤方，就不可能正确运用，这是很重要的一点。第三，关于枳实导滞汤，它的名字取得蛮好，叫"枳实导滞"，它不是泻下，它是"导滞"，什么东西"滞"呢？湿热阻滞。此外，还有一个饮食阻滞。饮食阻滞在肠中也可以用枳实导滞汤。它是一个清湿热、导食积的这么一个方剂。这是一个常用汤方，可以用它治疗慢性结肠炎，可以用它治疗糜烂性的结肠炎，都是可以的。如果大便里面夹有黏液，有白色黄色的黏液，后人还加了两味药：槟榔、广木香，就称为木香导

滞丸。这个木香导滞丸，就是在枳实导滞汤的基础上加了槟榔和广木香，可以用来治疗溃疡性的结肠炎。

17. 治严重的黑疸病人（肝硬化、胆管淤阻性黄疸，危重病症）

【诊疗经过】

今天讲的故事是治疗一个"黑疸"病人。"黑疸"是中医病名，黄疸发黑就是黑疸。老百姓不知道什么叫"黑疸"，西医也没这个病名。病人姓张，是个60多岁的老干部，1988年就诊。开始起病时是黄疸，用西药治疗2个月后，黄疸不仅未见消退，反而加重，转为黑疸。病人转请中医治疗，当他进入诊室时，大家都以为来了个"黑人"，面黑如烟煤，黑中透黄，黄如栀柏，目蜡黄，身黄。从发病到转为黑疸，病程已有5个多月，伴鼻衄、齿衄，口苦，低热，腹胀，便溏，舌苔黄厚腻，舌质紫暗，脉细数。西医诊断：肝硬化；胆管淤阻型黄疸。西医已下病危通知。中医诊断：湿热夹瘀血型黑疸。初用栀子柏皮汤合茵陈四苓散，次用甘露消毒丹合茵陈四苓散，两个方中均加牡丹皮、赤芍、桃仁、茜草根、炒鳖甲（因为有黑疸，故加凉血活血之药）。上方转换交替使用，3个月后黑疸明显好转，4个月后黑疸完全消退。治愈后病人又活了20余年。

【简要阐述】

（1）什么是黑疸

黑疸是由黄疸转化而来。隋代巢元方《诸病源候论》中

有记载："夫黄疸、酒疸、女劳疸，久久多变为黑疸。"所有黄疸发病日久均可转为黑疸。临床上凡肝病发黄日久，迁延不愈，形成肝硬化，进而发为黑疸，这已成为规律。黑疸有两种，偏于湿热者，可见口苦，小便黄，舌苔黄腻，脉数，甚者鼻衄、齿衄；偏于寒湿者，可见四肢畏冷，小便清长，舌苔白滑。这是我们中医在临床上对于黑疸必须清楚的两个方面。不管哪个方面，均由黄疸日久，转化而成黑疸，属危重病症。黑疸的基本病机为瘀阻。中医认为肝藏血，湿热郁久伤肝，肝血瘀阻，形成血瘀现象，表现在面部，而成黑疸。黑疸以眼圈周围黑色最深，此乃肝经经脉所至。《张氏医通》则云："黄疸证中，惟黑疸最剧。"黑疸的治疗是很难的，能治好也是很不容易的。西医治疗肝硬化没有明显有效药物。中医治疗黑疸，不仅要养肝血、活肝血，还要清除湿热。

（2）中医治疗肝硬化应抓住哪些辨治纲领

肝硬化有两种情况：一种以水肿为主，肝脾大，胁下胀痛，腹水，腹胀如鼓，伴足肿、面肿，治疗以行气逐水为主，方用二金汤、中满分消丸、茵陈四苓散等。另一种以血瘀为主，腹部胀满，青筋暴露，面色发黑，中医称为癥积，治疗以祛瘀凉血为主，方用膈下逐瘀汤之类。但须注意，此类病人不能一味破血，破血太过，可以导致大出血。

肝硬化治疗大法总结大致有三条：一是以湿热为主者须清湿热，二是以水肿为主者须行气利水，三是以瘀血为主者必须祛瘀凉血。

(3) 关于茵陈四苓散、栀子柏皮汤、甘露消毒丹

茵陈四苓散是茵陈五苓散去桂枝而成。桂枝本为温阳化气之药，为热性药物，病人如有湿热，热象较重，则去桂枝，湿热黄疸以湿为主者使用此方。栀子柏皮汤出自张仲景《伤寒论》："伤寒，身黄，发热，栀子柏皮汤主之。"尽管《伤寒论》中仅提到身黄、发热，但次症应有口苦、尿黄、舌苔黄。张仲景用此方治疗湿热黄疸以热为主。张仲景在治疗湿热黄疸以热为主时还有一方，即茵陈蒿汤。当腹胀不伴有便溏者用茵陈蒿汤，伴便溏者用栀子柏皮汤。故栀子柏皮汤为湿热黄疸以热为主的轻剂，茵陈蒿汤是重剂。

临床用方如用人，我们对中医的方剂要了如指掌，熟悉方剂要像熟悉人一样，要熟悉它的功能和特点。几千年来中医方剂数以万计，我们不可能全部掌握，而常用方不过数百上千首，对这些方我们要了如指掌。甘露消毒丹出自《温热经纬》，治疗湿热黄疸湿热并重证。中医除湿必须利小便，"除湿不利小便，非其治也"，这是一个大法、原则。甘露消毒丹除了清热药物以外，还配有利小便药物。

(4) 活血化瘀法是中医治疗疾病的一个大法

活血化瘀法的使用，早在张仲景时期即善用活血化瘀法，如桃核承气汤、抵当汤、鳖甲煎丸、大黄䗪虫丸等代表方。汉代大量使用活血化瘀疗法治瘀血疾病，后世历代名医或多或少使用活血化瘀法治病。清代王清任专攻活血化瘀法，其特点在于经常观察刑法处死之人，解剖尸体，寻找其瘀血之所在。他的局限性在于所观察到的都是死人，因此王清任治疗所有疾病

都用活血化瘀法。而临床上确有大量病人须用活血化瘀法，如气滞、气虚均可致血瘀。有些是全身性的瘀血，有些是局部的瘀阻，无论瘀血在哪，均应活血化瘀。王清任创立的名方有逐瘀汤系列方，如补阳还五汤、通窍活血汤、会厌逐瘀汤、血府逐瘀汤、膈下逐瘀汤、少腹逐瘀汤、身痛逐瘀汤等，可以治疗各类瘀血疾病，治法均为通经活络，祛瘀活血。治疗黄疸的时候选用赤芍、牡丹皮、桃仁、鳖甲、茜草，这几味药均入肝经，且为活血化瘀之药。这说明我们治病用方在加减药物的时候必须有针对性、有目的性，不能随意加减。如茵陈五苓散去桂枝而成茵陈四苓散，因桂枝性温，病人有热象，伴鼻衄、齿衄，必须去之。为何运用赤芍、牡丹皮、桃仁、鳖甲、茜草？因为治疗黑疸，药物必须入肝经活血祛瘀，故而在清化湿热的基础上加上能入肝经活血祛瘀的药物。上述几味药在治疗这个黑疸病人的过程中始终都在使用，即使方剂在调整，而这几味药一直未变。关于这个故事，就讲这些。

18. 治黄疸持续发热、昏睡的病人（肝性脑病，危重病症）

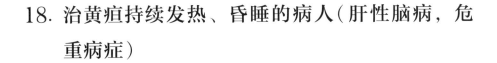

【诊疗经过】

病人姓刘，30 岁，持续黄疸、发热、呕吐达 40 天。深度黄疸，体温 38 ℃～39 ℃，发热不休，黄疸不退，呕吐，鼻衄，成天呈昏睡状态（肝性脑病的前兆）。病人在某西医院住院，已发病危通知书，家人夜间请我会诊。病人呼之可应，动

则呕吐，触之皮肤发烫，舌红苔黄，脉疾数。疾脉一息七至，中医认为疾脉提示热毒深重，称为死脉。西医诊断：重症肝炎，肝性脑病前兆，并通知病危。中医诊断：急黄，又称湿热急黄。急黄即重症肝炎，为湿热化火的黄疸。舌象脉象均提示热毒很重，方用千金犀角散。犀角散即茵陈、犀角、栀子、黄连、升麻，治疗时将升麻改为竹茹，加大黄（亦为茵陈蒿汤加犀角、竹茹、黄连）。先开 7 服药，服药后发热即退，呕吐亦止，昏睡解除。继用茵陈蒿汤 15 服，黄疸明显消退而出院。现病人健在，工作正常，此为起死回生的又一典型病例。

【简要阐述】

（1）关于急黄

急黄，属西医所称重症肝炎。中医认为其病机为湿热化火，热邪深入，伤及营血所致的重度黄疸病证。治疗上一方面要清利湿热，一方面要清营分热、血分热。出血症状往往是由热邪深入营血所造成的。清热泻火、解毒凉血是中医治疗急黄的大法。

急黄的特点：一是黄疸阳黄发病迅猛，黄疸色深，黄如栀柏；二是伴有发热；三是易入肝性脑病；四是易致出血，如鼻衄、齿衄，甚者斑疹等。这是我们临床需掌握的急黄证的四大特点。

（2）关于犀角散

犀角散出自唐代孙思邈的《千金要方》，有别于《太平圣惠方》的犀角散和《儒门事亲》的犀角散。此方的功效为泄

热退黄，凉血解毒。治疗急黄的时候更重要的是取其凉血解毒的功效。

（3）中医治疗急黄的大法

临床上要根据病症的表现特点，辨证论治。其基本大法是清热解毒，而清热解毒中最重要的为通利二便。泄火要通大便，利湿要利小便。在处理急黄的时候，以高热为主的要清热，以黄疸为主的要退黄，以斑疹出血为主的要凉血止血，以昏迷为主的要防治昏迷。这就是因证施治，要根据主症来辨证施治。

19. 治黄疸后神昏腹胀的病人（肝硬化并发肝性脑病，危重病症）

【诊疗经过】

病人段某，40岁，邵阳人，2013年秋由家人背入诊室。病人坐下后状如木偶，背靠其妻，坐不稳，双目直视，不语，面色淡黄，黄色不深。多次询问病人均不作答，后竟说自己无任何病痛，不识家人，竟将其妻认作是父亲。家人代诉病人因肝炎在某医院住院治疗，黄疸，腹胀，便血，住院几天后进入昏迷。西医诊断为肝硬化、肝性脑病，并下病危通知。病人腹胀，面黄、目黄，黄色不深，舌淡苔黄白相兼而滑，脉细略数。肝性脑病多为热毒蒙蔽心包，而该病人热象并不明显，未发热，黄疸色不深，舌苔白黄相兼而滑，又体现了湿热内蕴。扪其腹部发现腹胀较显，中医诊断为湿热蒙蔽清

窍，仍通知病人家属病危。方用吴鞠通《温病条辨》中宣清导浊汤：猪苓、茯苓、寒水石、晚蚕沙、皂荚子。7剂之后病人复诊时竟自己步行进诊室，其神志已转清，能识家人，对答自如。后经治3个月，病人病情明显好转，已如常人，腹胀、黄疸均已消退。

【简要阐述】

（1）中医如何诊断、治疗肝性脑病

肝性脑病是肝炎病中并发的危症，西医亦如此认为。凡肝炎、黄疸，均以湿热为主，湿邪、热邪可蒙蔽清窍，所以临床诊断时必须辨清病邪的性质。中医特别注重辨证，无论何病，都需要进行辨证分型，辨表里、寒热、虚实、阴阳，辨病变部位属于哪个脏腑，辨病邪性质属于风寒暑湿燥火、饮食、瘀血、痰浊中的哪一种。这是中医必须弄清楚的，也正是中医治病的奥妙所在。中医的水平高低体现在能否辨证，能够临床辨证就是一个合格的中医。临床经验、思维反应、理论基础有所不同而决定中医水平的不同。因此，中医诊治疾病的能力应当是一个综合水平的体现。

治疗肝性脑病，先要分清楚其昏迷的程度：轻度肝性脑病，神志时清时昧或沉睡；重度肝性脑病体现为躁扰、谵语、循衣摸床、四肢颤抖、昏迷不醒等。我们在诊断的时候必须辨别其病变是以湿浊为主，还是以热毒为主，必须辨清病邪的性质。病位为邪气蒙蔽清窍，从解剖学的角度讲为蒙蔽大脑，从中医藏象学说讲为蒙蔽心神。蒙蔽心神病因分为湿邪、热毒两种。前者称为湿热痰浊蒙蔽心包，后者称为热

蒙心包，这是中医辨证的区别点。在辨清病邪性质后，治疗上就会有差别。湿浊为主蒙蔽心神者可用宣清导浊汤，亦可用菖蒲郁金汤；热邪蒙蔽心包者可用安宫牛黄丸、清宫汤合茵陈蒿汤等。我在前面说过，中医治病既有强烈的原则性，又有高度的灵活性。原则性就是指其辨证法则、选方原则；灵活性是指临床看病时根据病人当时的病症特点随机应变，这就是中医的奥妙所在。我们中医能创造奇迹，就是因为它具有这样的特点。

（2）关于宣清导浊汤

宣清导浊汤由猪苓、茯苓、寒水石、晚蚕沙、皂荚子5味药组成。清代吴鞠通《温病条辨》曰："湿温久羁，三焦弥漫，神昏窍阻，少腹硬满，大便不下，宣清导浊汤主之。""湿温久羁"即湿热久留不去，导致三焦气机滞塞，蒙蔽清窍，故见神昏；湿热蕴结肠道，故见少腹硬满、大便不下。吴鞠通的讲法是湿热在下焦，阻滞肠道，三焦气机滞塞，影响清窍，蒙蔽清窍，所以治疗需通大便。西医的讲法是血氨升高，也用洗肠、通大便的方法，降低血氨，防止氨中毒。茵陈蒿汤通大便，宣清导浊汤虽无明显通便之药，但其中皂荚也有通大便之功，并有开窍、醒神的作用。所以，对宣清导浊汤不可小视。

（3）中医临床辨证的奥妙

一是辨别病邪性质，二是辨别病变部位。前面讲的这3个病案，一个是黑疸；一个是黄疸、持续发热、昏睡；一个是黄疸并腹胀、肝性脑病，三者都属于黄疸病的危重症。通过对

这三个黄疸危重病症的治疗，我们要抓住一个核心，就是辨别病邪的性质。三者都是通过辨别病邪性质分别予以治疗的。黑疸是湿热夹瘀，黄疸持续发热是热毒深伏，黄疸并腹胀肝性脑病是湿浊蒙蔽清窍，三者都是湿热为病。其中有以湿为主者，有以热为主者，有以湿热并重者。三者比较，就体现了中医辨证的功夫是如此奥妙、精细。

20. 治胆囊切除术后小便不通的病人（胆囊炎、胆结石术后小便癃闭并尿毒症，疑难病症）

【诊疗经过】

病人姓周，65 岁，女性，因胆结石并发胆囊炎在湘雅医院行"胆囊摘除术"，手术后小便不通。西医予导尿，导尿管拔除后小便仍不通，遂行持续导尿。3 天后病人开始低热，伴右上腹及少腹疼痛。26 天后小便仍不通，仍靠导尿，且发热持续不退，遂到我诊室就诊。考虑到病人为手术后出现的癃闭，当时第一感觉以为是瘀血癃闭。但病人就诊时症见腹部胀痛，胁下痛，舌苔黄腻，脉数。这就显然不是瘀血所致，而是一个典型的湿热证。热挟湿浊，影响气化功能，从而导致小便癃闭。西医诊断：胆囊摘除术后，尿毒症。中医诊断：湿热癃闭证。当时开了两个汤方：滋肾通关丸加滑石（黄柏、知母、肉桂、滑石）、倒换散（荆芥、大黄）。前方煎水服，后方碾粉冲水服。3 服药后病人自行拔除导尿管，自行排尿，7 服药后病人病愈出院。

【简要阐述】

(1) 关于癃闭证治

陈修园《医学三字经》讲："点滴无，名癃闭。"即小便一点一滴都没有，称为癃闭证。在我的行医经验中，很多癃闭病人往往又伴有大便秘结。临床上一般将癃闭分为 4 种。①湿热癃闭：主方用滋肾通关丸或加味滋肾通关丸。②命门火衰，即肾阳衰微，肾气不化，气化失司所致，多伴有四肢厥冷，腰酸，舌淡，脉沉细。主要见于慢性肾病、肾衰竭。主方用济生肾气丸或金匮肾气丸。《金匮要略·妇人杂病脉证并治第二十二》云："妇人转胞，不得溺也，以胞系了戾，故致此病，但利小便则愈，肾气丸主之。"③瘀浊阻滞：中医又称"石淋"，有的是因为结石将尿道阻塞，有的是因为跌仆、外伤之后瘀血阻滞。主方用沈金鳌《杂病源流犀烛》中的牛膝桃仁煎，亦可用代抵当丸、琥珀散。④肺热气壅：肺热为何会导致癃闭？"肺者，相傅之官""肺者，水之上源"。中医认为，人体的水、津液的输布与肺、脾、肾三脏相关。明代中医大家张景岳曰："凡水肿等证，乃肺、脾、肾三脏相干之病。盖水为至阴，故其本在肾；水化于气，故其标在肺；水惟畏土，故其制在脾。"小便的排泄出现故障时，我们就一定要找到它主要是哪一脏腑出现问题。临床上因肺热气滞导致小便不利者，治当宣肺利水。如风水治疗使用越婢汤，陈修园用五皮饮加紫苏叶、防风、杏仁，治疗面部浮肿，都属宣肺利水之法。历代中医在临床中都贯穿了这一理论。作为临床医生，我们应当知道癃闭证的这 4 个证型，在碰到这类病人的时候就知道如何辨证选

方。总之中医治病，一定要辨证准确，选方准确。就如拿钥匙开锁，钥匙一定要对头，这是技巧、方法。

（2）关于气化理论

气化理论是中医学独有的理论。何谓气化？《素问·气交变大论篇》说："气之交变也……各从其气化。"气化对自然界而言，是指气候的变化作用，于人体而言，则指人体阳气对人体物质代谢的作用和过程，包括对水液的输布、蒸腾与排泄功能。气化，实际是指气化功能。中医学认为气的这种功能能推动人体各种功能活动，推动血液循环，并能解决水液的生成、输布和排泄。如同蒸馒头，火将水加热为水蒸气，水蒸气上腾遇冷，变成水后又往下滴。《素问·阴阳应象大论篇》云："地气上为云，天气下为雨。"这种蒸腾功能中医学称为"气化功能"。比如我们常人长时间说话而不觉得口干燥，这是因为我们的气化功能正常。而口渴的病人大量喝水也不一定能止渴，就是这个道理。人能控制小便，不让其随意排泄，也是因为气化功能的作用。故《内经》云："膀胱者，州都之官，津液藏焉，气化则能出矣。"这句话的着重点在"气化"二字。膀胱内盛水液，由于"蒸汽机"的作用，可以随意收摄和排泄，另有一部分水液蒸腾上泛，濡养人体。《内经》云："九窍为水注之气。"这里是指气化功能的作用，使人体的九窍均有津液滋润。气化理论是一种非常奥妙而独特的理论知识，水气的蒸腾，津液的布散、滋养，水液的排泄，全靠这种"蒸汽机"的作用。气化功能靠五脏功能的共同作用，主要靠肺脾肾三脏。这样就能理解水液致病有"水气病"，有

中医创造奇迹——熊继柏诊治疑难危急病症经验集

"津液枯涩"，有"小便失禁"，有"小便癃闭"。但凡水气病，首先要解决气化功能，依靠气化功能的理论来指导选方用药。可见，中医看病一定要靠理论来指导，这是中医的特点、特色，也是中医的优势所在。

21. 治疝气手术后小便不通的病人（疝气术后癃闭，疑难病症）

【诊疗经过】

这是2年前的一个病案。病人姓王，76岁。疝气手术之后出现癃闭，持续导尿30余天，心情烦躁。当时症状：小便不解，少腹坠胀，声低，气短，话不接续，四肢无力，舌苔薄黄，脉虚而数。西医诊断：术后小便不通。结合病人面色淡黄、乏力、气短、脉虚数等一派气虚症状，中医诊断：癃闭，气虚挟热证。病人年事已高，且手术大伤元气，故主要病机为气虚。处方：补中益气汤合滋肾通关丸，服药7剂，小便即通。二诊时，用补中益气汤加麦冬、五味子，服药3周后痊愈。

【简要阐述】

（1）关于气虚癃闭

如上一病案中所述，水气的排泄要依靠肺脾肾三脏的功能。本案病人癃闭因肺脾气虚，中气不足，气虚下陷；脾气虚，导致肺气虚，脾肺气虚，气化功能失职，导致小便不通。病人表现不仅是小便不通，还伴有一派的虚证：肺气虚，则气短，语声低微，语不接续；脾气虚，则见四肢乏

力，行动不便，面色淡黄；脾肺气虚，气不能升，则下部坠胀。因此在治疗时要大补脾肺之气，使清气上升，解决了气化功能，小便则通。本案的理论依据，即《灵枢·口问》所云："中气不足，溲便为之变。"由于中气虚弱，二便均会因此而产生变化，或者有二便失禁者，或者有便秘、癃闭者。要知，中医辨证是非常注重于综合分析的，病人的症状表现不是治疗依据，我们的治疗依据是要抓住其病机所在，其疾病的本质所在。

（2）中医治病最要辨清虚实

上述两个病案均是老年人术后癃闭，前者舌苔黄腻脉数是实证，方用滋肾通关丸合倒换散；后者舌苔薄黄脉虚且伴有一派虚象是虚证，方用补中益气汤合滋肾通关丸。这两个病案尤为体现了辨明虚实的重要性。中医治疗任何病症，首先要辨别虚实。人的体质、年龄、病程等均有虚实差别。更重要的是根据临床症状表现，结合舌象脉象，辨清虚实。实证切莫当成虚证，虚证切莫当成实证，这一点非常重要。《内经》云"无实实，无虚虚"，意思是不要用补药治疗实证，不要用攻泄药治疗虚证，告诫大家勿犯实实虚虚之戒。《金匮要略》云"补不足，损有余"，虚者补之，实者泻之，这是铁定不移的法则。所以在临床中要特别注意辨清虚实，不能仅看一个症状来开药，亦不能仅看化验单就开药。比如感冒，要辨别病邪性质，有风热、风寒、夹湿、夹燥、夹暑之分，有年轻人感冒、老年人感冒之分，有体虚之人感冒、体实之人感冒之分，这都是有区别的，治疗时自然不同。

（3）中医治病以人为本

中医治病是在整体观念指导下辨证施治的。关于整体观，大而言之，人体与自然界是一个统一的整体，因此中医治病要考虑地理、时间、自然气候、人文环境、体质因素等。亚洲人和非洲人不一样，海南岛居民和黑龙江居民不一样，冬天和夏天不一样。人的体质有强弱，形体有厚薄，性别有男女，年龄有老少，这都是我们必须考虑的。还有更重要的是我们不论治什么病，首先要治人，人本身是一个整体。如上述两例癃闭，前者湿热癃闭，则当通小便利湿热；后者全身气虚症状非常明显，属于危重状态，随时可能气脱，如同残烛，随时有熄灭之危，此时则要以治人为先，这就是中医的治病原则。以人为本，治任何疾病都是这样的。例如治疗癌症，体实者以攻癌为主，体虚者补正攻癌兼施，元气大衰者以顾护体质为主。西医的方法是放疗、化疗，可以直接杀死癌细胞，但是也有很大的副作用，在癌细胞控制的同时，人体也会受到很大的伤害。临床上所接触到的很多放疗、化疗后的肿瘤病人，食欲很差，呕吐，口干，气短，行走不稳，脱发，皮肤粗糙等一派虚证，这是明显的伤及气血津液，这时候中医治疗要顾护正气。虽然用中药杀癌细胞不像放疗、化疗那么快，但可以保护好人体。放疗、化疗后的病人必须用中药来扶助元气，补偏救弊，这就是中医的治疗特色，中医治疗的大法则。用现在的话说就是以人为本，顾护正气，保护生命。《内经》指出"正气存内，邪不可干"，人的正气充盛，则病邪不能侵犯人体。

22. 治子宫癌切除术后 20 余天大便不通的病人（腹部手术后肠粘连并肠梗阻，危重病症）

【诊疗经过】

病人女性，姓杨，40 多岁，在南华大学第一附属医院行"子宫癌切除术"，术后连续 27 天竟未解大便。西医使用多种药物通便，但仅有数次矢气排出。病人腹部一天天胀满，1 周后出现小便不通，遂行导尿。医院先后组织数次大会诊，诊断为术后肠粘连，并发肠梗阻，建议再次行手术治疗。但病人当时身体表现极度虚弱，发热 38 ℃，说话声低，呼吸气短，汗出，口渴，呕逆，精神非常疲乏。考虑到这些因素，西医不能再行手术，遂请我去会诊。当时病人腹胀如山，肚脐突出 1寸，腹皮绷胀欲炸，触诊腹部尚有弹性，不是板状腹。舌苔黄厚，脉沉滑而有力。脉象沉滑有力，说明以积滞为主，元气尚未完全衰竭；而气短、乏力、声低是因腹胀压迫心肺所致；自汗、发热，大便不通，中医称为阳明腑实证。综合上述情况分析，该病是典型的阳明腑实证。《伤寒论》讲："少阴病，六七日，腹胀不大便者，急下之，宜大承气汤。"中医诊断为关格，阳明腑实证。方用大承气汤加竹茹：芒硝 30 g，大黄30 g，枳实 20 g，厚朴 15 g，竹茹 30 g。初以 1 剂药，每小时服药 1 次，少量多餐。从晚上 10 点钟开始服药，到次日凌晨 5时，病人自述腹痛，家人即扶其站立，予热毛巾外敷腹部，10余分钟腹中肠鸣，病人欲解大便，少许，突然解出大便足有半

脸盆，整个病房臭秽不堪。抢救成功，病人转危为安，病人家属及病房医护人员都非常惊喜。

【简要阐述】

（1）关于急下法

急下法，是个铤而走险的方法，而历代名医多有使用者。《伤寒论》云："少阴病，六七日，腹胀不大便者，急下之。"张仲景在《伤寒论》中载有两处三急下证，阳明病及少阴病各3个，其共同点是实热结聚于大肠，亦称为燥屎内结于大肠。实热结聚于大肠，造成肠道燥屎停滞，此时用大承气汤。在汉代没有开塞露、洗肠、开刀等方法，张仲景只能用下法，蜜煎导法只能解决直肠部分的燥屎。前面我曾提到过《续名医类案》记载明代名医李中梓一个奇迹般的医案："韩××，伤寒九日以来，口不能言，目不能视，体不能动，四肢俱冷，咸谓阴症。诊之六脉皆无，以手按腹，两手护之，皱眉作楚，按其跌阳，大而有力，乃腹有燥屎也，急与大承气汤。"书中并无舌苔记载，但其舌一定是黄厚腻苔。一摸病人肚腹，病人肚腹拒按。虽未提及发热，但病人一定有胸腹灼热，跌阳脉大而有力。用大承气汤急下之，下出燥屎六七枚，使病人由危转安。好神奇啊！这就是中医的神奇。但这种铤而走险的方法，不到万不得已不能用，一定要慎用。

（2）急下法使用原则

所谓急下，关键在急字。既然是急，那就要求：方宜峻，药要猛，力必专，效贵速。第一个原则：力必专，不能随意加入药物去治疗其他方面，必以通大便为先，暂不处理其他不

适。第二个原则：效贵速，取效要快。如果服药后第一天大便不下，第二天大便仍不下，第三天人体就受不住了，不能再用，所以要快。记得在苏联的一本小说中曾载一个故事，苏联卫国战争英雄谢尔盖需要带领坦克部队过河，但是桥不牢固，也来不及修理，他第一个开着坦克以最快的速度冲过去，桥没有垮塌，后面的士兵开着坦克缓慢过桥，却把桥压塌了。谢尔盖利用了惯性，这样让桥的负担大大减轻了。大承气汤的使用也是这个道理，大黄、芒硝的用量要重，急下时作用的效果不能慢。这既是我们使用大承气汤急下法的原则，也是使用一切急方的原则。药猛力专的方药一定贵在神速，这是使用急下法的时候必须掌握的原则。

23. 治肺癌放疗后突发频频蹬腿的病人（放疗之后并发的奇特疑难病症）

【诊疗经过】

病人姓王，38 岁，是一个农村支部书记，春节时因为饮酒过度，连续 3 餐每餐喝一瓶茅台酒，喝到第三餐就昏倒了，这一昏倒就连续 12 小时没醒来。家里人急了，把他送到当地人民医院一检查，发现肺部有肿瘤，性质待查。于是又送到湘雅医院，湘雅医院 CT 检查确诊为肺癌。家里人还不相信，为什么呢？因为本来是醉酒入院，没想到查出了肺癌，于是又送到省肿瘤医院，肿瘤医院也诊断为肺癌，他又回到湘雅医院，再做 CT。从老家到长沙总共做了 4 次 CT，最终结论还是肺癌。

于是他就在湘雅医院住院治疗，医生认为他的肿瘤位置特殊，不能手术，也不能化疗，只能放疗。放疗做了半个月左右，出现一个奇怪的症状，就是两条腿不由自主地乱蹬乱打。这一蹬就什么治疗也做不成了，只好把他接到了长沙市他叔叔家中，请我去治疗。

我出诊去看病人，他把湘雅医院的病室主任也请到家里了。主任给我介绍病情，主要就是解释病人肺部肿瘤长在什么位置，为什么不能手术、不能化疗，而只能做放疗。放疗后又出现了这么个怪症状，而这个症状又没有办法控制。给他用安眠药，睡着了能停一下，但一醒来又不停蹬腿，所以没办法只好让他回家来请中医想办法了。

在主任介绍病情的过程中，病人就坐在沙发上，居然把两条腿搁到茶几上蹬打起来，他叔叔批评他，他才把腿放下，但蹬腿始终未停。只听得他把地板打得"啪啪"直响，频率很快。他叔叔说："他大概是神经出了问题。"我问病人："你的腿痛吗？""不痛。""酸吗？""不酸。""麻不麻？""不麻。""那你究竟有什么不舒服呢？"他回答说："我没什么不舒服。""那你的腿为什么要这么蹬打呢？"你猜他怎么说，他说了句我听不懂的话："不是我要打的，是它自己要打的。"乍一听，好像他真是神经出问题了，但是他有问必答，反应很快，神志清醒得很。我又问他："你睡觉后打不打？"他婶婶在一旁说："怎么不打呢？他来半个月已经踢坏我三床棉絮了，只有睡着了不打，醒来就打。"我问他还有其他不舒服的症状没有，他说他没有哪里不舒服，既不咳嗽，又不胸闷、不胸痛、不气

喘、不吐痰、不咯血，肺癌的症状一点都没有。但是我还是发现了一个问题，我进门后这半个小时他始终头上冒汗，面色发红。我一摸，他身上没汗，仅仅是颈以上出汗。我想如果他是因为蹬腿费劲了出汗，应该是全身出汗，而他的汗局限在头部，这就是他的特点。我又问他："你头昏吗？能走路吗？"他说："头不昏，可以走路。"说着，就站起来走，他走路摇摇晃晃，就是我们所说的"行步不正"。我又问他："你头不昏怎么走路不稳呢？"他说："我没摇晃啊！"这说明他是双腿无力。所以，总结他的症状就是：双腿不自主蹬打，头上冒热气、出汗，脸红。病人虽然是肺癌，但放疗后出现的这些症状西医也无法诊断和治疗。他叔叔问："这是个怪病吧？你看到过没有？"我说："我也没有看到过。"他叔叔就急了，说："你都没看到过，那怎么办啊？"我说："没看到过并不等于没有办法治啊！"老百姓误以为医生看病只有见过才会治，就如同开车一样，只有操作过才能驾驶。他们不知道，中医是可以通过动脑筋想出办法来的。再看他的舌脉，舌苔薄白，脉细而弦。

中医诊断是什么呢？肝风内动。因为"风主动"，手足颤抖、抽搐、头部摇动等以"动"为特征的病症，中医统统称为"风"。这个病的症状就是以"动"为主，是肝风内动。肝风内动有肝热动风、肝阳化风、阴虚动风、血虚生风，因此，我们还要辨证。这个病人口不苦，苔不黄，脉不数，所以不是肝热；舌上有苔，所以不是阴虚；而头部冒热汗、面红，是肝阳化风。选用镇肝熄风汤加犀牛黄，为什么加犀牛黄呢？因为犀牛黄是西黄丸的主药，西黄丸是专门治疗肺癌的，而且犀牛

118

中医创造奇迹——熊继柏诊治疑难危急病症经验集

黄可以止痉，所以要加犀牛黄。另外，镇肝熄风汤里有茵陈，我去掉它。按张锡纯的说法，茵陈是青蒿之嫩者。我估计当初张锡纯先生把青蒿和茵陈搞混了，本来就是青蒿，他却要写成茵陈，所以我开镇肝熄风汤一般开青蒿，不开茵陈。因为这个病人不发热，所以也没用青蒿，我给他开了 10 服药。

病人吃到第 7 服药就不频频蹬腿了，他叔叔在洞庭湖那边出差，没有告诉我，他想观察一下。直到吃完 10 服药才给我打电话，我开玩笑说："我的任务完成了，你让他去医院继续做放疗去吧！"他叔叔连忙说："感谢！感谢！过几天我要专门听你讲讲这到底是个什么病。"我开玩笑说："你又不学中医，我跟你讲不清。"这个病就这么好了。

【简要阐述】

（1）取象比类，风胜则动

这是个奇特的病症，病人的蹬打局限于两腿，但腿部不痛、不胀、不麻，所以他的蹬打不是为了缓解疾病症状，而是一种不自主的蹬打，毫无疑问是"风"。怎么会想到风呢？《素问·阴阳应象大论篇》说"风胜则动"，《素问·五运行大论篇》说"风以动之"，这说明风邪致病就会出现以"动"为特点的病症。风一来，整个大自然都会动，这几天福建正在刮台风，在电视上可以看到，那些树摇晃得多厉害呀！中医有类比思维，风邪侵犯人体也会导致人体动摇。每个人情况不一样，有的是头摇，有的是手足动，表现各异。就像小儿抽动症，也是肝风，西医拿它伤脑筋，中医治疗抽动症，也必须治风。而这个病人只动下肢不动上肢，其实也能说出个道理来，

因为足厥阴肝经起于下肢，若再发展，可能到头部，因为足厥阴肝经到达巅顶。所以，根据《内经》理论，就可以辨为肝阳化风。

（2）关于镇肝熄风汤

中医治病必须要有主方，主方不是我们自己凑几味药组的方，而是必须用古方，因为古人创方是在长期的实践中总结出来的。好比镇肝熄风汤，我相信张锡纯先生用了不下一千次，他才出了这么个方，也就是说他的实践已经证明这个方确实有效。不像我们现在的动物实验试验的是老鼠，我们古人进行的是人体实验。张仲景的方从汉朝开始到现在两千多年了，我们还在用，这就说明我们已实验了两千多年了，确实有效。像这种方我们不去用，而非要自己创个什么方来用，怎么会有这个好呢？所以，我们一定要用古人的方，这是走捷径。那用古人的汤方是不是要照搬呢？不行。因为人体体质是有差异的，生活习惯、自然环境各不相同，兼症也不一样，因此病症是有差异的。我们是针对主症选方，在实际运用时再根据病人的体质、兼症等差异稍作加减，但这个加减是不能改变主方的。因此，作为一个真正的中医必须开汤方，而不能随便开药。随便拟的方，其疗效是没有把握的。这种医生是中医基本功不扎实，因为方剂学是中医的入门知识。

镇肝熄风汤的名字取得很好，"镇"是"镇定""镇潜"的意思，镇潜肝阳，使其勿亢。它用了"三甲"：生龙骨、生牡蛎、生龟板，还加了牛膝，牛膝引药下行，这是典型的镇潜药，镇潜肝阳就可以熄肝风。并且还用了大量白芍，柔肝熄

风；玄参、天冬养肝阴，使其在镇潜的同时，又养阴熄风，所以叫镇肝熄风汤。这个方不仅可以治疗动风，还可以治疗高血压、肝风内动的眩晕，以及许多抽搐、振颤的病症，比如小儿抽动症。当然，不是所有的抽动症都用这个方，而是肝风内动的才可以用。

（3）再谈谈中西医结合的观点

我曾多次说过，中医和西医各有优势、各有特点。中医在中国有几千年历史，几千年来中华民族的防病治病、繁衍昌盛都离不开中医，中医的功绩是伟大的，这是毫无疑问的。西医传到中国才过百年，由于西医的优势非常显露在外，它又是属于现代化的东西，发展迅猛，所以老百姓非常相信西医。我跟西医打交道很多，特别是会诊的接触，我感到西医的特点主要有 3 点：一是精密的仪器检测；二是高超的外科手术；三是先进的急救手段。我对西医的这 3 个优势是非常肯定的，而且高度赞扬。这个话我在 10 多年前就讲过，西医的这 3 个优势是中医无法比拟的，而且这些优势显露在外，大家都能看得到。相反，中医的优势就比较隐蔽。中医的优势是什么呢？中医最大的优势是辨证施治法则和理法方药系统。它的辨证施治是高深莫测的、奥妙无穷的。它的理法方药是完备的、系统的。一个真正的好中医只要掌握了这两点，那么在临床上无论遇上什么怪病都可以动脑筋去分析判断、去处理。这个分析判断就看你的中医知识和理论功底，也看你的临时机变。一个功底，一个机变，没有这两条，那治疗怪病就很吃力了。比如刚才这个病，你分析时如果想不到它的病机是"风"，或者治疗时想不

到"镇肝熄风汤",那就是不能正确辨证和正确处理,自然很难取效。

那我们中医与西医该如何结合呢?我认为应该发挥各自的优势。比如对癌的治疗,手术、化疗、放疗都是西医的优势。当然中医也可治肿瘤,但真正瘤已长成,那还是没有西医手术快,没有放疗、化疗快。但是西医治疗过程中也可能出现很多意外,如手术后肿瘤易复发,体质变虚弱,或出现并发症、后遗症,例如脱头发、恶心呕吐、不能吃饭、气短、贫血等。这时候西医就少有办法了,要靠中医来解决,这不正好可以发挥各自优势吗?所以,我总是说中西医结合是应该的。如何结合呢?首先应了解各自的优势,然后发挥各自的优势。我们可以借助西医的检测来确诊疾病,然后再根据中医法则去辨证施治。西医在处理过程中有解决不了的问题也可以请中医帮忙,比如这次放疗后出现的怪病我帮他们解决了,这就是一次很好的中西医结合。

(4)中医如何治疗疑难杂症

现在老百姓有一个误解,包括我们中医界都有个误解,说某某人是疑难病专家,有人居然说我熊某人是疑难病专家。这个话本来就不对,因为中医没有疑难病这一科。中医只有内科、外科、妇科、儿科、骨伤科、五官科,严格地讲,中医只有两大科:大内科、大外科。再分细一点,内科里又有妇科、儿科、五官科;外科里包括皮肤科、骨伤科。而西医分很多科,我们中医跟着西医走,分科按西医的名目分类,其实这是不合适的,我相信若干年后会慢慢改过来。比如神经内科、神

经外科，中医哪有什么神经内科、神经外科！中医是讲整体观念的，不是专门治哪一个地方的病。说某某是治胃肠的，某某是治肝胆的，这是错误的。中医向来是以五脏为整体的，五脏病变是可以相互传变的，不可能只治某一点。

因此，我们治疗怪病或疑难病应该基于两点：一是必须会治常见病。若是像感冒、咳嗽、呕吐、泄泻这样的常见病都治不好，怎么治疑难病呢？二是必须要有扎实的理论功底，否则辨证时就无从下手，思路不开阔。当然，还与经验老道与否、思路快捷与否有关。

是不是所有的怪病都能治好呢？那不一定。我没做过统计，据我自己回忆，碰到疑难怪病，我能治好的充其量也就60%。《内经》讲"上工十全九"，我达不到这个标准。我一次门诊一百多号病人，能有80%的疗效就不错了，我从来都是这样要求自己的。因为现在治病会受各方面因素影响，比如药物因素、病人自身因素，还有其他干扰因素，你都要考虑到。有的人治病时对医生将信将疑，吃点药试试看，那就不一定治得好，因为一个疑难病治疗要很长时间。又有的病人在吃中药过程中又加服了其他的药或保健品，这就干扰了中药的疗效。或者药店的药不可靠、质量低劣。还有的病人在治疗过程中感冒了，或饮食不慎拉肚子了，这些都是影响因素。当然，作为医生，首先要保证自己的诊断准确、选方用药准确。

我认为治怪病最关键的还是辨证准确。凡是碰到这些症状奇特、复杂、西医也弄不明白、长期治疗又无效的病，你要想出头绪来，这叫辨证如理乱丝。把这团乱丝理清楚要动脑筋、

费时间。只要辨证清楚了，选方相对容易一些。当然方剂学知识要扎实，脑子里要装有千把个方，就如同你手里有一千个人选，你都了解他们各自的特点，碰到事情了，你就能准确地派人去办，我常说啊，用方如用人。

24. 治一身出黑汗的病人（内分泌失调流黑汗，疑难病症）

【诊疗经过】

那是 1999 年的病案，病人姓刘，30 多岁，是医科大学的一位教师。出黑色汗 2 个月，开始她自己不知道，只发现内衣上有黑色如墨汁，她不明白这黑色从何而来，后来每次换衣服都是如此，才意识到自己出黑汗了。于是就找西医院的医生看病，后来又到北京协和医院看病，前后两个多月，结论都是"内分泌失调"。但不管用什么药，黑汗还是照流不止。西医院有几位教授向她推荐来找我。她说她流黑汗，但汗并不多，从未摸到黑汗，只在内衣上显现，而且晚上不盗汗，除此之外没有其他自觉症状。于是我看舌脉，舌红苔薄少，脉细略数，这是阴虚之象。我问她是不是有口干，她说："是的，尤其是晚上口干明显。"我又问她："手足心热不热?"她说："有一点。"这个病人的兼症就是夜卧口干，手足心微热，也是阴虚的表现。哪里的阴虚呢? 肯定是肾阴虚。因为黑色属肾，选方用知柏地黄汤，并加龙骨、牡蛎，以加强止汗的作用。一共开了 15 服药，因为阴虚不是一下子就能解决的。半个月后她来

了，高兴得不得了，说黑汗没有了，但是她从来没有吃过中药，不晓得中药有这么苦。里面有黄柏，焉能不苦啊？她跟我商量，既然好了，就不吃药了行不行？我说，那就不吃了吧！

她高高兴兴回去了，然后在她们学校大肆宣传，说是中医药大学的熊老师治好了她的怪病。大家很好奇，就研究我的处方，最终他们得出一个结论，说我这个方子真正起作用的药就两味：龙骨、牡蛎。他们翻书查了每个药的功效，只有这两味药有涩汗作用。因此，他们认为中医开处方用的某些药是虚晃一枪，真正起作用的是少数药。他们不晓得组方配伍的道理，这就是西医和中医不同的地方。

过了 20 天左右，这个病人又开始流黑汗了。于是她找她的同事开药，因为我的处方放在他们手上研究过。他们认为我的处方只有两味药起作用，于是就开了"龙骨、牡蛎各30 g"，还加了黄芪 50 g，吃了半个月，没效果，黑汗越流越多。她只好又到我这里来了，把这个故事原原本本告诉了我，我听了觉得很好笑。我察看其舌与脉后，还是开的知柏地黄汤加龙骨牡蛎，嘱再吃半个月，病又好了。病人再来问我还要不要吃药，我说："吸取上次的教训，再吃 10 服巩固一下。"这个病人的黑汗就此彻底治好了。

【简要阐述】

（1）关于黑汗的病机

古人没有明确记载过黑汗的诊断与治疗，因此只能辨证分析。首先，汗有自汗、盗汗，一般只有盗汗才属阴虚，而自汗常见的是属气虚、属阳虚，或属火热。这个病人的反常点在于

她是自汗，而不是盗汗，白天腋窝、腹股沟、胸部汗多。所以，我们既要掌握常规知识，又要看到病人的临床表现是千变万化的，常规知识是古人在临床实践中总结出来的，但也有超出常规的特殊情况，当然这是极个别的。

肾为什么是主黑色的呢？这就涉及中医基础理论了。中医理论认为，五脏合五色，五脏合五气，这又叫五行的系统理论。《素问·阴阳应象大论篇》说："其在天为寒，在地为水，在体为骨，在脏为肾，在色为黑，在音为羽，在声为呻，在变动为栗，在窍为耳，在味为咸，在志为恐。"这是将五气、五味、五色、五脏等进行五行归类，这个知识毫无疑问是对的。人与自然是一个整体，自然界的寒气、冬天、咸味、黑色都是与肾相通的，都属于水。正是由于有黑色属于肾的理论，所以流黑汗一下子就应该想到肾。临床上还有一种病，就是全身皮肤发黑，特别是面色无缘无故发黑，这种病我见过三四个，并不是肝硬化。肝硬化主要是肝病后期面部发黑，而这种病是全身发黑，肾衰竭后期也可以出现这个症状。《素问·风论篇》说："肾风之状，多汗恶风，面庞然浮肿，脊痛不能正立，其色焰……"肾风，即风邪伤肾，出现多汗恶风的症状，肤色变黑。焰者，煤灰也。《素问·痿论篇》又说"肾热者，色黑而齿槁"，这都是肾病。而现在这个病人不是肤色黑，而是汗色黑，当然也要考虑到肾啊。第二步就要分析是何种肾病，她有舌红少苔，脉细略数，夜卧口干，手足心热，这是肾阴虚。这个分析就到位了，一是抓住了病位在肾，二是抓住了病性是阴虚，结论是肾阴虚，虚火内扰证，于是选定用滋肾清热的知

柏地黄汤。

那为什么西医的同志用不好这个方呢？因为他们不懂得辨证组方的道理。西医是用药治病的，他们理所当然地认为中医也是用药治病，只要知道单味药的功效就可以了，殊不知中医讲究的是组方配伍。

（2）关于知柏地黄汤

知柏地黄汤是六味地黄丸加黄柏、知母，六味地黄丸是宋代钱乙的方。六味地黄丸的源头是金匮肾气丸，六味地黄丸是金匮肾气丸去附、桂而成。有段时间社会上的六味地黄丸大卖特卖，广告宣传它是补肾的，引得老百姓争相购买，作为保健药、营养品吃，其实这是错误的。

六味地黄丸这六味药本身很平淡，有滋肾阴的、有益脾气的、有收敛的、有利湿的，当然重点是滋补肾阴。张仲景的桂附地黄丸，原名叫肾气丸，注意这个"气"字，这就不是单独的补肾了，它是推动肾气，促进肾的功能。因为肾阳衰微，肾的气化功能就减退。所以，仲景的肾气丸可以治五种证：如虚劳腰痛、短气微有水饮、脚气、消渴、女子转胞不得尿等，而这几种证归结为一条都是属肾阳虚。肾就好比一台发电机在发电，电力充足气化功能就好。后世把该方附、桂去掉，换成寒凉的知母与黄柏，这就反其道而行之。六味地黄丸滋补肾阴，再加知、柏清虚热，恰好与桂附地黄丸相反，这就是方药变化的奥秘所在。其实这个黑汗病人还可以用另外一个方，就是大补阴丸，熟地黄、黄柏、炒龟板、知母。当时我也考虑过，但为什么没有用它呢？因为考虑到大补阴丸的滋阴力度要

更大一些，侧重于阴虚烦热，而这个病人主症是出汗而非烦热，所以用知柏地黄汤。只有对方剂学知识熟练，用方才能争取达到丝丝入扣。

25. 治一身出红汗的病人（内分泌失调流红汗，疑难病症）

中医创造奇迹——熊继柏诊治疑难危急病症经验集

【诊疗经过】

10 年前我在上海中医药大学做学术报告，做完报告后有个大学生找到我住的宾馆，她遍身出汗，汗中有红色。说是血吧，又不是，但是染在衣服上为红色。病已有几个月，时有时无。她治了很久都没治好，都几乎没信心了，她的老师介绍她来找我。她还有面部潮热、发红，面颧部疼痛，还有口苦、口疮、便秘、齿衄等症状。舌红苔黄，脉数。我看了后表态说这可以治，因为这个难度比黑汗小多了，她有明显的火热征象，问题是火在哪里。

红汗按理属血热，属肌衄范畴。但这个病人舌红而非绛舌，说明热邪尚未全入血分。更重要的是口苦、口疮、便秘、齿衄，这是实火。实火在哪里呢？在阳明。面部为什么潮红而且疼痛呢？因为阳明经行于面部。所以张仲景说："因转属阳明……其人面赤……"齿衄也是病在阳明，"龈为胃之络"呀。舌脉综合分析，毫无疑问是阳明经实火。开什么方呢？开清胃散，去升麻，加大黄，反其道而行之。我不要它升，而要让火往下降，正好她有便秘，再针对她的主症"红汗"，我又

加了一味"水牛角片"。我让她吃了1个月，1个月后病人从上海到长沙来了，红汗完全没有了，面部不红了，口疮不发了。但她还想巩固一下，我又给她开了原方，再给半个月的药，电告病愈。

【简要阐述】

（1）关于红汗

红汗属于肌衄的范畴，但不能与肌衄画等号。我见过红汗严重者，从毛孔渗血。所谓肌衄就是皮下出血，有的在某一处出血，有的全身皮下出血，有的出血如同注射器射出，《医宗金鉴》中称之为"血箭"，这是极个别的。肌衄是血热，红汗是汗中夹少量血，不是纯血，所以不能与肌衄画等号。汗为人之津液，来源于水谷精微，《素问·评热病论篇》说："人所以汗出者，皆生于谷。"汗出与多个脏腑相关，汗又为心之液，汗出与心有关。亦与胃有关，与肺也有关，因为肺主皮毛，主津液的输布。还与肾有关，肾主水气的蒸腾，所以中医分析病机是以五脏系统来分析的，要看以何脏为主。红汗为什么是红色？红乃赤色，赤属心，为火扰。那治疗这个病人为什么没有去心火呢？没用犀角地黄汤呢？因为她的症状表现为舌红苔黄、脉数、口疮、便秘、齿衄，面部潮红疼痛，都说明她的侧重点在于胃火，而不是心火。由于阳明经行于面部，阳明也主肌肉，肌肤出血当然与阳明胃经、大肠经有关。这样一来，她的病变性质就确定为火热，病位为阳明胃与大肠，纯属阳明经。如果她不是舌红苔黄、脉数，无口疮、便秘，而是舌色绛红，那病机就是心火、血热，用犀角地黄汤。如果是心火

为主兼阳明胃热，那也不能这么用，可以用化斑汤。这就说明在临床分析时，必须结合病人的实际表现，综合分析，才能准确无误。

（2）关于清胃散

清胃散的主要作用是清胃火，主治胃火牙痛，但它又不仅仅只是治疗牙痛。我们用方时不是只看方剂书上的主治，而是要掌握方剂的作用。清胃散就是清胃火的，所以胃火牙痛肯定可以治，胃火导致的齿衄、口疮当然也可以治，在这里把它借用来治疗红汗，正是取其清胃火的功用。我们用古人的方经常可以借用，其前提是必须与所针对的病机相符。

26. 治脑后漏汗的病人（后脑部漏汗，内分泌失调的疑难病症）

【诊疗经过】

这个病人复姓欧阳，是一个 35 岁的年轻人。当他走进门诊室后，我问他有什么症状，他却把头伸给我看，我只看片刻，发现过几秒钟后他的后脑勺就冒出一粒黄豆大的汗珠，再过几秒钟又冒出一粒汗珠，冒汗的地方是中医所说的风府穴。当时已是冬天了，他的脖子上围一条毛巾，过一阵子就必须换一条，晚上睡觉都要换好几条毛巾。

他这个情况已经有几个月了，到西医院检查了，头部 CT 没问题，有个医生建议他剃光头后仔细检查局部也没发现问题。还有个医生建议他在漏汗的部位贴膏药，膏药贴半小时就

湿透了，掉下来了。我跟他开玩笑说："那我也出个主意，你请个油漆工把这里刷漆堵上，汗就漏不出来了。"他听了哈哈大笑。我问他漏汗的地方有没有感觉，他说没有。我又问他还有什么症状，他想了一下说："就是感觉很怕冷，比去年怕冷得多，后头部也怕冷。"按理三十几岁的人不应该这么怕冷，西医诊断是内分泌失调，中医诊断是阳虚漏汗。他奇就奇在只是风府穴这一处出汗，而其他地方不出汗，并且汗出如水珠。我再三询问他有无口渴，是怕冷还是怕热，流汗处是冷还是热，小便黄还是不黄。他回答说："口不渴，人怕冷，小便不黄。"舌苔薄白，脉细。我为什么再三询问这些呢？因为风府穴是个很特殊的部位，是太阳经与督脉交会处，而这两条经一个主表阳，一个主一身之阳，都是主阳气的，阳气汇聚之处最易出现的是阳热病变。所以我必须搞清楚他是热证还是寒证，而这个病人恰好只有寒证表现而无热证表现，这就是他这个病的特殊所在。他是阳虚漏汗，用的是桂枝加龙骨牡蛎汤。好得非常快，1周以后就好了。他第二次来的时候对中医赞不绝口，说："我治了那么多地方都没治好，吃中药怎么一下子就好了呢？"年轻人嘛，才35岁，阳气一下子就恢复了。

【简要阐述】

（1）风府穴漏汗，必须辨寒热

首先要抓住出汗的部位——风府穴，《素问·热论篇》讲："巨阳者，诸阳之属也，其脉连于风府，故为诸阳主气也。"巨阳就是太阳，太阳经主表，可以统摄诸阳经的经气。

它为什么能统摄诸阳经之经气呢？因为它的经脉在风府穴与督脉经相连属，督脉总督人身的阳气，太阳经与督脉经在风府穴相会，更接收了督脉的阳气，于是太阳经可以统摄诸阳经，可以为诸阳经主气了。所以，我们后世说太阳主表，表阳均为太阳经所统属。而风府穴出汗，往往是阳热太过。但是这个病人恰恰相反，他没有任何阳热征象，却是一派寒盛阳虚征象，应该是寒邪伤阳。至于是什么原因引起的寒邪突然伤阳气，我没有追究。年轻人无非是两种情况：一是洗了冷水澡；二是房事后受了寒气。因此，审察其病机病证时，一定要辨清其属寒属热。

（2）关于桂枝加龙骨牡蛎汤

桂枝加龙骨牡蛎汤出自《金匮要略》，是张仲景的方子。这个方子本来不是用来止汗的，而是用来涩精的。它的原文是："夫失精家……男子失精，女子梦交，桂枝加龙骨牡蛎汤主之。"它的前提是"失精家"，那就不是偶尔失精，而是长时间遗精、滑精。并且还有很多兼症，如少腹弦急，阴头寒，目眩，发落，这已经是个虚劳病了。虚劳日久，肾气损伤，阳气不固，出现了遗精、滑精的顽固病症，用桂枝加龙骨牡蛎汤。桂枝汤是温阳的，龙骨牡蛎是收涩的，张仲景创此方的本意是用来温阳涩精的。由于精气血津液都来源于水谷精微，它既然可以温阳涩精，为什么不可以温阳止汗呢？况且龙骨牡蛎的主要作用就是涩汗，所以，我这里又可以说是借用的经方。

27. 治忍尿则手掌胀痛的病人（神经症，疑难病症）

【诊疗经过】

病人姓郑，是长沙人，60 岁左右，2006 年因手掌心胀痛 1 月余来看病。她偶然发现在解小便后掌心胀痛可以缓解，过一会儿，手掌心又胀痛了，而小便一解又不痛了。消炎止痛的药都吃了，没有效果。于是到西医院检查，化验小便、做膀胱 B 超、镜检，对手掌还照了片，都没问题。西医诊断为"神经症"，建议她看心理医生，她不认同，竟和医生吵了一架。由于手掌心胀痛可因解小便而缓解，所以，她又出现了另一个症状，那就是频频小便。我看她的手掌不红不肿，完全正常，她的小腹部也不痛不胀，小便不黄不热，没有尿急、尿痛。那为什么手掌心胀痛与解小便有关系呢？中医可以诊断为"水气凌心"证。这个病名是《中医内科学》书上没有的，这其实是它的病机。用什么方呢？化气利水的方很多，但哪一个能通心经呢？最合适莫过于五苓散。五苓散有桂枝可通心阳，但还是没有药能直达心经去止痛，于是我加了大剂量的丹参，记得丹参用了 50 g，10 服药就把这个病给治好了。

【简要阐述】

（1）水气凌心的特殊病症

手掌心痛为什么和小便有联系呢？从西医的解剖学上讲，是难以解释的。那中医怎么考虑呢？手少阴心经到少冲穴，手

厥阴心包经到中冲穴，都是从手掌心经过，因此手掌心痛无非就是手少阴心经和手厥阴心包经的病变。而手厥阴心包经属手少阴心经所主；小便由膀胱所主，而膀胱归肾所主，肾主水，小便的排泄是由肾与膀胱共主。于是，将上下联系起来，肾者，水也；心者，火也，水气上泛，可以凌侮心火，这不就是水气凌心吗？我们中医的病机学中恰好就有一个水气凌心证，又称为阳虚水泛。但其临床表现通常是胸闷、心悸、气促，甚或水肿，可用真武汤、苓桂术甘汤主之。而这个病人无任何心脏病变症状，无胸闷、气促、心悸、胸痛，唯独只有手掌心胀痛，那就是在心脏本身没有任何病变，而是在心脏经脉的终止处出现症状。这是不是有点天方夜谭呢？是不是我的凭空想象呢？不是。在《灵枢·经脉》篇就有这样的记载："心手少阴之脉……是主心所生病者……掌中热痛。"大家都知道，一个好中医对中医经典是要比较熟悉的，如果没有这个功夫，对这个病机的分析不可能有把握。为什么心所生病会出现掌中热痛呢？心者火脏也，心经自身病变可以掌中热痛。而此病人是水气凌心脉，所以只有掌中痛而没有掌中热。后来选这个方子倒是费了劲，五苓散化气利水没错，桂枝通阳也没错，但通心脉止痛用什么药呢？突然想到了用丹参，这就是灵机一动来的。中医看病，尤其是诊治疑难病症，需要灵感啊！

（2）关于经脉辨证

前面讲的这两个病例，一个脑后漏汗，一个忍小便则手掌心痛，这两个病都体现了经脉辨证的重要性。

中医的辨证法则很多，有八纲辨证，有脏腑辨证，有经络

辨证，准确地说是经脉辨证，经脉辨证是以经脉为核心进行辨证。人体最主要的经脉有十二条，作为一个好的中医，除了掌握脏腑知识、阴阳五行知识、病机知识、诊断知识、方药知识外，经络知识也是必须掌握的，最起码十二经脉的循行部位及起止点、十二经脉与五脏六腑的关系必须搞清楚。因为有大量的病会在经络循行部位表现出症状，如果你对经络学说很熟，你就能一眼看出，立马抓住病位在哪条经络，进而推出它属哪个脏腑。就如刚才那个脑后漏汗的病，我一眼就发现它在风府穴，然后就联想到它是太阳经和督脉的交叉点，就可以判断它的病变部位。又比如这个忍小便则手掌心痛的病，从部位就可以判断是手少阴心经和足少阴肾经的病变，这就是经络学的优势。

但是现在外界认为中医的经络学说有点神秘莫测的感觉，因为西医的解剖学没有发现经络，但我们的实践证实了确实有经络存在，如针刺麻醉、针刺治疗。为什么针刺足三里可以治疗胃痛？为什么针刺合谷可以治牙痛？为什么针刺委中可以治腰痛？但是解剖学却什么也发现不了呢？据我理解，经络就好像无线电网络，你看不见，但是它可以传递信息，传导感应。

其实经络学的起源很早，在马王堆出土的医书中就有记载。记得我刚调进湖南中医学院不久，承蒙几位老专家看得起我，把我纳入了马王堆医书的整理小组参加整理工作，当时给我的任务是《足臂十一脉灸经》《阴阳十一脉灸经》的整理，这个工作难度非常大。在这两部书里记载的人体经脉是十一条，到《黄帝内经》开始才有十二条。可见，从汉代以前古

人就已认识到了经络，且知道它与脏腑相通。《灵枢·本藏》说："经脉者，所以行血气而营阴阳，濡筋骨，利关节者也。"《素问·调经论篇》又说："五脏之道，皆出于经隧。"经络在内连属于五脏六腑，在外联络于肢体关节，对经络学说不可不通啊。

28. 治憋尿后则后头部胀痛的病人（特殊诱因的神经性头痛，疑难病症）

【诊疗经过】

这是两年前的病案，病人是一个 40 多岁的妇女，姓丁，常德人。她病了半年，从后颈项上延至整个后头部疼痛，她的头痛与小便直接相关，一憋尿则痛，一解小便则缓解。舌红苔薄黄，脉细数。在其头部做了各种检查均未发现异常，诊断为"神经性头痛"。我们中医认为后头部乃太阳经所过部位，太阳者膀胱也，膀胱主小便的排泄，而肾与膀胱相表里，膀胱属于肾所主也，因此是肾与膀胱经的病变。这个病人的头痛还有个特点，后头部明显畏风，但局部又发热，舌红苔薄黄，脉细数，也是热象，所以诊断为肾与膀胱经的风热头痛。用的方是知柏地黄汤加羌活、防风，吃了 15 服药，病就完全好了。

【简要阐述】

（1）何谓肾与膀胱经的风热头痛

第一，她的头痛部位在足太阳经，即膀胱经；第二，其疼痛与小便相关，而小便由肾与膀胱所主；第三，她的兼症是头

痛有发热和畏风感；第四，舌苔薄黄，脉细数。就凭以上 4 点判断她的病位在肾与膀胱，性质为风热。最重要的还有理论依据，《素问·评热病论篇》论风厥的病机为：太阳感风，少阴化热。这里的太阳，指膀胱经；少阴，指肾经。肾与膀胱相表里，在表的太阳经感受风邪，在里的肾经有热，风热相合，发为头痛，肾有热则尿黄、尿热，所以我给它取名叫肾与膀胱经的风热头痛。这个病名似乎讲不通，因为《中医内科学》书上只有外感风热头痛。但头痛是应辨部位的，前额为阳明，而侧头部为少阳，后头部为太阳。用知柏地黄汤是清肾脏的热，加羌活、防风是祛太阳经的风邪，这是根据病机来选定的方与药。

（2）治头痛必须辨清寒与热

如果这个病人的头痛只畏风冷，不发热，舌苔不黄，脉不数，那就是寒证，绝对不会用知柏地黄汤。知柏地黄汤是清肾脏虚热的，它并不治头痛。加羌活、防风才能祛风治头痛。如果这个人头痛而并无热象，那肯定不能选用知柏地黄汤。

29. 治憋尿之后出现尿频、尿急，甚至遗尿的病人（因特殊诱因引发的膀胱炎，疑难病症）

【诊疗经过】

这个病人姓刘，女性，30 多岁，是长沙市的一位公职人员。她在春节期间某一天打麻将，从晚上 7 点一直打到次日凌晨 2 点，期间一直没有上厕所。因为当晚她手气很好，一直赢

钱，按照她们的习惯，上厕所恐怕影响手气，她很迷信这一点，一直憋尿直到牌局结束才冲进厕所。可是解完小便后过了一会儿又想解小便，当晚她几乎没睡觉，频频如厕，总觉得小便未解干净。如此小腹胀痛、尿频、尿不尽，整整2个多月。西医诊断为"尿路感染""膀胱炎"，每天吃药、打针，并不见好。但是她的小便颜色不黄，解小便时尿道口不痛、无灼热感。这个女同志的性格很有意思，她说："我一天到晚老上厕所，心里好烦躁的，我脾气一来，干脆对着干，我就忍着不上厕所，看会怎么样？"结果她不上厕所却出现了尿失禁，把她吓坏了。仔细问她的症状，她说自己除了疲倦，没有其他不适，她自己解释是因为晚上睡不好觉，所以才疲倦的。其实不完全是这样，因为她的舌淡，苔薄白，脉细，是个虚证，没有热象。那是什么病呢？按照中医的诊断应是蓄水证，用的是春泽汤，就是五苓散加人参。五苓散化气利水，人参补气，吃了10服药，病就好了。

【简要阐述】

（1）什么是蓄水证

蓄水证出自《伤寒论》。《伤寒论》中所讲的蓄水证是感受外寒，伤了体表足太阳经，表邪未解，寒邪入里，进入足太阳经所在的腑——膀胱，进而影响了膀胱的气化功能，造成膀胱的水液停留。外则表现发热恶寒，内则表现小便不利，张仲景称之为蓄水证，用五苓散治疗。我为什么说这个病人也是蓄水证呢？蓄水证者膀胱蓄水也，张仲景所说的蓄水证是外邪入膀胱所导致的，而这个病人是憋尿所引起的，都是膀胱气化不

利而水液内停的小便不利，其病因虽然不一样，但其病机是相同的。要知，一个好中医，必须具备两点：一是强烈的原则性，必须按中医基本理论分析，按理法方药系统辨证论治；二是高度的灵活性，张仲景讲的蓄水证是寒邪引起的，那其他原因就不能引起蓄水证吗？就像这个病人，憋尿 7 小时，损害了膀胱的正常功能，不也能导致蓄水证吗？因此，只要病机相同就可以用同样的方药治疗了。

　　另外，这个蓄水证很有特点，它有两个正好相反的症状：一个是尿频、尿急，一个是小便自遗。那我们怎么解释呢？我们可以从功能上来解释。小便能否畅通地排泄、正常地收摄，依赖同一个功能，即膀胱的气化功能。《素问·灵兰秘典论篇》说："膀胱者，州都之官，津液藏焉，气化则能出矣。"《素问·宣明五气篇》说："膀胱不利为癃，不约为遗尿。""不利"就是气化功能不畅，"癃"指小便点滴而下；"不约"是失去约束的意思。这个病人两种症状都有，说明她的膀胱气化功能失职，所以用五苓散化气利水；又由于她有明显的疲乏、舌淡、脉细，是典型的气虚，所以加一味人参，变成了后世的春泽汤。

（2）关于春泽汤

　　春泽汤出自《证治准绳》，就是五苓散加人参，它的作用是化气利水、兼补气虚。我前面不是讲过一个五苓散加丹参的医案吗？其实当时我就是受了春泽汤的启发。前人能用五苓散加人参，我为什么不能用五苓散加丹参呢？其实中医的思维是一步一步来的。我的一个学生曾很有感慨地说："我觉得中医

治病的疗效真的是有必然性的，并不是偶然性的。"中医的疗效当然是必然性的，如果是偶然性的，那能碰中几次呢？就像瞎猫捉到死耗子，它一辈子能碰上几只死耗子呢？这个必然性在哪里呢？那就是我们对每个病人都要进行综合分析，辨证要准确，选方要准确，用药要到位，说到底就是准确地辨证施治。所以说，中医的真正功夫就在于辨证施治。判断一个中医上工与下工的分水岭也在于能否辨证施治。我们治疗急症也好，治疗疑难病症也好，关键就在于熟练地运用辨证施治法则，准确地进行辨证施治。

30. 治进行性消瘦的病人（不明原因的消瘦，疑难病症）

【诊疗经过】

冯某，女，63岁，长沙人。2012年秋起病，就诊时口干、善饥（10餐/天）、心烦、食少，自觉非常疲乏，明显消瘦［70天消瘦21斤（10.5 kg），平均每天消瘦3两（150 g）］，呈进行性消瘦。大便稍干结，舌红苔少几乎无苔，脉细而数。在多家医院检查：血糖、尿糖正常，排除糖尿病；全身CT检查无异常，排除肿瘤；同时排除结核、甲亢等消耗性疾病。西医诊断为不明原因消瘦；中医诊断为胃阴虚之消瘦。治疗方药用大剂量的益胃汤加栀子。服用15天后，病人原来的口干、心烦减轻，善饥明显减轻，体重不再每天减轻；于是乎，守方再服。一个月后，体重增加6斤（3 kg），口干、

中医创造奇迹——熊继柏诊治疑难危急病症经验集

善饥、心烦、疲乏明显消退。在原方的基础上加用西洋参，再服半个月后，彻底痊愈，至今无复发。

【简要阐述】

（1）胃阴虚的症状特点

中医讲阴虚具体落实是五脏阴虚，即心阴虚、肺阴虚、肝阴虚、肾阴虚，而脾我们从不讲阴虚。那么脾有阴虚吗？有，但脾为土脏，主湿，一般习惯不讲"脾阴虚"，而侧重于讲"胃阴虚"，因此这个脾阴虚是附在胃阴虚上的，叫"脾胃阴虚"。所以就脏腑的阴虚来讲是心阴虚、肺阴虚、肝阴虚、肾阴虚、胃阴虚。无论何种阴虚均有一个共同的症状特点，即舌红少苔或无苔，口干，这是临床上必须要掌握的。但五脏阴虚还有各自不同的特点。胃阴虚的特点还有善饥、食少、胃中烧灼感、大便秘结，因为脾胃主肌肉，所以病人有明显的消瘦，但凡是阴虚都有消瘦，而胃阴虚则消瘦更明显。心阴虚的特点：病人必然伴有心悸、怔忡、心烦，或夜寐不安、少寐失眠。肺阴虚的特点：一定有干咳、咳嗽痰中带血丝、鼻干、咽干、呼吸气短，甚至有盗汗、手足心热。肝阴虚的特点：目干（肝开窍于目），心烦（肝主气机疏泄），女子阴干（肝经绕阴器），虚热（肝主藏血，属阴脏），此外还有眩晕、麻木、振颤（阴虚阳亢），抽搐、痉挛（虚风内动）。肾阴虚的特点：有手足心热甚于手足背热，盗汗，男子遗精，女子梦交，腰膝酸软，头晕明显。

综上所述，临床上诊断阴虚首先要抓住所有阴虚的共同特点，然后在具体的诊疗过程中分辨出属于心、肺、肝、肾、胃

阴虚中的哪一种。临床上最常见的是肺、胃阴虚：肺阴虚常见的是肺痿证，肺痨（肺结核）；胃阴虚比较常见，平常我们所讲的消渴病（糖尿病），中医认为分为三消（上消、中消、下消），而胃阴虚属中消，其病机关键在于阴虚燥热；肝、肾阴虚一般见于温病的后期，大热伤阴后，或者是大虚证、老年人、长期火旺体质的人。

（2）关于益胃汤

益胃汤出自吴鞠通的《温病条辨》，原文为："阳明温病，下后汗出，当复其阴，益胃汤主之。"阳明温病，下后伤阴，阐述了治疗阳明温热病，用泻下药过度后使人体津液虚弱，胃阴受损的病机。"当复其阴"为当复胃之阴，用益胃汤，故益胃汤是救胃阴的主方。吴鞠通认为是在温病大热汗下后的伤阴，其实临床胃阴虚不仅仅是汗下后伤阴。张仲景在《金匮要略》中说："肺痿之病，何从得之？或从汗出，或从呕吐，或从消渴、小便利数，或从便难，又被快药下利，重亡津液，故得之。"此言说明了很多方面可导致伤阴、亡津液。所以阴虚是临床上一个大的病证，不论在哪种病中均可发生，尤其是在温热病后期。益胃汤由沙参、麦冬、生地黄、玉竹、冰糖5味药组成，全是针对胃阴虚而设。如果兼有肺阴虚，则改成了沙参麦冬汤，该方亦是以益胃汤为基础。

（3）中医治疗功能性疾病和疑难病的优势所在

根据刚才这个病例，我们可以看出，此病特点是西医诊断不明，查不出病因，找不到病灶，在这种情况下西医治疗很棘手。而对于这种西医查不出病灶，检验不出变化的病种恰恰是

中医治病的优势所在。因为中医注重的是功能，是辨证分析。西医没有胃阴虚的病种，而我们可以通过运用中医的八纲辨证、脏腑辨证来明确其病邪性质、病变部位，正体现了中医的优势所在。通过对这个病例的比较，我们可以看出：对于功能性疾病和疑难病症的诊断、治疗，恰恰是中医治病的优势所在。

31. 治突发四肢僵直不能活动的病人（脊髓脱髓鞘病变，疑难病症）

【诊疗经过】

杨某，女，46 岁，宁乡人。2010 年秋就诊，用担架抬至门诊。病人 2 个月前清晨起床突感四肢酸重麻木，手足不灵便，行步不稳，双腿屈伸不利，双手活动受限，数日后四肢僵直、麻木，2 个月不愈。就诊时症见：四肢完全僵直，双手紧握拳头，无抽搐，四肢麻木不仁，肤温不高，但下肢灼热，神志清楚，食纳正常，大便秘结，小便黄。舌紫苔黄腻，脉弦。中医诊断为湿热挟风邪阻滞筋脉之四肢僵直。中医辨证理由：舌苔黄腻是湿热，大便秘结、下肢灼热是实证、热证；脉弦属于风，"僵直着，风也"，所以这个病人是湿热挟风邪阻滞筋脉的病变。不能屈伸是筋的病，"肝主筋，司运动"，四肢屈伸在乎筋的运动。湿热伤筋，又挟风邪，阻滞筋脉，于是出现四肢僵直。治疗时予以黄芪虫藤饮合四妙散再加大黄、红花服用。服药半个月后，依然抬至门诊，病人下肢烦热、四肢麻木显著减轻，手足能活动了，仍拟原方再进。又半个月后，病人

走进门诊，诉可以生活自理了，守方继进。两个半月后病人痊愈，正常上班。

【简要阐述】

（1）关于四肢僵直病症

"僵直者，痉病也"，中医称之为痉病。张仲景在《金匮要略》中讲："病者身热足寒，颈项强急，恶寒，时头热，面赤，目赤，独头动摇，卒口噤，背反张者，痉病也。"吴鞠通的《温病条辨·痉病瘛疭总论》解释了痉病："痉者，强直之谓，后人所谓角弓反张，古人所谓痉也。瘛者，蠕动引缩之谓，后人所谓抽掣，古人所谓瘛也。"那么痉病属什么性质的病变呢？张仲景讲的痉病都是属于风的，刚痉、柔痉、产后失血伤津致痉，只有一个阳明腑实发痉不是属于风的，其他都是。但是《素问·至真要大论篇》有一句话"诸痉项强，皆属于湿"，痉病有属于湿的，这句话本来后人有疑问的。哪一个痉病属于湿呢？《素问·生气通天论篇》曰："湿热不攘，大筋软短，小筋弛长，软短为拘，弛长为痿。"说明了湿热不消除，阻滞筋膜，于是，大筋就收缩，小筋就弛长，有的收缩，有的弛长，有的拘急，有的出现痿证，出现了各种表现，这就是湿热所致，说明湿邪可以伤筋。薛生白的《湿热病篇》两次提到："湿热证，发痉""湿热证，三四日即口噤，四肢牵引拘急，甚则角弓反张，此湿热侵入经络脉隧中。"这就明显讲湿热侵入筋络就可以发生痉病。我们从《内经》《金匮要略》《伤寒论》以及温病学家的理论一连串看起

来，湿热发痉、因风发痉，这个临床上是肯定有的。我看的这个病人恰恰是既具湿热又具风邪，就是一个痉病。准确地讲，这个四肢僵直就是痉病的一种。

（2）再谈中医临证辨虚实

通过这个病人的治疗，我们明确一个道理：中医临床治病最要辨别虚实，这是很重要的。为什么讲这个话呢？比如这个病人，舌苔黄腻脉弦，我们通过舌象和脉象可以看出这是一个实证。痉病有没有虚证呢？肯定有虚证。温热病的后期抽风，子痫（妇女妊娠抽风）或破伤风后期，如果出现舌红少苔脉细就属于虚证。《内经》云："邪气盛则实，精气夺则虚。"实证，是指邪气盛实；虚证，是指正气亏虚。中医临床诊治疾病必须辨明虚实，特别要注重舌和脉，不能光从一个表面症状就判断虚实。当然，症状也很重要，更重要的是舌象和脉象，要全面综合分析，这样才能把疾病的虚实搞清楚。

（3）关于黄芪虫藤饮

黄芪虫藤饮是我在实践中摸索出来的自创方，组成此方前提基础如下：①受王清任"补阳还五汤"影响，补阳还五汤中在重用黄芪的前提下，应用大量活血药物，再加一味通络的地龙，方意是补气行血活络。②考虑痉病只有经络不通，并非瘀血所阻，不需要用活血的药物，干脆就用通络的药物。通络药什么最好呢？第一是虫类药，它是搜剔风邪以通络，第二是藤类药通络走窜。中医用药从《神农本草经》到《本草纲目》都体现了这样一个规律：皮走表，籽入里，花走上，叶主浮，藤通络，虫搜剔。根据这样的原理，选用了通络的藤类药和搜

剔的虫类药，这就形成了虫、藤两类药。而两类药要搜剔、通络必然有个前提，因为中医认为人的功能活动靠的是功能。功能是什么？我们称之为气，"气行则血行，气滞则血停，气虚则血少"，总是以"气为统帅"的。根据王清任补阳还五汤的组方特点，重用黄芪以补气，于是，我就用黄芪为君药，就这样想到一个黄芪虫藤饮的。黄芪虫藤饮的虫和藤是随意加减的：虫类药——选用地龙、僵蚕、全虫、蜈蚣、蝉蜕、炮穿山甲等；藤类药——选用鸡血藤、钩藤、络石藤、忍冬藤、海风藤等。黄芪虫藤饮是用来解决经络和筋膜不通的，故凡经络不通引起的四肢麻木、僵硬、疼痛均可用它来治疗。长期实践证明，特别是治疗四肢麻木、僵硬，此方是明显有效的。

（4）关于四妙散

四妙散由朱丹溪的二妙散加牛膝、薏苡仁而成，又称四妙丸。功用清热利湿，舒筋壮骨，是清湿热的主方，也是治疗湿热痹证、湿热痿证的主方。

32. 治双手颤抖的病人（帕金森病，疑难病症）

【诊疗经过】

聂某，女，35岁，常德人，2012年5月就诊。病人产后双手颤抖3个月余，呈进行性加重，形体消瘦。多家医院多次诊断为帕金森病，西医无特殊治疗方法，建议手术。就诊时病人双手颤抖，手足心热，口渴，舌红少苔部分无苔，脉细弱。中医诊为真阴虚衰，虚风内动之震颤证。病人素来体弱，生小

孩后得病，产后亡血、伤津、失血过多，造成真阴虚衰，未得到及时恢复而发为震颤。方用大定风珠养阴熄风。服用1个月后再诊，病人手足心热、颤抖均明显减轻，舌上开始有苔；以原方继进，2个月后，病人颤抖基本控制，仅在紧张、劳累、心烦时出现。守方再服，3个月后病人痊愈。

【简要阐述】

（1）震颤证的病机和辨证

中医认为"震颤者风也""风胜则动""风以动之"，中医把以动为特点的病症概而归之于风，当然主要是指内风，而不是指外风。内风有3个方面，也就是说震颤属于内风，它一定有3个方面的病机。其一是"血虚生风"：阴血亏虚后，产生风动，我们称之为血虚生风。它是大失血后，血不足不能滋养筋脉而造成以动为主的一些症状，就是血虚生风。治此证可选用定震汤，方中有四物汤、玉屏风散，重用黄芪以"补血先补气"，再加一些祛风的药，全方共奏补气养血、熄风通络之功效。其二就是肝阳化风：肝阴不足出现的虚风内动，它一定有虚阳上亢之症候，如头眩、自汗、潮热、口渴、麻木、耳鸣、面部潮红，出现以上症状的震颤要选用镇肝熄风汤。其三就是我们刚刚讲到的这个病例，阴虚动风，它是真阴虚衰于下、虚风亢于上，我们中医称之为水不涵木。肾者水也，肝者木也，肾水不足，真阴衰竭，就不能涵养肝木，于是造成肝风内动，它的特点一定是口舌干燥，手足心热，腰膝酸软，舌红无苔，选用滋水涵木熄风之大定风珠。

（2）关于大定风珠

大定风珠出自吴鞠通的《温病条辨》，这个方特别神奇。吴鞠通创作大定风珠主要是用于治疗温病后期的真阴衰竭，虚风内动。吴鞠通说："热邪久羁，吸烁真阴，或因误表，或因妄攻，神倦瘛疭，脉气虚弱，舌绛苔少，时时欲脱者，大定风珠主之。"这个大定风珠所治的病症有几个特点：热邪久羁，吸烁真阴，热邪久留，已灼伤了人体的真阴，真阴衰竭了，这是前提；神倦瘛疭，瘛疭者抽搐也，神倦就是疲乏、真阴衰了；脉气虚弱，绝对不是实证，不可能是弦脉、数脉，更不可能是实脉、大脉，一定是很细的脉；舌绛苔少，这是特点，绛者深红色，舌苔少或者无苔；时时欲脱，即时时要发生虚脱。要在这种情况下才用大定风珠，那是真阴欲绝，虚风内动。我们后世作的解释是滋水涵木法，滋水涵木法本来用的是三甲复脉汤，而大定风珠是在三甲复脉汤的基础上加了五味子、鸡子黄以熄风，所以是滋水涵木熄风法。我们根据三甲复脉汤的记载，炙甘草、干地黄、白芍、阿胶、麦冬、麻仁、生牡蛎、生鳖甲、生龟板。三甲复脉汤里还有一个主症，即手足心热甚于手足背热，它的重点是治真阴衰竭。但这里就在真阴衰竭的基础上出现了一个瘛疭、抽搐，虚风内动，所以加了鸡子黄、五味子就变成了大定风珠。我们要注意的是，大定风珠中绝对没有常用的熄风药，如天麻、钩藤、僵蚕、全蝎、蜈蚣。为何没有？因为这些熄风药均是治疗实证的。而这个大定风珠是治虚证的，此为全方奥妙之处。方中只有白芍是柔肝熄风的，它加的是鸡子黄、五味子，纯粹是养阴、镇潜而熄风。

33. 治四肢皮肤硬肿的病人（硬皮病，疑难病症）

【诊疗经过】

郭某，女，36 岁，2005 年就诊。病人发病半年后来门诊就诊。症见四肢皮肤硬肿，上肢为甚，皮肤粗糙、发暗，前臂至手背皮肤色黑，不能捏起，硬如牛皮。手指、足踝、足趾诸关节不能屈伸，活动不利，动则疼痛，生活难以自理。四肢感觉灵敏度明显下降，四肢不仁，周身乏力。舌苔薄白，脉沉细。西医诊断为硬皮病，中医诊断为气虚兼阳虚之皮肤顽厚证。因为考虑病人全身乏力，舌苔薄白，脉沉细是气虚、阳虚的病证。可是患者没有明显的恶寒，而脉沉细，舌苔薄白，阳虚不很明显，重点是气虚。因气虚阳虚所致的硬皮病，中医称之为营卫不足，气血不足不能荣养皮肤。故选黄芪桂枝五物汤合奇效方（暂拟名，原书未命名）。奇效方出自《世医得效方》，由广木香、山茱萸组成。服用 1 个月后，其皮肤紫黑色程度明显减轻，四肢硬肿稍减；再服 2 个月后，手臂皮肤色黑完全消退，四肢皮肤硬肿明显减轻；服用 4 个月后，病人痊愈。

【简要阐述】

（1）硬皮病的诊断与病机

硬皮病诊断要点有四：其一，其肿、胀是在皮肤。水肿是按之则凹陷，而硬皮病的肿胀按之无凹陷，且伴有皮肤粗而厚，如皮革状；其二，皮肤发暗，久之发黑；其三，手感为皮

不能捏起，并引起局部疼痛；其四，硬皮病有局部发病的，也有全身性的。

中医没有硬皮病的病名，我刚才讲的皮肤顽厚证的病名出自于《诸病源候论》一书，"风湿痹病之状，或皮肤顽厚……"说的是风湿痹病，有一种症状是痹病日久可以出现皮肤顽厚。中医如何认识硬皮病呢？《灵枢·水胀》讲："肤胀者，寒气客于皮肤之间，鼜鼜然不坚……皮厚……""肤胀"即皮肤发胀；"鼜鼜然不坚"指的是皮肤坚硬如鼓，按之下面是空的；"皮厚"即皮肤粗糙而厚。以上所描述三点即为硬皮病特点。此病在《素问·痹论篇》中还有描述曰："……其不痛不仁者，病久入深，荣卫之行涩，经络时疏，故不痛；皮肤不营，故为不仁。"因为硬皮病还有"不仁"这一特点，即感觉灵敏性下降，甚至失去感觉。《素问》认为是"荣卫之行涩，经络时疏"，是说人身营气和卫气的运行发生滞涩，经络常常出现空虚，就是气血不足，经络和皮肤失去了营养，皮肤不营，所以出现不仁。这是古人对硬皮病的认识，他们没提出这一诊断，是我对有关的描述加以总结、归纳、汇聚后而得来的。

（2）关于黄芪桂枝五物汤和奇效方

黄芪桂枝五物汤出自《金匮要略》，张仲景用来治疗血痹，"血痹阴阳俱微，寸口关上微，尺中小紧，外证身体不仁，如风痹状，黄芪桂枝五物汤主之。"我们可以这样理解：①脉微者阳气虚弱也，阴阳俱微即气血均不足，阴阳不足，营卫不足；②外证身体不仁，如风痹状。不仁，即皮肤、身体灵敏度下降，失去感觉。所以就用黄芪桂枝五物汤以补阳气通营卫。

奇效方来自《世医得效方》，用于治疗"四肢坚如石"，由山茱萸、广木香组成。由此我悟出一个道理：中医用药有一个相反相成的原理，讲究配伍。我一贯强调开药必须有汤方，"方者，配伍也"，配伍奥妙无穷，是古人在实践中得出来的。山茱萸酸收，广木香辛散，酸香并用，收散并用，两者相反相成，共同发挥特殊作用。

34. 治煤气中毒之后四肢瘫痿的病人（脑萎缩，疑难病症）

【诊疗经过】

彭某，男，2012 年 6 月就诊。病人 3 年前煤气中毒，当时昏迷 3 个月，经西医院抢救后苏醒。醒后反应迟滞，舌謇语涩，四肢瘫痪，僵硬，痿软，麻木，不能站立，不能行走，神志清楚，口中多痰涎，大便秘结，小便频。舌苔薄黄腻，脉弦。西医诊断为煤气中毒后的脑萎缩；中医诊断为痰阻经络，痰蒙清窍之四肢瘫痿兼舌謇语涩，方用黄芪虫藤饮合解语丹加大黄。连续服用此方 3 个月后，病人四肢能活动、可以扶拐走路；服用半年后，病人生活已能基本自理，并能说出不够流畅的语言。

【简要阐述】

（1）对煤气中毒之后脑萎缩的诊治

脑萎缩是西医的病名，此病一开始病人表现为行步不正，头昏，麻木，然后四肢不能动，再然后舌謇语涩，呈进行性加重，属于中医中风病范畴。严重时可出现神志痴呆，小便失

禁。此病人诸症发生于煤气中毒之后，首先影响大脑，然后影响肢体、五官，所以我们必须要先治疗其主症。如果病人昏迷，以昏迷为主症，一定要先醒神，而治昏迷重点在于化痰开窍。一般昏迷不是以血瘀为主，而是以痰为主，这是我临床多年的总结，故重点化痰，涤痰开窍醒神。如果以四肢瘫痪为主，则必须益气搜风通络。因此治疗此病用的是益气搜风通络的黄芪虫藤饮和涤痰开窍醒神的解语丹。

（2）关于解语丹

解语丹出自程钟龄的《医学心悟》，主要治疗中风后的舌謇语涩。解语丹有 3 个方名（神仙解语丹、解语丹、解语汤），此方临床疗效最好。解语丹化痰用胆南星、白附子；开窍用石菖蒲、炙远志；疏风通络用天麻、全虫、羌活，再加一味广木香。我用此方时做了改动，未用白附子，用的是法半夏，甚至加僵蚕。临床凡是中风语涩的病人，用解语丹后慢慢就能讲话了，治外伤后引起的失语也有效。

35. 治右胁腹部筋痛硬肿的病人（血栓性浅静脉炎，疑难病症）

【诊疗经过】

刘某，女，38 岁，望城人，2004 年就诊。病人起病 1 个月后就诊，起病前曾与人吵架。现症见右侧胁腹部自乳头下方直至少腹部腹股沟处皮下一条索状肿物突出，粗如筷子，皮肤不暗不红，疼痛难忍，彻夜疼痛不能入睡，触之硬，拒按，如

同铁丝埋在皮下。舌质略紫，苔薄白，脉弦。西医诊断为血栓性浅静脉炎，但治疗无效；中医辨证为肝经筋脉瘀阻证。当时分析患病病痛的部位在期门穴下，直至少腹，属于足厥阴肝经经脉所过部位，为足厥阴肝经病变，属瘀阻型病变，是实证。拒按、剧烈疼痛、肿起、坚硬、弦脉均为实证表现。但其肿处皮肤不紫不黑，说明血瘀程度不严重；无烧灼说明无热象，舌苔不黄、脉不数、口不苦，说明不是肝火。此实证以肝经为主，"肝主气机疏泄""肝藏血"，在肝经经脉出现病变肯定是气血瘀阻，是由气滞造成的血脉瘀阻。于是选用血府逐瘀汤合金铃子散。服用 1 周后，皮下条索状肿物上半部分消退；再服 10 剂后，条状物完全消失，疼痛全止，病获痊愈。

【简要阐述】

(1) 中医辨病位，必以脏象经脉为依据

对于本病的辨证关键：一是经脉辨证。这是一个怪病，为何讲是肝经经脉瘀阻证？《灵枢·经脉》云："肝足厥阴之脉……循股阴，入毛中，过阴器，抵小腹，挟胃……上贯膈，布胁肋。"肝经的经脉称为足厥阴经脉，起于足大趾，沿大腿内侧循行入阴毛处，环绕生殖器，向上达少腹，挟行于胃的两旁，连属于肝脏，再上穿膈膜，散布到胁肋。我们根据经脉循行的部位去判断疾病，这叫经脉辨证，也称为经络辨证。它的前提是要求医者掌握十二经脉的循行部位，临床上有些病症是在经脉循行部位发出来的，只有掌握了经脉循行部位，才能准确辨认出其所属经脉。

二是抓住肝脏本身的特点。中医诊断疾病、辨证，是从人

体的生理功能来认识病理的，病变就是生理功能失职。那么，肝主气机疏泄最怕气滞，肝藏血最容易导致血瘀，由此可以想到病人是如何得病的。病人因吵架后引起气郁，系气郁形成的经脉瘀阻病证。

（2）关于血府逐瘀汤

血府逐瘀汤是王清任《医林改错》的名方。王清任可以说是一个治疗瘀血病的专家，他创有通窍活血汤、身痛逐瘀汤、少腹逐瘀汤、血府逐瘀汤、膈下逐瘀汤、补阳还五汤等，非常全面，每一方均疗效肯定，但临床一定要用准。

血府逐瘀汤在临床上有独特的疗效，由四逆散、桃红四物汤两方加牛膝、桔梗组成。四逆散是张仲景用于治疗气厥的方剂，气厥就是气滞造成的厥逆，四逆散用于疏理肝气；桃红四物汤用来活血祛瘀；再加用牛膝、桔梗两味药，牛膝主降，桔梗主升，两药一升一降起升降气机作用。而我治此病者用此方时不需要去升降，而是要疏理肝气，迅速消肿止痛，所以去除这牛膝、桔梗两味药，加入了金铃子散。

36. 治急暴吐泻而昏倒的病人（急性胃肠炎、低血容量性休克，危急病症）

【诊疗经过】

这里讲一个在 1970 年治疗的一个"急暴吐泻"的病人。盛某，男，27 岁，是石门县的一个农民。在暑天双抢（抢收早稻，抢插晚稻）季节，大热天在田间割谷，因为天太热，

遂至田旁水沟喝了两碗生水。一会儿即觉腹痛，再过会儿上呕下泻，再过会儿昏倒在田间。农民们遂将其抬至家中，当地医生紧急处理，给他喝了"藿香正气水"和"十滴水"，并补液。但病人仍呕吐，且呕吐如喷，泄水如注，伴腹中痛。立即请人民医院医生去看病，给予西药治疗，又输液，又吃药。但进药、进水则呕，大便泻泄无休止，药水下咽即吐，不能吃药，只能输液，但输液也丝毫不能减轻其吐泻之势，遂建议送人民医院抢救。但当时农村只有山路，没有公路，只能用担架抬。可当时病人病到什么程度呢？频频呕吐，频频泄泻，并且口张气短，声低息微，大汗淋漓，神志昏沉。于是大队（村）干部急忙把我找去。当时看到的是什么情况呢？病人两目深陷，面部肌肉凹陷，腹部凹陷（三陷症），面色晦暗，口唇淡紫，精神极差，神志昏沉。全身冷汗淋漓，四肢厥冷，脉微细无力。西医诊断为急性胃肠炎，低血容量性休克。病情十分危重，按道理，应立即送医院紧急抢救。但当时病人已经抬不动了，有十几里山路，送医院已然来不及，怎么抢救呢？中医诊断为吐泻暴脱，是脱证，故首先应该固脱。但当时病人呕吐不止，水难下咽，服药更不用说，故救脱须先止呕。第一个方，两味药，乌梅30 g加干姜15 g煎水，一次饮一口。喝第一口呕，过几分钟，喝第二口；再呕，再过几分钟，喝第三口，大概喝三四口药后，药能下咽了，约半小时呕吐基本缓解。呕吐止了，下一步就要固脱了。所以第二个方，用大剂量的附子理中汤加龙骨、牡蛎。服药两三小时后，呕吐停止，腹泻缓解，手足转温，冷汗收敛。原方再进，一天一夜服两剂。再观病人

舌淡苔少脉细，故第三方进附子理中汤合生脉散益气生津固脱。病人第3天起床了，1周后完全好了。现病人还健在。

【简要阐述】

(1) 关于急性胃肠炎的中医诊治

急性胃肠炎是以腹痛、上吐下泻为主症的一种常见疾病，发病以夏秋季节多见。由于其病势急迫，所以往往演变成危急病症，容易发生伤阴亡阳的危重证候，故对急性胃肠炎切不可小视。它虽然是夏秋季节的一个常见病，但它最容易导致脱水，甚至发生低血容量性休克。按照中医的辨证，要么是亡阴，要么出现亡阳的危重证候。它的病因病机往往是由于饮食失宜，伤及肠胃，导致运化失常，而出现吐泻交作；或感受暑湿，湿热阻遏中焦，脾胃升降失司，清浊相干，形成上吐下泻；亦有极个别由于寒邪所中，中阳损伤所致。上吐下泻古人称之为"上争下夺"。辨治的方法要根据不同的病因来决定，饮食所伤者，保和丸加味；暑湿所伤者，藿香正气散加味；寒邪所中者，理中汤加味，这是治疗急性胃肠炎的常法。

(2) 治暴吐暴泻须分先后缓急

治疗暴吐暴泻，首先要分清先后缓急。凡是吐泻较剧者，须先治其吐。为什么呢？"呕吐者，胃气上逆而不下也"。呕吐严重者，饮食不能进，汤药不能入，所以是最难治疗的。因为食入即吐，水入即吐，药入即吐。这时须先治其吐，等呕吐平定或缓解之后，方能入药，因此这个时候要用应急法。怎么个应急法呢？治呕的应急法，临床实践中我有两个方，凡是呕吐剧烈，热者，黄连加乌梅；寒者，干姜或生姜加乌梅，寒重

者，用干姜，寒轻者，用生姜。此病人为什么用干姜而不用生姜呢？因为病人大汗淋漓，将亡阳，而生姜有发散的作用，故用干姜而不用生姜。为什么都要用乌梅？乌梅是大酸大收的药，根据酸收的原理，乌梅不单纯能止泻，而且能止呕，乌梅剂量可用至30 g，当然还有一味药竹茹可配用，这是应急止呕法。中医用药的奥妙在于有专方、有辨证、有配伍。呕吐缓解之后，方能用药，这是基本原则。掌握治急吐的服药方法也很重要，第一次服用一口，一口是多少呢？一口就是一勺子，必须是少量多餐，频频少饮，吃完药之后，不能喝水、不能吃糖。呕吐非常剧烈的时候，一开始一点点药都会吐，不要紧，一餐、二餐、三餐，等到药物能入咽喉，呕吐就会慢慢平定下来，这就是临床实践的功夫。所以，我常讲，当医生要先在农村里当，才能学到真功夫。对于危急病人，你就守在病床旁，亲手给他喂药，亲眼观察过程，眼见病人呕吐慢慢地缓解了。

（3）中医对吐泻暴脱的抢救

西医讲脱水，脱水就是失液，即中医所说的损失津液。但凡临床所见暴脱病人，均由阴损及阳，水脱之后再进一步脱，那就是阳气衰脱。人在死亡的时候，一定是阳脱而死，而非阴脱而死，先阴脱而后到阳脱，再才是死亡。如果我们按照西医的办法补液，当然可行。但我们作为中医去治疗，你这时给他用增液汤，行不行？用生脉散行不行？他这时是阳气暴脱，津液已经消亡了，肢厥，畏冷，冷汗淋漓，声低息微，脉象细弱，这是阳脱，须先救阳气。中医有一个理论，气能生津，气能生血，气随津脱，气随血脱。由于津液脱导致阳气脱，故必

须先救治阳气。因此先用附子理中汤，而不用生脉散或增液汤。关于治疗暴吐暴泻，我就先讲这么三点。

（4）关于附子理中汤

附子理中汤出自《三因极一病证方论》，此方来源于张仲景的理中汤，在理中汤的基础上加附子。我们中医队伍中当前有一股风，就是滥用附子风，其实这是一种偏见。附子干吗的呢？是温肾阳的，是治疗肾阳虚衰的要药。在什么情况下用呢？必须在肾阳衰微的情况下才能用。对于肾阳虚衰引起的四肢厥冷，甚则阳气虚脱都是很有效的。当然其药入少阴，还可温心阳，亦可振全身的阳气。张仲景《伤寒论》中的附子汤、四逆汤、通脉四逆汤、真武汤等均用附子，治少阴病阳气虚衰。附子虽为治疗阳虚的要药，但不能滥用。凡是温热病证，附子不可造次乱用。理中汤是温中阳的，治疗本案在理中汤基础上加一味附子，增强温阳固脱之效。因为该患者是暴吐暴泻，用理中汤温中阳，再加附子救阳气，附子理中汤是治疗这种急症的。

中医创造奇迹——熊继柏诊治疑难危急病症经验集

37. 治呕吐 13 年伴极度消瘦的病人（不明原因呕吐，疑难病症）

【诊疗经过】

这个病人姓易，女孩，16 岁，家住长沙人造板厂，1999年看的病。从 3 岁开始患呕吐病，一呕就呕了 13 年。每天阵发性呕吐，日发呕吐少则 3 次，多则 8 次，一般 5～6 次。一

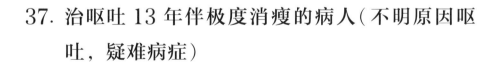

开始自然呕，后来饮食后呕，发展至饮水、喝茶也呕。治疗了13年，诸药不效。就诊时小孩形体十分消瘦，食纳甚差，口渴善饥，大便秘结，舌红无苔，脉细而弱。因为她每天都阵发性呕吐，进不了多少食物，吃进去又呕出来，所以基本上没什么营养，很瘦很弱。西医曾经取了一个病名叫"神经性呕吐"，但完善检查后诊断为"不明原因呕吐"。这个病人呕吐时间长，她的特点是口渴、便秘、舌红无苔。我前面讲过，这是典型的阴虚，是阴虚呕吐。按道理，应该用麦门冬汤，可是为了慎重起见，我开的是益胃汤加乌梅、竹茹。麦门冬汤中毕竟有法半夏，而且我是要给她止呕，我觉得麦门冬汤不够，所以先用了益胃汤加乌梅、竹茹。前面讲过乌梅、竹茹为两味止呕要药。居然，这个药服了半个月后，病人基本上就不呕了。原方再进半个月，完全不呕了。13年的呕吐就是用益胃汤加乌梅、竹茹1个月彻底治好了。但小孩形体仍瘦弱，精神仍欠佳，吃饭好些了，但还未完全恢复，此时应该益气生津了，改处方。第二个方，麦门冬汤，吃了半个月，这个孩子的病就彻底治好了。这个小孩13年的呕吐，就是用益胃汤和麦门冬汤这么两个方，一个半月的时间彻底治好了。

【简要阐述】

（1）中医治疗呕吐的辨治纲领

呕吐必须分辨虚实，治疗呕吐，首先要弄清它是实证，还是虚证。实证者，有属于外邪引起的，有属于饮食积滞的，有属于痰饮内阻的。外邪引起的，我们一般用藿香正气散；饮食积滞的，一般用保和丸，重者用枳实导滞汤；痰饮者，一般要

用小半夏加茯苓汤，如果痰饮加火热的，一般要用黄芩温胆汤，这是我们治疗实证呕吐的常法。我们知道，"呕吐者，胃气上逆而不下也"。如果是虚证，那么这个虚证毫无疑问是在中焦胃，要么是胃阴虚，要么是脾胃阳虚。是胃阴虚的，或用益胃汤，或用麦门冬汤；脾胃阳虚的，用理中汤，严重的用香蔻理中汤，香是藿香，蔻就是白蔻仁；更严重的，把藿香改成丁香也可以，也叫香蔻理中汤，这是我们治疗虚证呕吐的常法。中医治病总是要辨证施治，绝对不是用一两味药可以治好百病的。当然，我前面讲到的乌梅止呕，是临时作用的，是起急效的，是专方，是极个别现象。

（2）关于麦门冬汤

麦门冬汤出自张仲景的《金匮要略》，原文中提到："火逆上气，咽喉不利，止逆下气，麦门冬汤主之。"它本来是用来治疗肺痿的。"火逆上气"，有气有火，气火上逆；"咽喉不利"，咽喉干燥，呕逆，不舒服，这是津液亏乏的表现；"止逆下气"，止逆，又下气，用麦门冬汤来治疗。这个麦门冬汤怎么组成的呢？麦冬、法半夏、人参、甘草、粳米、大枣，是固胃气的方。这里面有一个奥妙，一个什么奥妙呢？麦冬和法半夏，张仲景用的比例是7:1，用7分麦冬而用1分法半夏。我们讲的六一左金丸和六一散都是6:1，左金丸中黄连和吴茱萸的比例以及六一散中滑石和甘草的比例都是6:1。为什么麦门冬汤中麦冬和法半夏要用7:1的比例呢？重点是要生津，因为法半夏是燥药，是化痰降逆的；方中人参益气生津；甘草、大枣、粳米固胃气。这里还有一个小常识，中医开处方要讲究

正规，什么药要制，要写出制字来。开半夏我们能不能写半夏呢？不行。生半夏才叫半夏，生半夏是有剧毒的，会致命，我在农村就治过生半夏中毒的病人，而且不是一两例，而是治好过不下十例。20世纪60年代初，农民们在山上挖山，挖出一个果果，又不认识，往嘴里一塞，嚼两下就吞下去，完了，封喉了。生半夏中毒的特点：第一是封喉，呼吸非常困难；第二是舌头口腔（西医讲黏膜）脱皮，完全脱光；第三是嘴唇麻木，不能说话，嘴巴张开都困难。所以生半夏绝对不能乱用，我开处方从不写半夏，而是写法夏。现在有的写法半夏，有的写姜半夏，也有的制半夏，其实都是制的，法半夏就是依法炮制的意思。半夏要怎么制呢？有的用甘草水泡，有的用生姜水泡，解半夏的毒就是这两味药。用甘草、生姜煎水就能解半夏毒，我治疗半夏中毒都是用这个药。一开始来不及，怎么办？用生绿豆捣碎，用开水冲后冷服，也可以解毒。这是关于麦门冬汤。

（3）治疗阴虚呕吐的禁忌和要点

阴虚呕吐的特点在哪儿？第一，舌红少苔或无苔，尤其是舌红无苔；第二，口渴，心烦，便秘。必须要有这个特点，否则就不是阴虚呕吐。如果是痰饮呕吐，用麦门冬汤、益胃汤，那是方证相悖，就是帮倒忙。所以这个诊断的要点一定要掌握，方与证符一定要把握。其次呢？就是要掌握治疗的禁忌，治疗阴虚呕吐不能用辛燥药，不能用苦寒药，辛热的、燥热的药物不能用。小半夏加茯苓汤不能用，温胆汤不能用，理中汤更不用说。为什么这个小孩呕吐治了13年还未好，可能人家

没认准她是一个阴虚呕吐，西医用的止呕药，也不讲是阴虚还是阳虚，中医去治疗也是开一般的方。辛燥的药只能帮倒忙，苦寒的药为什么不能用呢？因为苦从燥化，阴虚的病人都忌用苦药。看看温病学家吴鞠通也好，叶天士也好，王孟英也好，他们的方里面有多少苦寒药吗？没有。比如清营汤，里面用黄连，黄连是佐药，是用来清心火的，用量极少，而是用大剂量的生地黄、玄参、麦冬，是在大量甘寒养阴药中用少量的黄连。温病学家很注重养阴生津液，他们就是考虑到苦从燥化，我们讲苦能燥湿、苦能清热，苦味药物是有燥性的。这就是治疗阴虚呕吐的禁忌。我们用一般的辛热的、辛燥的或苦寒的药物，看上去是止呕药，实际上用于阴虚呕吐，只能帮倒忙，这是阴虚呕吐的治疗要点。

38. 治顽固性反胃呕吐的病人（十二指肠淤积症，疑难病症）

【诊疗经过】

既然讲呕吐，就继续讲几个呕吐病例吧。这里讲的是"顽固性翻胃呕吐"，翻胃又叫反胃。有这么一个病人，这个病人病到什么程度呢？严重的反胃呕吐，不能进食，差不多快绝食了，一吃就呕，西医诊断为"十二指肠淤积症"，这是一个疑难病症。一个 15 岁的女孩，姓秦，长沙人，2007 年就诊。呕吐 2 个月，每于饮食之后 5～10 分钟就呕吐，倾囊呕出，一点残渣都不留，就这么厉害。每天还是要吃，不吃又

饿，但吃了就呕，呕吐很厉害，都不敢进食了。西医没办法，完全靠补充能量合剂维持生命。自觉胃中胀闷，呕后方舒，面黄肌瘦，精神疲乏，口干便秘，舌苔薄黄，脉细滑数。这个病人得的什么病呢？轻而言之叫呕吐，重而言之叫反胃，又叫翻胃。"朝食暮吐，暮食朝吐，名曰反胃"，这是古人讲的。早上吃的东西晚上吐，晚上吃的东西早上吐，在胃中还能停留几小时。可是这个病人呢？吃下去才几分钟，就"哇啦哇啦"吐了，一点都未吸收，所以比古人描述的"朝食暮吐，暮食朝吐"要严重得多。《中医内科学》往往把噎膈、反胃连到一起，噎，吞咽困难；膈，阻隔。所以把噎膈两字加起来，就是吞东西咽不下，阻在胃脘上面，这叫噎膈，往往伴有呕吐和反胃，所以噎膈和反胃是连在一起的，噎膈一严重就变成了反胃。而这个病人没有吞咽困难，她没有噎，东西吞下去之后阻在胃脘，还是有膈，然后呕吐，不呕就不舒服，这是膈而非常严重程度的反胃。怎么治疗的呢？用两个方，一个方是启膈散，一个方是大黄甘草汤，这个病人用启膈散和大黄甘草汤，服药 1 个月，呕吐被彻底治好了。

【简要阐述】

（1）噎膈和反胃的症状特点及病机

我前面提到过，噎膈是指食难下咽，食难入胃；反胃是吃了以后要呕出来，不接受。这种病人西医认为一般是幽门梗阻，有的甚至是贲门出了问题。胃癌病人也必然见到噎膈、反胃。肺癌病人往往也有，最近见到的两个肺癌病人出现了吞咽困难。当然，这个病人已经排除了肿瘤，已经下了"十二指

肠淤积症"的诊断。为什么会噎膈？为什么会反胃？临床最常见的有三种：第一种是痰气交阻，第二种是瘀血阻滞，第三种是气火上逆。无论是哪一种，都有一个共同的特点，就是津液亏乏，胃津不足，胃脘失去滋润。说得通俗一点，就是胃脘失去阴津的滋润，我们中医或叫阴津不足，或叫津液亏乏。由于胃脘的津液不足，痰气交阻；由于胃脘的津液不足，瘀血阻滞；由于胃脘津液的不足，气火上逆。痰气交阻者，口干，痰多，气逆，胸闷，脘痞，舌苔滑或腻；瘀血阻滞者，除口干外，舌紫，脉涩，或胸脘疼痛，尤其是舌上紫质明显，还有大便色黑如羊粪状；气火上逆者，除口渴之外，必然有口苦，舌苔黄腻，食入即呕，而且食热食呕吐更甚。临床上常见的就这么三种。痰气交阻者，用启膈散；瘀血阻滞者，用通幽汤；而气火上逆者，用大黄甘草汤。

（2）关于启膈散

启膈散出自程钟龄的《医学心悟》，它的主要功效是开郁润燥、化痰利气。该方是由沙参、丹参、贝母、郁金、砂仁、茯苓、荷叶蒂组成，还有一味药，叫杵头糠。杵头糠这味药很重要，要在农村，我早叫人去找了，我们过去吃的是糙米，糙米外面还有一层皮，不是壳，这就是杵头糠，又叫"谷白皮"。杵头糠有一个很好的作用，那就是治噎膈。但现在的药房都找不到这味药了。所以在城市当中医师有时候要碰到这个问题，很多药没有，要知道，中医离不开中药啊！

（3）关于大黄甘草汤

大黄甘草汤出自《金匮要略》，是经方。原文中提到：

"食已即吐者，大黄甘草汤主之。"大黄甘草汤就大黄、甘草两味药，大黄泻胃火，甘草养胃，这两味药治疗火逆呕吐特别有效，但不能久用。中医有一个重要的理论，五脏主藏精，藏而不泻，六腑主传导，泻而不藏。五脏的主导功能是什么？就是主储藏精气，所以五脏的生理要正常，就是精气要饱满，我们的五脏就是仓库，要装饱满，才能营养全身，因此，临床所见的五脏病多虚证。当然邪气干扰五脏，也会导致五脏的精气亏虚，因此五脏之病多虚证，治疗五脏本病，我们要注重补益。六腑是干嘛的？六腑是传导化物的，以通为用，胆、胃、大肠、小肠、膀胱、三焦，全是主传导的，它们不是仓库。如果不能传导，就不能吸收营养，就像我们现在的运输线路，它是要流通的，它的毛病在于堵塞，它的功能发挥在乎畅通。所以治疗六腑病，必须注重一个"通"字，六腑的病多实证，六腑以通为用。胃火上逆引起呕吐，怎么办？通啊，火一降，就好了，就是这么个道理。

39. 治严重咳、喘而频频遗尿的老妇人（慢性肺源性心脏病兼尿失禁，危重病症）

【诊疗经过】

这是一个"老年性肺气肿"病人，也有医院诊断是"慢性肺源性心脏病"，兼"尿失禁"，是危重病人。这个老妇人82岁，是我们学校一位职工的祖母，姓冯，1990年冬就诊。这个老奶奶素患喘咳，几十年的毛病，因为是冬天，病情突然

加重，病重 2 个月。这 2 个月是个什么情况呢？每天阵发性剧烈咳嗽数十次，咯白色泡沫痰，咳则遗尿，且喝喝气喘，喘促不宁，不能平躺，只能斜靠床头。每天咳嗽数十次，遗尿就有数十次。于是家人在她的床上铺上塑料布，买了上百条毛巾，给她垫着，每咳嗽一次就换一条毛巾，频频更换，一天要换几十条，家里的火炉子烤毛巾都搞不赢，有这么厉害。由于病人不愿意去住院治疗，所以找一些医生来看，医生告诉家属，病人病情很重，80 多岁了，没什么搞头，要他们准备后事。病人不愿意到病房去，家属也不想把她送到病房去，因为不想死在医院。就这么折腾了 2 个月，才来找我。看到病人时，除了咳嗽、喘促、遗尿外，还有面足浮肿，舌苔白滑，脉沉细。好在还能吃一点点东西，胃气尚存，所以她还没死。西医诊断很明确，"慢性肺源性心脏病兼尿失禁"。用个什么方呢？这是一个寒饮证，对不对？她咳的时候还吐白沫，又咳嗽又吐白沫，且面足浮肿，这是寒饮证啊。但这不是外寒，她没有明显的恶寒，没有流鼻涕、打喷嚏，没有外寒，所以绝对不能用小青龙汤。如果用小青龙汤就完了，为什么呢？阳气就会脱，她频频遗尿，82 岁了，这可开不得玩笑。那么用什么方呢？用苓甘五味姜辛半夏杏仁汤，这是张仲景《金匮要略》中的方，这是用来温阳化饮止咳的。但是遗尿怎么办？缩泉丸，就开这么两个方。这两个方吃了 1 星期后，因为老太太不能动，家属再次找我去她家看病，咳嗽减半，气喘减半，遗尿减 70%。仍以原方再进 1 星期，总共半个月后，其咳嗽气喘大减，遗尿控制了。两个星期，就是这两个方的 7 服药，等到第三次去看的

时候，老太太起来了，在外边坐着，能够跟我交谈了。接下来用什么方呢？用《金匮》肾气丸加五味子。这个《金匮》肾气丸加五味子又吃了半个月，病人好了，老太太到处玩去了。这个病人治好以后，她又活了 10 年，一直活到 92 岁才去世。自此以后很少吃药，咳也不怎么咳了，喘也不怎么喘了，碰到我时还一定会向我打招呼。

【简要阐述】

（1）中医辨治寒饮咳喘的要点

寒饮咳喘最重要的是辨别虚实。实证就是外寒内饮，虚证是阳虚停饮，这个外寒与内寒要搞清，实寒证与虚寒证要搞清，这是最要辨别的。如果是外寒引起的又有水饮，形寒畏冷，体质比较壮盛，即使体质不盛，有明显的外寒引起的，就必须用小青龙汤，这是外寒内饮。如果是虚寒，体质弱，没有外寒的症状，没有典型的表证，只是舌苔白滑啊，咳嗽吐白沫啊，体质又弱啊，甚至还有浮肿啊，这是虚寒证，那么就要用苓甘五味加姜辛汤或苓甘五味姜辛半夏杏仁汤，或者用真武汤。这是临床辨治的要点。

（2）咳嗽遗尿是一个较特殊的咳嗽病症

咳嗽则遗尿，是一个既特殊又痛苦的病症。《黄帝内经》讲"五脏六腑皆令人咳，非独肺也"。谁都知道咳嗽是发自肺的，"咳嗽发自肺""肺为咳"，肺有病使人咳嗽，"肺之令人咳"，这也是《黄帝内经》的话。那为什么又讲"五脏六腑皆令人咳，非独肺也"，那是告诉我们咳嗽不单是一个肺经的病变。如果我们从西医的解剖学角度讲，那就是在肺，气管也属

于肺，是不是？气管炎也是在肺呀，肺气肿也是在肺呀，肺结核也是在肺呀，支气管扩张还是在肺呀，都是肺里面，这都是从解剖学角度来讲的。中医是从功能上来讲的，它不单独在肺。固然是"咳嗽者，肺气上逆也"，肺气上逆才咳，陈修园的《医学三字经》也讲到"气上呛，咳嗽生"。但是五脏六腑是相通的，它们有病都能影响到肺而产生咳嗽，所以说五脏六腑皆令人咳。什么叫五脏六腑咳呢？就是在肺咳的基础上，有五脏六腑中某一个脏腑的功能损伤，那就是与某个脏腑有关，于是就称之为某某脏或某某腑的咳嗽。就是从这么一个原理来讲，它并不是说咳嗽就在某一个脏或某一个腑，其实咳嗽都是发自肺的。但肺与五脏六腑都相关联，病人既有咳嗽，又有某一个脏腑功能失职的临床表现，于是我们就称之为某某脏咳或某某腑咳。这就是《黄帝内经》的思想理论。比如咳而遗尿，"膀胱咳状，咳而遗尿"，这不就叫膀胱咳吗？"肾咳之状，咳则腰背相引而痛，甚则咳涎"，这是肾咳，甚至还有水肿。所以这个病人的咳而遗尿，是与肾和膀胱分不开的。固然她的病发自肺，是肺气上逆而出现的咳和喘，但是她同时有遗尿、腰背疼痛、浮肿，而这个遗尿总是与肾和膀胱是分不开的，所以这个病人的咳嗽用《内经》的话讲它叫肾与膀胱咳。因此在治疗上，首先要化饮止咳，进一步就要解决肾与膀胱的气化功能。这是为什么一开始就在苓甘五味姜辛半夏杏仁汤的基础上，再加缩泉丸的道理，也是这个病人好了以后为什么要用《金匮》肾气丸加五味子来巩固的道理所在。首先是温阳化饮止咳，在这个前提下用缩泉丸缩尿止遗，解决膀胱的气化功能。然后用补肾

中医创造奇迹——熊继柏诊治疑难危急病症经验集

温阳固肾气这么一个治法，选《金匮》肾气丸加五味子来善后收工，就盯住了肾与膀胱这两个脏腑来治疗。我常讲到，中医辨证的关键有两点：一个是病性，一个是病位；即一个病邪性质，一个病变部位，这是至关重要的两点。

（3）关于苓甘五味姜辛半夏杏仁汤

苓甘五味姜辛半夏杏仁汤出自《金匮要略》。它本来是两个方，一个叫苓甘五味姜辛汤，再加半夏、杏仁，就称为苓甘五味姜辛半夏杏仁汤，它的作用是温化水饮，宣肺降逆，就是温阳化饮，宣肺气，止咳喘，就起这么个作用。

（4）关于缩泉丸

缩泉丸出自《妇人大全良方》，它本方只有三味药，淮山、益智仁、乌药。可我用时常加桑螵蛸，乌药有时用，有时不用，桑螵蛸、淮山、益智仁是必用的。如果腰痛明显，我还要加上菟丝子、覆盆子，所以我用缩泉丸是有些变化的。弟子们跟我抄方的时候，开缩泉丸绝不是它的原版，我都已经变化了。这个方，用以治疗大人遗尿、小孩遗尿都是有效的。关于咳而遗尿还要补充一点，这个咳而遗尿在临床上是常见病、多发病，多见于什么人呢？第一个是孕产妇，妇女妊娠后及产后咳嗽十有八九都有遗尿的；第二个是虚人，体质弱的人，气虚的人，当然不是在一开始咳嗽时，咳而遗尿一般都是久咳之后；第三个是老人，老人本来晚上就尿多，八九十岁的老人了，来不及就尿失禁的人多得很，再一咳嗽就遗尿，所以说它是一种常见病。一是妇女的胎前产后，二是虚人久咳，三是老人咳嗽，都可以伴见遗尿。对这种病我们要会治，一是止咳，

二是涩尿，要照顾到肾与膀胱，不光只治肺，不光只治咳，更重要的是要照顾到肾与膀胱，否则这个遗尿治不了。当然它的前提是首先要治咳，它是咳而遗尿，先要止咳，他不咳不就不遗尿了吗？肯定在止咳的时候一定要涩尿，尤其是对这种咳而遗尿的重症，更要既止咳，又涩尿。

40. 治肺痈咳吐大量脓血的病人（肺脓肿，急重病症）

【诊疗经过】

这是一个肺痈咳吐大量脓血的重症，西医诊断"肺脓肿"，是急重病症。病人姓吴，男，24岁，长沙人，2013年7月就诊。病人起病发热，咳嗽，气喘，胸痛，在某医院住院，诊断为"肺炎"。1星期之后，咳吐脓血，做胸部CT及B超检查后，发现胸部有大量的脓液。于是医院开始胸穿抽脓，抽过3次脓，所抽的液体与体表长包的痈脓一模一样，医院确诊为"肺脓肿"。可是病人咳吐脓血，咳嗽胸痛，持续发热，半个月不停止，抽脓后症状无明显好转，源源不断地吐脓血。医院建议手术治疗，病家拒绝，不愿意手术，于是从医院转至我门诊部。这个病人诊断非常明确，是"肺痈"。但是他的症状比较严重，因为抽过3次脓，时间花了将近1个月，发热，咳嗽，胸痛，频繁吐脓血不止，所以这是个重症，肺痈重症。用的是大剂量的《千金》苇茎汤合桔梗汤加蒲公英、鱼腥草。10天之后脓血显减，发热消退，体温正常了。原方不动再进

半个月，脓血基本控制。从服中药开始，再也不用抽脓，也不考虑开刀了。再过半个月，所有症状基本上消失，之后又吃了1个月的药，始终就用这个方，大概两个月就好了。因为病人只有24岁，所以恢复很快。

【简要阐述】

（1）中医对于肺痈的认识

最早是张仲景在《金匮要略》里提出肺痈的病名，《黄帝内经》也讲劳风，但是没有张仲景讲得这么具体。张仲景讲了肺痈的病因、病机和症状特点，原文记载："风舍于肺，其人则咳，口干喘满，咽燥不渴，多唾浊沫，时时振寒，热之所过，血为之凝滞，蓄结痈脓，吐如米粥，始萌可救，脓成则死。"他讲了4个方面的东西，第一是病因，风热伤肺；第二是病机，血与热结，蓄积在肺，形成痈脓；第三讲了症状特点，开始只咳嗽、寒战、发热，到后来化脓；第四讲了预后，"始萌可救，脓成则死"。当然这个死不是绝对的，古人讲死症就是危重病症，并不是百分之百的死。一开始病还轻，还可救，到后面病就重了。张仲景在《金匮要略》中关于肺痈这个论述的原文，短短几句话，实际上讲了4个内容，病因、病机、症状特点和预后。

"肺痈"究竟有什么特点？我曾经把它归纳为"三咳"，咳嗽胸痛，咳痰腥臭，咳吐脓血。一开始有发热振寒，后面基本上没有了，只有发热，没有振寒。如果我们碰到病人咳嗽胸痛，咳痰腥臭，咳吐脓血，这毫无疑问是肺痈。比如我们当年在农村当医生，没有X射线，更没有CT，凭自己判断，怎么

断呢，根据"三咳"症状。发热振寒，外感也有啊，肺炎也有啊，所以发热振寒不能说是肺痈，关键就在于我讲的这"三咳"，这就是它的特点。

（2）关于苇茎汤

苇茎汤又叫《千金》苇茎汤，唐代名医孙思邈的方，由芦根、桃仁、薏苡仁和瓜瓣组成，没有瓜瓣我们用冬瓜子代替。它的作用特点是清肺热、化痰浊、活血排脓。这个方不单单是治肺痈的验方，因为有清肺热、化痰浊的作用，所以它可以广泛应用于许多疾病，有哪一些呢？比如西医所讲的大叶性肺炎、脓胸、支气管扩张症、慢性支气管炎以及肺结核，凡是出现吐脓血、吐血痰的，都可以应用。所以我选这个方是广泛应用，绝不局限于肺痈。

（3）关于桔梗汤

桔梗汤是张仲景的方，《伤寒论》《金匮要略》中都有记载，此方有一个用药特点，甘草 2 两（约 32 g），桔梗 1 两（约 16 g），它不叫甘草汤，叫桔梗汤，桔梗是清利咽喉的，甘草是解毒的。张仲景的原文是怎么讲的呢，"咳而胸满，振寒，脉数，咽干不渴，时出浊唾腥臭，久久吐脓如米粥者，为肺痈，桔梗汤主之"。吐脓血如米粥者用桔梗汤，可见桔梗汤有化脓的作用。这个病人我用的《千金》苇茎汤合桔梗汤，这样用确实有效。

（4）中医治痈疡、肿瘤确有优势

我们要了解治肿瘤、痈疡，西医有没有优势，大有优势，优势在于消炎、手术切除。那么中医有没有优势呢？传统中医

外科也有手术治疗，但这里不讲外科，只讲内科。在我的门诊上，肿瘤病人不少，大多是西医治过后未好才来的。中医有中医的优势，中医有消痈、排脓、消肿、止痛、散瘀这样一系列的方法，当然临床比较复杂，还要辨别寒热，要辨别痰瘀，要分清阴阳。外科也分阴阳，阳者为痈，阴者为疽，这是最起码的常识。中医治疗肿瘤确有它的优势，实践证明，许多内部或外部的肿瘤，中医治疗取效明显。这一点我们要引起高度重视，中医治病确有西医所不及的地方。

41. 治久呃兼呕逆不能食的病人（膈肌痉挛，疑难病症）

【诊疗经过】

这个病人是一个顽固的久呃、呕逆不能食的病人，西医的诊断是"膈肌痉挛"。这个病人因为是久呃，而且是呃而不能食，所以是疑难病症。病人是长沙人，姓倪，71 岁，男性，2013 年 4 月就诊。呃逆 7 个月，呈阵发性，1 天发作数十次，一发作呃声连连不断，进而呕吐，不能食，一进食呃呕加剧，又呃又呕，饮食难于下咽。这个病人的症状还有几个特点：第一个特点，是胸脘痞闷；第二个特点，是胃中畏冷；第三个特点，是口苦严重。而且形体进行性消瘦，疲乏至极，体重下降 20～30 斤（10～15 kg），步履艰难。经中西医多方治疗，诸药不效。看舌苔，黄厚腻，脉细而滑数。通过舌和脉可以判断是痰热阻滞、胃气上逆引起的呃逆和呕吐，这个诊断是准确

的。因为舌苔黄厚腻，开始用两个方，我们不是经常用旋覆代赭汤吗？因为是痰热阻滞，用了黄连温胆汤，可是两个方居然没见效。第三次来，我改方了，改成什么方呢？半夏泻心汤合旋覆代赭汤，见效了。开始两个方，吃了1个月，没见效。第二个月改方，1个月把这个病治下来了。连续吃两个月，老先生的病完全被治好了。

【简要阐述】

（1）关于呃逆的诊治要点

呃逆是胃气上逆所致，跟呕吐一样，都是属于胃气上逆。但是临床上呃逆有火逆和寒逆之分，寒气阻逆，用丁香柿蒂汤；火气呃逆，用橘皮竹茹汤。我们治疗痰气阻滞致呃逆的常用方是旋覆代赭汤，出自张仲景的《伤寒论》，这是常用方。痰火阻逆严重者，用黄连温胆汤或黄芩温胆汤；大便秘结者，用大黄温胆汤也是可以的。我刚才讲的给病人开的前面两个方，是按常规来治疗的，这就是治疗呃逆的主法、主方。但是此病人是特殊的，用常法治疗无效，用西药治疗也没效，病情越来越重，又70多岁了，呃而不能食，又呕吐，所以进行性消瘦、疲乏，这是超出常规的呃逆病证。必须用超常规的方法来治疗，所以改用半夏泻心汤。为什么会想到半夏泻心汤呢？这个病人有几个特点：胃脘痞闷，这是第一个特点；第二个特点是胃中畏冷；第三个特点是口苦；第四个特点是舌苔黄厚腻。胃脘痞闷，又称痞证，为什么叫痞证，痞证是寒热夹杂，痰热阻滞。病人的第二个特点是胃中冷，有寒。第三个特点是口中苦，有火，正与寒热错杂之痞证相合。虽然他的主症是呃

中医创造奇迹——熊继柏诊治疑难危急病症经验集

逆，但病机是寒热夹杂，与痞证病机相合。所以想到了半夏泻心汤，根据病人的症状特点才考虑用半夏泻心汤。这就是我要讲的第一点。

（2）中医诊断疾病要善于抓两点

第一点，病人的主症；第二点，症状的特点，这是非常重要的。病人的主症是什么？这个病人是呃逆，这是主症，我们要按呃逆的常规法则去辨证；这个病人如果表现为头痛，就要按头痛的常规法则去辨证；病人是呕吐，就须按呕吐的常规法则去辨证。西医诊断同样要抓主症，中医辨证更要抓主症。第二，就是要抓特点，病人所表现的症状特点非常重要。尤其是对于疑难病和危急病症，如果不能抓住特点，就没办法抓住疾病的本质。这个病就是这样，我们按照常规来讲，痰气阻逆，出现呃逆，有属于寒的，有属于火的；虚证呃逆也是有的，但是是极个别的。这个病人有什么特点呢？胸脘痞闷、胃中畏冷、口中苦，典型的痞症。《伤寒论》讲痞症不就是胸脘痞闷吗？胸脘闷而不痛是痞证，而痛则为结胸证。这个病人胸脘胀闷不舒而不痛，是痞症，而半夏泻心汤就是治痞症的代表方。当然半夏泻心汤治痞还有一个症状是上呕下泻，这个病人有呕逆，没有下利。半夏泻心汤中既有黄连、黄芩，又有干姜，这是寒温并用，治疗寒热错杂的病证。所以根据特点来治病、辨证、选方，这是中医治病必不可失的要点。抓住主症，抓住特点，然后再去辨证，才能抓住疾病的本质。

（3）关于旋覆代赭汤和半夏泻心汤

旋覆代赭汤出自张仲景《伤寒论》，本方原用于"伤寒发

汗，若吐若下，解后，心下痞硬，噫气不除者"。这个方降逆化痰、益气和胃。药物组成很简单，人参、半夏、旋覆花、代赭石、炙甘草再加生姜、大枣。关于半夏泻心汤，《金匮要略》中提到"呕而肠鸣，心下痞者，半夏泻心汤主之"。清代陈修园有一个解释："因呕而痞，不痛者，宜半夏泻心汤。"就是指心下痞满而不痛，寒热错杂，邪阻中焦的痞证，或呕，或泻，就用半夏泻心汤。用半夏泻心汤不仅仅治呕吐，痞证，还可治下利，这是一个很好的方。用半夏泻心汤治呃逆，其实是借用，张仲景的《伤寒论》也好，《金匮要略》也好，都没提到用半夏泻心汤治呃逆。这里用半夏泻心汤治呃逆，不是针对症状，而是针对病机所在。我们中医治病，不是针对病人的症状表现来用方药的，而是针对病机来治疗的，这就是中医用方的关键。半夏泻心汤古人没有讲治呃逆，都是用治痞证，治上呕下泻的病症。这里是借用，借用的前提就是必须要把这个方剂的药物组成特点搞清楚，必须掌握这个方的主治功用，才能用准它。

42. 治四肢厥冷，手指、足趾僵硬疼痛的病人（皮肌炎、末梢神经炎，疑难病症）

【诊疗经过】

文某，男，17 岁，广州人，2001 年就诊。

病人四肢厥冷，手指、足趾僵硬、肿胀、疼痛，掌不能握，指不能摄，双足行步困难，双手的活动明显不利，连吃

饭、拿碗筷都非常困难。已治1年多，病情不减。就诊时查病人的手指、足趾厥冷如冰，肿胀明显，皮肤紫黑，疼痛绵绵，手指、足趾不能活动。舌紫，苔薄白，脉细。

这个病人的症状是阳虚的表现，加上手指、足趾的皮肤发黑，所以病变的机制应该是阳气不能达于四肢，造成血络瘀阻，这样形成的手足厥冷、僵直。治疗用的是当归四逆汤合补阳还五汤。

1个月后病人复诊，四肢厥冷疼痛明显减轻，肿胀和皮肤的紫暗也明显减轻。原方再进1个月，诸症完全消失。后面还吃了半个月的药，这个病人是用中药两个半月彻底治好的。

这个病人治好应该已有13年了，我几乎忘记了这个病人。上个月这个病人到我门诊上专门来道谢，我居然不认识这个病人。他父亲跟我讲2001年我的孩子是你救活的，我说你孩子什么病？他说就是那个手脚又冷又肿又疼又发黑的那个病人。我想起来了，一个17岁的孩子，一个十分顽固的病被彻底治好了，等于救了一条命，因为他当时生活完全不能自理。后来一查，我居然留有他的这个处方，因为那些非常疑难的病症验案，有时候在他们复诊的时候，我就把处方抽回来或者复印一份放那儿。我在我那个奇症档案袋查出来了，2001年治愈的疑难病例。

【简要阐述】

（1）四肢厥冷病变的机制

四肢厥冷，我们中医称为厥证。张仲景《伤寒论·辨厥阴病脉证并治》讲过，"阴阳气不相顺接，便为厥。厥者，手

足逆冷者是也"，就是指人体内的阴气与阳气不相顺接，便发生厥逆之症。《素问·阳明脉解篇》讲："四肢者，诸阳之本也。"四肢属阳，四肢是阳经经气的所在地。诸阳之本，就是阳经经气的所在地。手之三阳从手走头，人体手三阳经的循环是从手上开始而走向头部，所以说，这个阳气的发源是从手开始的。然后足之三阳从头走足。手三阳经是从手发源到头，足三阳从头到足；三阴经呢？足三阴从脏走手，阴经的经气是从内脏开始发源的，而阳经的经气是从手足开始发起的。所以《素问·逆调论篇》说："四肢者，阳也。"四肢是阳气通达、阳气所主的地方。现在四肢厥逆，那么这就肯定是阳气不能达于四肢，这是关于四肢厥冷的机制。

（2）关于当归四逆汤

当归四逆汤出自《伤寒论·辨厥阴病脉证并治》。张仲景讲："手足厥寒，脉细欲绝者，当归四逆汤主之。"当归四逆汤治疗手足厥冷是属于血虚寒厥。第一是血虚，第二是寒气滞涩，造成血液循环不能到达四肢，就用当归四逆汤。我们知道厥证有很多种：有阳虚寒厥，有血虚寒厥，有蛔虫干扰的厥逆，还有阳热郁阻的真热假寒证的厥逆，还有气郁、气滞的厥逆。中医临床辨治手足厥冷的厥证，是要从错综复杂的症候中辨清寒热虚实，这点是非常重要的。不能说所有的四肢厥冷都是阳虚，不能说所有的四肢厥冷都是寒证，这一点我们在《伤寒论》里面已经大量的见到了。这个病人，就是属于手足厥寒的血虚寒厥，所以用当归四逆汤。当归四逆汤的君药就是当归。

（3）关于补阳还五汤

补阳还五汤出自清代的名医王清任，我曾经在前几次的讲解中提到过王清任的逐瘀汤。王清任创立了很多的逐瘀汤，总的原则都是活血化瘀，其中补阳还五汤是主治半身不遂的。王清任怎么讲的呢？"元气归并左右，病半身不遂。"他说元气亏了五成，剩下五成，周流一身，所以还这五成，因此称"还五"。补阳实际上是补气，补阳还五就是补气还五。按照王清任的思维就是补这五成元气，补这五成气让它达到十，这样全身就不容易瘫痪了，他是从这个理论角度讲的。补阳还五汤的奥妙就在于重用黄芪以补气，再加上一些活血通络的药。方中用药的份量非常特殊：黄芪重用四两（约 150 g），归尾、赤芍、川芎、桃仁、红花、地龙，这六味药加起来大概不到一两（约 37.5 g），这样一个比重。重用黄芪补气、行气，再加上一些活血通络的药，达到活血通络的作用。里面贯穿了一个重要基本理论：就是气能行血，气为血帅，这是中医的基本理论。我们中医治血液循环方面的病都要补气的，治血液的生成、循环都必须补气，因为气能生血，气能行血。从这个理论考虑，所以这个重用了黄芪为重点的汤方叫补阳还五汤。这个病人就是用这么两个方来治好的，达到一个补气养血活血，温阳通络的作用，所以把这个特殊的病治好了。

43. 治双腿瘫痪的病人（脊肌萎缩症，疑难病症）

【诊疗经过】

欧阳某，男，38 岁，长沙人，2012 年夏天就诊。

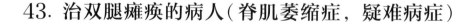

病人双腿瘫痪，不能行、立，达3个月之久，用轮椅推着病人前来就诊。诉双腿瘫痪无力，不能站立，不能走动，双腿不能抬举，双腿肌肉明显消瘦，并且有明显的烦热感半年。一身疲乏酸痛，食少，自汗，并且咽干、咽痛，吞咽困难，还有自汗盗汗。主症是双腿瘫痪，全身症状明显，舌红，苔薄黄，脉细数。西医诊断为"脊肌萎缩症"。

按照中医的辨证，这个病人既有气虚又有阴虚，用的汤方是五痿汤。五痿汤出自程钟龄的《医学心悟》。服药3个月，双腿能够行走1 000 m左右，半年以后基本痊愈。2013年吃了一整年的药，此后他还经常吃药，现在这个病人已经完全恢复了，正常工作了，还断断续续吃一点药。因为这个病是瘫痪了3个月，所以这个痿证还是比较严重的。他3个月之内根本就没有停过药，想了很多办法，因此治疗这个痿证还是有难度的。我们都知道痿证是不好治疗的病，很难治的病，西医看到这个病伤脑筋，中医看到痿证也是一样的。痿证是难治的病，一个顽固性的慢性病。

【简要阐述】

（1）关于痿证的辨治法则

中医学认为，痿证一般分为三种，第一种是肺热致痿。《素问·痿论篇》讲，"肺热叶焦，发为痿躄"，痿躄就是痿证的统称。因为肺为相傅之官，人体气血津液的输布要依靠肺气的作用。《素问·经脉别论篇》讲了"饮入于胃，游溢精气，上输于脾，脾气散精，上归于肺"，然后才能"通调水道"。"食气入胃，浊气归心，淫筋于脉，脉气流经，经气归于肺，

肺朝百脉"。肺朝百脉以后才能输精于皮毛，才能输注于脏腑。这两条经文同时说明了人体的气血，人体的津液的输布都要依靠肺气的作用。肺有热，津液气血不能输布到周身，可以发生痿证。这就是肺热叶焦发为痿躄的原理。肺热叶焦的痿证有什么特点呢？双足痿废这是主症，但是因为它是肺热，病人一定有咳嗽、气短、口渴这些症状。我们临床用清燥救肺汤，用沙参麦冬汤，还可以用布津起痿汤。这个病例是有的，我曾经治好过一个，就是用布津起痿汤治好的，在这里我就不再讲了。这是一种。

第二种是肝肾亏损，又称为肝肾阴虚的痿证。肝主筋，肾主骨，肝肾的精血不足，那么就骨酸，骨萎筋弱，骨也萎、筋也弱，这样人体四肢的屈伸动作就迟缓了，就必然发生痿证。这种痿证除了四肢痿弱以外，更重要的一定有腰膝酸软，男子遗精，女子梦交、带下，甚至于腰疼、手足心热这样的肝肾亏损的症状。临床上治疗这种肝肾亏损的痿证，一般要用虎潜丸或者加味虎潜丸。

第三种就是湿热致痿。《素问·生气通天论篇》里面讲："湿热不攘，大筋软短，小筋弛长，软短为拘，弛长为痿。"湿热可以伤筋，可以致痿证。湿热致痿，是因为湿热伤了筋，造成筋膜的弛缓，屈伸不利，四肢痿废。这种湿热致痿的特点，除了痿废之外，伴有酸、胀、烦热、肿胀。四肢酸重、肿胀、烦热有这么三大特点。更重要的是舌苔黄腻，小便黄而浑，这是湿热的特点。临床上要用加味二妙散。

这是关于痿证辨治的常法，我们常用的法则就这三条。那

么，我刚才治的这个病人是属于哪一个？在这个里面都不属，不是肝肾阴虚，不是肺热叶焦，也不是纯粹的湿热，用的不是前面讲的方，而是用的五痿汤。下面我就讲讲五痿汤。

（2）关于五痿汤

五痿汤出自程钟龄的《医学心悟》，它是用四君子汤加当归、麦冬、薏苡仁、黄柏、知母，主要作用是补脾胃、清湿热。这个补脾胃属于什么治法呢？它的理论依据就是《内经》里面讲的"治痿独取阳明"。脾主肌肉其实就是脾胃主肌肉，脾胃都属于中土，脾胃，《黄帝内经》称之为仓廪之官，脾胃都属于中焦运化水谷的脏腑，脾胃都属于气血生化的来源。人的肌肉由脾胃所主，肌肉萎缩，一般是要治脾胃的。加上这个病人有食纳较差，这食纳较差我在前面讲了吧？食少、自汗、疲乏，甚至于四肢倦怠痿弱，明显的乏力，这是典型的脾胃虚弱。因为他有明显的肌肉消瘦，这不是典型的脾胃虚弱吗？又有烦热感，舌苔又薄黄，脉细数，是兼有湿热，就这样才用了五痿汤的。这个五痿汤程钟龄是用来治疗一切痿证的，其实还不能这么说，只能说它是以"治痿独取阳明"这个理论为依据，补脾胃、清湿热，是从这个角度来考虑的。

（3）谈"治痿独取阳明"

"治痿独取阳明"这句话出自《黄帝内经》。因为有这样一个"独"字，所以后世的医家有许多人误解，认为治疗痿证就是单独地取阳明，这种理解是错误的，是片面的。

"治痿独取阳明"的"独"字是接的《灵枢·根结》的原话来讨论的。《灵枢·根结》云："太阳为开，阳明为阖，

少阳为枢，故开折则肉节渎而暴病起矣，故暴病者取之太阳……合折则气无所止息而痿疾起矣，故痿疾者取之阳明……枢折则骨繇而不安于地，故骨繇者取之少阳。"这里讲太阳、阳明、少阳这三经有病如何用针刺治疗。举的例子呢，太阳经有病是发生暴疾，阳明经有病是发生痿证，少阳经有病就是发生骨繇。那么治疗阳明经的病就独取阳明，治疗痿证就独取阳明，它是从这个角度讲的，这个"独"字是从那儿来的。换句话讲，就是三阳并列，治太阳经的病就独取太阳，治阳明经的病就独取阳明，治少阳经的病就独取少阳。而在讨论这个痿证的时候把《灵枢·根结》里面这三句话，其中挑了一句拿过来讨论，"治痿独取阳明"，所以就出现一个"独"字，让后世有些人产生了误解。

其实，我们治痿证绝不是单独地取阳明，只是说"取阳明"有它的特殊性、重要性。因为《素问·痿论篇》给我们指出："阳明者，五脏六腑之海，主闰宗筋，宗筋主束骨而利机关也……故阳明虚则宗筋纵，带脉不引，故足痿不用也。"它说阳明经脉虚了，五脏六腑的营养就虚了，宗筋就失养了。宗筋就是人体的筋，人体的筋脉失养，那么四肢关节就失去润养，就不能灵活，于是乎宗筋弛缓就发为痿证。这就阐明了阳明经脉亏虚，气血不足所出现痿证的这么一个机制。所以，"治痿独取阳明"是我们中医治疗痿证的一个大法，也可以说是大法之一。刚才用五痿汤治疗上述痿证，就是本着"治痿独取阳明"这个原理去治疗的，而且取得了满意的效果。

44. 治坐骨神经剧烈疼痛的病人（腰椎间盘突出、坐骨神经痛，疑难病症）

【诊疗经过】

袁某，男，50 岁，平江人，2002 年秋天就诊。

病人从左侧腰部、臀部、左大腿直至小腿、外足踝部一直疼痛，一条线疼痛，不能转侧，不能屈伸，用担架抬来就诊。病人叫嚎不休，不能下担架，诊脉的时候让他转身，不能转身，哇哇大叫。病家告诉我，刚从湘雅医院抬来的，湘雅医院要他动手术，他本人不愿意做手术，就抬过来了。问他怎么个疼法？又抽筋，又疼痛，又胀又麻。由于疼痛剧烈，所以病人哇哇大叫，哼声不止，舌苔黄腻，脉弦。

这个病，中医命名应该叫做筋痹，筋膜的筋。由于这个病人表现是刺痛，而且疼痛固定，疼痛剧烈，性质是刺痛，又还有痉挛，所以毫无疑问这个病症是瘀阻所致；舌苔黄腻是湿热，应该是瘀阻加湿热。于是选用了身痛逐瘀汤。因为这个病人是一个县里的领导干部，当时随行来的有 5 个人，他们着急得不行，边看边问，甚至我边开处方，他们还边问，开完处方他们还在问治不治得好？

吃完药半个月以后，病人走进门诊，不是抬来的了，自己走进来的。再吃 1 个月，腰腿痛基本痊愈。痊愈以后，平江县的因腰椎间盘突出所引起的坐骨神经痛的病人，至少先后来了 200 人，就是因为这个人的介绍，说某某人的这种病都已经治

中医创造奇迹——熊继柏诊治疑难危急病症经验集

好了，大家听说他的病治好了，都赶来求治。

【简要阐述】

（1）关于坐骨神经痛的辨治

坐骨神经的疼痛，西医的病名是腰椎间盘突出、坐骨神经痛。中医没有"坐骨神经痛"这个病名。坐骨神经痛的特点：有两边疼的也可能有，但重点是一侧，腰、臀、大腿、小腿至足踝的外部疼，甚至严重的还到足背，一条筋很明显。西医讲得很清楚，是腰椎间盘突出压迫神经。至于突出的哪个地方，哪个关节几个节我们不管，这个我们不需要管，因为中医不是搞解剖的。不论它是压迫了哪个地方，不论是哪一个腰椎突出，哪一节突出，它都是瘀阻。所以，我们治疗它的关键是要化瘀、通络，必须化瘀通络。

这种情况在临床上有两种：一种是以湿热为主的，一种是以寒湿为主的，有偏于湿热的有偏于寒湿的。无论是哪一种坐骨神经痛，它当然属于瘀阻，属于经络不通。但是我们在临床上要辨清它是属于湿热还是寒湿：属于湿热的，舌苔黄腻，口苦，小便黄，局部有烦热感；属于寒湿的，舌苔薄白，小便清长，口不渴，局部有明显的畏冷感，这就不一样了。属于湿热的用身痛逐瘀汤，这是毫无疑问的。因为身痛逐瘀汤除了大量的祛瘀活血的药物以外，还有"二妙（散）""三妙散"，苍术、黄柏、牛膝，这是用三妙散以清湿热。所以，身痛逐瘀汤治疗湿热引起的阻塞经络的腰椎间盘突出的坐骨神经痛是非常有效的。属于寒湿的，用黄芪桂枝五物汤加乌头汤，或者是身痛逐瘀汤把苍术、黄柏改成二乌，即制川乌、制草乌。

（2） 中医治病必须发挥中医自身的优势

西医治疗腰椎间盘突出的坐骨神经痛，好像除了手术之外再没有更好的方法。牵引效果不好，绝大多数都是手术，基本上没有什么药物控制它，根本性的办法就是手术。所以对这样的病中医能把它治好了，这是属于发挥中医的优势。中医治疗坐骨神经痛恰恰有我们的优势所在，并不一定要手术。实践证明，数十年来，我已用中药治疗了数百例的坐骨神经痛，都被彻底治好了，没有做手术。这正好是我们中医的优势所在。这一点，外科医生他不能理解：明明在那个地方的骨节是突出来了，你是怎么治好的？你怎么会把那个骨头搞进去？按照我们的原理，它为什么突出？它是瘀阻。把那瘀阻给他消下来，他那骨节不就自然复位了吗？这就是从功能的角度来考虑。这一点是西医所不能理解的东西，却是中医的长项。

45. 治重度肿胀的病人（克隆病、肾衰竭水肿，危重病症）

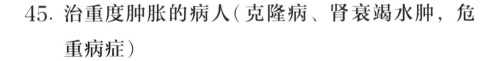

【诊疗经过】

罗某，男，32岁，长沙人，2007年5月就诊。

患者在省里的某医院住院，因为病情危重，医院发了病危通知，于是病家用担架把病人抬来就诊。这个病人不能起坐，所以诊视这个病人的时候必须俯身下去，在担架上看脉，病人就躺在担架上。病人的表现：一身浮肿，从头到足肿胀特别的严重，眼睛睁不开，因为眼胞浮肿，嘴唇很厚，面部庞大，这

是头面部；腹部膨胀，肚脐眼突出两寸许，阴囊肿大跟一个小皮球一样，双腿的皮肤肿胀发亮，一种要裂的感觉，阴茎也肿大发亮。这是肿势，从头到足肿得一塌糊涂，这是第一个主症。第二个主症，是腹痛，大便溏泻。兼四肢厥冷，呼吸迫促，声音低微。舌苔薄白，脉沉细而迟。

这个病人还只有 32 岁，他肿到这个程度。我问他肿了好久，病了多久啊？前后 2 个月，最近 1 个月肿势明显加重，逐渐加剧到这个程度，所以西医院发了病危通知，结论是肾衰竭水肿、克隆病。由于病势严重，水肿非常严重，加上四肢厥冷，脉沉细而迟，舌苔薄白，典型的阳虚证，所以中医的诊断应该是阳虚水泛证。阳虚是哪个地方最狠呢？水肿阳虚，无非是两脏，一个是脾阳虚，一个是肾阳虚。那么这个病人是以哪里为主？阴囊肿大、阴茎肿大，这是肾虚；腹胀、腹痛、大便溏泻，这是脾虚；四肢厥冷这是脾肾都虚，脉沉细而迟这也是典型的阳虚。所以这个病人是脾肾阳虚的水肿，脾肾两者同样重要。于是选用的处方是真武汤。由于其"水势滔天"——这个话是清代陈修园《金匮要略浅注》里讲的形容词，水势这么严重，我想一个真武汤利水的作用还不够，所以临时还用了五苓散，真武汤合五苓散。分量开得很重，10 服药。因为这病人病情这么严重，我不能多开药，给开 7 服病家不同意，要多开几服，本来开 7 服，病家硬加了 3 服，结果就开 10 服药。

10 服药以后第二次复诊，病人不是抬进来的，是走进来的。肿势减半，眼睛睁得开了，嘴张得开了，肿消了一半吧。

阴囊、阴茎还不止消一半，消了百分之八十。腿部的肿可以压了，可以用手按了，凹陷了。原来用手按你敢按啊？皮都快要破了，根本就没有凹陷。肚子的肚脐眼凸的两寸高已经平下来了。10 服药以后，肿势大减。再吃 10 服，水肿基本消退，减去五苓散，纯用真武汤，又吃了 10 服。这就 1 个月了，水肿完全消退，然后用济生肾气丸收功。

这个病人就在长沙。最近，门诊部的司机看到他了，他在干嘛呢？他开了一个洗车店，在长沙城内开洗车店，司机去洗车突然看到他的身影就认得他了。他跟司机讲，我的命啊，就是熊教授给救过来的，你到我这里洗车，我不要你的钱，这是司机告诉我的。司机问他你现在是不是完全好了？他答："完全好了，没病了，现在可以天天洗车，可以靠劳动赚钱了。"

【简要阐述】

(1) 关于克隆病

为什么我要提出这个病名来讲呢？因为这个病人在医院的结论是"克隆病"，这个名词我第一次听他讲，我不是学西医的嘛。我当天门诊后回家的第一件事不是去吃饭，大家知道，我的门诊下班很晚，回家已经够饿的了，那时候下午三点钟了，我不是去吃午饭，我是去查西医《内科学》。这"克隆病"我第一次听他讲，我要把它搞明白。我查出来了，克隆病是什么病呢？我这里把西医《内科学》的原话抄来了："克隆病，是一种病因不明的慢性肠道炎性疾病，伴有溃疡、肉芽肿及瘢痕形成等病理变化。本病可见于消化道任何部位，病程长，病变可反复加重，并发症比较顽固，临床表现多种多样。

常见的有腹痛，腹泻，发热，消瘦，贫血，食欲减退，恶心呕吐，腹部肿块，渐进的肠梗阻症状及瘘管形成等。"这是它的原话。简而言之，克隆病是原因不明的慢性肠道疾病，变化多端，病程很长，比较顽固。其实这个病人的克隆病只是一个，腹痛、腹胀、大便溏泻；他更重要的是肾衰竭水肿，他到我这里看的时候他的严重度主要趋向于肾衰竭水肿，关键是水肿。而克隆病是肠胃的病变，必须治脾胃。

（2）中医关于水肿病的辨治法则

中医认识水肿病是有过程的。在《金匮要略》里面分为五水，也可以说辨五水：风水、皮水、正水、石水、黄汗这5种。水肿进入了内脏以后又叫五脏水，这是《金匮》里面的分辨。到了《济生方》就明确的提出水肿分阴阳，到了朱丹溪更明确的提出水肿病分为阴水和阳水。阳水是湿热，阴水是寒湿。同样都是水，因为湿热造成的水气泛溢就称为阳水，因为寒湿造成的水气泛滥就称为阴水。湿热当然有湿热的特征了：口苦、尿黄，舌苔黄腻，脉数；寒湿有寒湿的特征：口淡，舌苔白，脉细，畏冷，临床上必然有这么两种不同的反应。所以中医治疗水肿，一定要分清阳水和阴水，刚才治的这个病人显然是属于阴水。

（3）明确水肿的危候

什么是危候？就是水肿病的危候、很危险的征候，在《医宗金鉴》有明确的记载。《医宗金鉴》怎么讲的呢？"唇黑脐突阴囊腐"：嘴唇发黑，肚脐眼突出来，阴囊肿破了流水，这就叫"唇黑脐突阴囊腐"。"缺盆脊背足心平"：缺盆，就是

第二章　中医怎样创造奇迹

颈下的这两个肩窝，肿平了；脊背，人的脊背肿平了，看不到脊梁骨了；足心，足心肿平了，看不到足心窝了，这叫"缺盆脊背足心平"。还有"脉大似绝或虚涩，肿胀逢之却可惊"，这是死候。唇黑，嘴唇属脾，脐突也属脾，这是脾绝，伤了脾脏了；阴囊腐，阴囊属肝肾，这是伤了肝肾了；缺盆脊背是胸背部，背者胸中之府啊，心肺所居的地方，这是影响到心肺了；足心平，足心，涌泉穴的部位，属水气损伤肾脏。这几个肿势严重的症候，肿到这个程度是损伤了五脏的征候，是一种危候。"唇黑脐突阴囊腐，缺盆脊背足心平"，这是水肿的危候。这个病人这些危候几乎全有，最突出的是嘴唇、肚脐、阴囊，这几个地方肿得一塌糊涂，所以这是水肿的危候，这是一个很严重的水肿病人。

（4）关于真武汤

真武汤出自《伤寒论·辨太阳病脉证并治中》。张仲景讲："太阳病，发汗，汗出不解，其人仍发热，心下悸，头眩，身𥆧动，振振欲擗地者，真武汤主之。"它不是治水肿，它是治振振欲擗地，心悸，头眩。张仲景描述发汗之后，表证没有解除，出现阳虚，导致水气上泛，出现头眩、心悸，身𥆧动，振振欲擗地，这正是阳虚水泛的一些症状表现。那么真武汤呢，就是用来温阳化气行水，是这样一个治法。白术、附子、茯苓、芍药、生姜，其实只有 5 味药，它是治疗阳虚水泛，作用是温阳化气行水。我们仔细地推敲一下，真武汤是既补脾阳又温肾阳：白术是补脾的；附子是温肾的，大热药；生姜是温胃的；只有芍药是敛阴的，茯苓是化饮利水的。就这么五味药

配伍到一起就称真武汤，有它的奥妙的，是既补脾又温肾又行水，具体作用就是温阳化气行水。这个真武汤，我们平时用它，不一定看得到它有这么大的作用。当然一开始急则治标，还用了五苓散，五苓散是典型的化气利水的作用。后期用济生肾气丸那就是纯粹的补肾温阳化气行水。为什么要重点补肾？就是要达到根治的目的。

46. 治泄泻 10 年、眉发全脱的病人（慢性肠炎、脱发，疑难病症）

【诊疗经过】

周某，浏阳人，38 岁，1997 年底就诊。

病人走进诊室的时候，弯腰、曲背，头低垂不能举，形体瘦弱，面容憔悴，疲乏气短，行步艰难迟缓。任你怎么看都像是一个 60 岁的老头，而且是个弱老头。没有眉毛、没有头发，头上光溜溜的，怎么看都像是一个 60 岁的老头子。

问他什么病？拉肚子拉了 10 多年。每天拉多少次呢？少则四五次，多则七八次，天天如此，有时候重，有时候轻，轻的时候四到五次，重的时候七到八次。拉什么东西呢？吃什么拉什么：吃苞谷，拉玉米；吃青菜，拉菜叶子。不消化，下利中有水谷夹杂。再详细问他拉肚子的时候，他突然讲一句，他现在不是治拉肚子来的。那他治什么呢？他说他拉肚子已经习惯了，反正十多年了，他现在要治的是头发没有了，眉毛没有了，要我给他治这个，他重点是来治这个的。一根头发都没有

了，数来数去数了几根，那真的数得清。眉毛没有了，头发没有了，他要治这个，因为他显得太老了。我问他，你多少岁啊？38岁。大家大吃一惊。

38岁看成60岁，怎么看都像是60岁，他居然跟我讲，他只治脱头发，因为他显得太老了，他拉肚子就算了。我就跟他开玩笑，我说你如果真的只治头发，你想想你的头发怎么不长呢？因为你天天吃的东西都拉了。我就跟他打了个比方，菜园里种菜，我淋的粪水，那下面是个漏洞，一淋便漏了下去了，那菜必然得不到营养。天上下的雨水，地下面是空的，漏了，也得不到滋润，那你怎么长头发啊？所以我说必须先治拉肚子，然后治头发。如果拉肚子不治好，你淋的水也好，你淋的肥料也好，都下去了，你没吸收，你上面怎么会长草？你怎么长头发？我当时还跟他开这样的玩笑。所以这个病人必须先治拉肚子，这是毫无疑问的。病人舌淡，苔薄白，脉沉细。西医诊断应该是慢性肠炎兼脱发吧？这是疑难病症。中医把这个病称为飧泄，就是水谷夹杂的泄泻。飧字，就是夕阳红的"夕"字，右边一个食物的"食"。有的书上把左边的"夕"字写成"歹"字，那是不对的。脱发，中医有病名的，称为油风。这不叫斑秃叫油风，斑秃是一块一块的，油风是全脱。

这个病人表现典型的气虚，不然怎么38岁像个60岁的老头呢？连头都抬不起来，走路都走不动了，他走路那不是走进来的，是崴进来的。典型的气虚，所以必须补气。

可以肯定，人家病了10年的泄泻，大量的止泻的药都用了，并且可以推测到还有大量的消炎药，不论是西医的中医

的，肯定的，不知道用了多少消炎药。中医用的苦寒的，西医用的消炎的，这都不要问了。由于10年来用的药可以推测，现在的现症又是典型的气虚，下利清谷了，有没有阳虚？有，不明显，重点是气虚。基于这么一个考虑，所以选用两个方，一个方是升阳益胃汤，二个方是桃花汤，先治飧泄。

10服之后，病人来了。拉肚子减少百分之七十，他现在一天最多就泄3次。再吃10服，20天，拉肚子基本控制，大便还是稀的。我说你的大便中还有没有菜叶子？没有了。还有没有不消化的什么玉米、豆子啊？没有啦。飧泄控制，大便是溏的，再吃10服药。1个月，大便全部正常。也就是说，1个月，这个泄泻全部控制了。他急了，说你给我治头发，我说慢点着，把这个泄泻治好了再说，你还要给我吃半个月药。所以升阳益胃汤合桃花汤实际上吃了一个半月。病人再来了，他急了，要我给他治头发。病人泄泻已止，饮食正常，看着看着这个精神就转佳了。改成参苓白术散加鹿茸做丸子，做一付丸药，这付丸药吃了2个月。

第二年春夏之交的时候，他到我这里来，带着他的亲戚来看病，这个人我居然没认出。他和我打招呼，我问他谁啊？他说他就是那个拉肚子掉头发的。不光我没认出，我学生也没认出他。为什么？头发全长出来了，面貌完全改观了，脸上有红光了，那个时候的38岁真的出来了，已不像是一个60岁的老头了，已经成一个年轻人了。因为乌黑的头发长出来了，眉毛也长了，脸色发红了，昂首挺胸走进来，还带了两个亲戚来看病，你说我怎么能认出他？完全改变面貌了。

【简要阐述】

（1）关于飧泄

这个"飧"，《说文解字》里面讲："飧者，汤浇饭。"汤，热水，开水，用热水泡饭叫"飧"。"泄"，是症状，那是泄什么东西呢？用开水泡饭，水是水，饭是饭。所以"飧泄"，顾名思义就是水谷夹杂的泄泻，我们又称为完谷不化。

飧泄是什么机制？《素问·阴阳应象大论篇》里面讲："清气在下，则生飧泄。"清气，脾主升清。清气不能上升而下降，那意味着脾胃之气不能上升而下降，意味着脾胃功能失职，该升的不升，而且下降。换句话讲，就是脾胃功能严重的失职，就出现了飧泄，这是一个。还有第二句，《素问·脉要精微论篇》里面讲"久风为飧泄"。"久风"，风邪伤久了，影响脾胃，风邪入内，影响脾胃。久而久之可以出现飧泄。风属肝木，脾属土，木是克土的，所以风气入脾，久而久之还损伤脾胃功能。从《素问》两条原文看来，这个飧泄是脾胃衰弱，功能下降，由于脾胃的清气不能升，出现飧泄。那么在补脾胃的前提下，必须升清，要升清气。就是基于这么一个原理考虑，才选用升阳益胃汤，这就是关于飧泄的机制。当然，还有一种飧泄是久病阳虚，由中焦的阳气衰弱，不能运化也可以出现飧泄。

（2）关于升阳益胃汤

升阳益胃汤出自李东垣的《脾胃论》。李东垣创立了一系列的补脾、升阳、益气的汤方，比如补中益气汤是其中的名方，升阳益胃汤也是其中的名方之一，这属于系列方。升阳益

胃汤除了补脾升清之外，有一些消风的药，风能胜湿，他是从这个道理考虑的。我们讲治泄泻要利小便，那是直接针对湿气而言的，湿气很重的时候，除湿不利小便非其治也，一定要利小便。但是湿气不是很重的时候，有些许湿气的时候，可以用风药。风能胜湿，这是一个理论。你看大地上湿气很重的时候，吹风可以去湿，房子里面湿气大的时候，吹风可以胜湿，这不是风能胜湿嘛？中医认识这个原理，是根据自然现象来认识的，是从生活知识里面来认识的。我们的古人就是这样一种思维方式，根据实践的生活知识来认识治病的原理，这一点是不错的。

升阳益胃汤里面有黄连，为什么有黄连？佐药。因为此方中用了大量辛温的药，温燥的药。风药都是燥药，为了防其生火，用一点黄连，它是佐药。而我在开这个方的时候，没有用黄连，把它去掉了。因为这个病人拉肚子拉了10年，典型的水谷夹杂，而且明明白白是舌淡苔薄白，脉沉细。没有一点火象，所以把黄连去掉了。这就是临证用药时的随机应变。我一再讲过，开处方的加减不是随便的，是有针对性的，是有目的的，不是想加什么就加什么。我们中医用方药绝对不是靠加几味什么药来解决问题，靠的是主方，这一点要非常清楚。

（3）关于桃花汤

桃花汤出自张仲景的《伤寒论·辨少阴病脉证并治》："下利，便脓血者，桃花汤主之。"就这么一句话。"下利便脓血"是指大便泄泻并且便中有脓血，用桃花汤。这是一个什么病理机制？由于中焦的阳气虚弱，下利久了，不能固涩，所以用桃花汤温中固涩。这个下脓血是因为中焦的阳气不足，固

涩失力引起的。桃花汤的作用就是温中固涩，它不一定是专治下脓血，它主要是起温中固涩的作用，便脓血只是下利太久了出现的脓血。所以在这里用桃花汤治这个泄泻，实际上是借用它。张仲景本来用此方治下利便脓血，这个病人没有便脓血，为什么我借用了桃花汤呢？取它的温中固涩的作用。温中焦的阳气，固涩中气，这不就正好配合了升阳益胃汤补气、升提的作用吗？升阳益胃汤里面没有温中、固涩的作用，它只有补气、补脾、升气的作用，加上桃花汤它不就温中固涩了吗？之所以配桃花汤就是这么一个作用。

（4）何以用参苓白术散加鹿茸治脱发

中医学认为脱发有几种，不论它的名称有油风也好，斑秃也好，鬼剃头也好，这些病名都好取。我们认为脱发无非有几种：第一种，水湿太重，头部渗油，西医称之为脂溢性脱发。我不是经常用苓泽饮吗？干嘛的啊？利水湿的。这苓泽饮是我取的名字，其实古人用茯苓治脱发，没有讲泽泻。我是从"泽泻汤"中的这个泽泻悟出来的，加大除湿化饮的作用。这是一种脱发，这种脱发的特点就是头部的油特别多。

第二种脱发是血不养发。按照西医的讲法就是缺了什么东西，这发里面缺了一种什么元素，头发根就长不稳。那中医认为呢？血不养发，血不养发那当然有血虚的见症了。我们用的方是神应养真丹，这个神应养真丹是刘河间所创，可见于《医宗金鉴·外科心法要诀》。

第三种脱发，我们中医有一个理论，叫肾主骨，其华在发。肾主骨，主藏精生髓，其华在发。肾是藏精的，精是生髓

中医创造奇迹——熊继柏诊治疑难危急病症经验集

的，精髓足则发茂密；精髓不足，轻则头发枯萎，重则脱发。张景岳《景岳全书》中有一句话："五脏之伤，穷必及肾。""穷"，到最后；凡是劳损的病，"穷必及肾"，这是张景岳的原话。这个病人的脱发，正是由于泄泻太久，由脾虚导致了肾精亏损。由于他是常年泄泻造成了精血亏损引起的脱发，虽然泄泻已经控制了，我还要给他健脾胃，否则稍有饮食不适又会泄泻，因此用参苓白术散。由于精血大亏，我用什么药来治他的脱发呢？当时想到，我再去用大量的补肾的药，那处方就不是好杂了吗？就加一味鹿茸，大补精血啊。补肾气，补精血，这是鹿茸的特点，所以就这么想到加一味鹿茸。《素问·阴阳应象大论篇》里面有一句话："形不足者，温之以气；精不足者，补之以味。"凡是补精血，必须用血肉有情之品，这是我们中医的理论。用血肉之品，所以用一味鹿茸，结果起到想象不到的作用。一头的头发、眉毛全长了，其实鹿茸在其中起了大作用。是不是只用一味鹿茸就能长发呢？当然不是。还是在补脾的基础上，使他气血充足，饮食增进，营养吸收完全，在这个前提下再补精血，加上这个病人只有 30 多岁，他恢复得快，所以几个月头发全长了。这就是用方遣药的奥妙。

47. 治 30 年失眠、伴严重恶寒的病人（严重的神经衰弱、内分泌失调，疑难病症）

【诊疗经过】

张某，女，70 岁，福州人。

2005 年 4 月我在福州讲课，一位听课的博士生，在我下课以后，晚上来我房间。当时到我房间来的人很多，站都没地方站，他进去了三五次，都没和我搭上话，那人太多。他指望第二天早上找我，可第二天清早我开溜了，走了。他打电话追到家里来，说他到我的房间 5 次都没和我讲上话，人太多了，他说他要找我一个事。我说什么事啊？他说他的母亲是个教书的人，70 岁了，失眠 30 年，长期靠安眠药来维持，每天晚上还能够睡 3 小时左右，她这已经习惯了。但是现在出了一个很严重的问题，就是近 5 年来明显的恶寒、怕冷。冷到什么程度？福州的天气本来和我们长沙一样热，她大热天要以棉毯裹着她的胸、腹和背部。我问，她是不是胸腹部最冷？他说全身都冷，唯有胸腹背部最冷。不论怎么热的天，都要用棉被裹着，不能吹冷空调，不能吹电风扇。冬天就更不用说了，还要火炉子烤着，这是一个冷。二个冷就是吃食物、喝水必须是滚烫的，只要是温度稍微低一点的东西进她的嘴，到她的肚子里去不得，她说进的是冰块，就这么狠，冷到这个程度。她喝的水别人烫嘴，她吃的食物要滚烫滚烫，近 5 年越来越加重，最难受是这个问题。他说他就想请我帮他解决这个问题。

我特别问了一下，口干不干？不干，因为他自己是学医的。我说舌苔黄不黄？他说不黄。他说自己还看了脉，当然脉我就不一定相信他看得准了。我就问他脉大不大？不大。快不快？他说不快。那就是不数不大，排除了热象，没有热象，就不是一个真热假寒证。如果舌苔黄、口苦、口渴啊，当然我还问了大便秘不秘，小便黄不黄？就是说我所询问的表现，都是

在排除是否有热象，搞清是不是假寒证。结果一问，不是。那就有把握了，是个真寒证。

这个病人是 30 年的失眠，又出现明显的恶冷，这不是阳虚是什么？所以这是一个阳虚失眠，是我们《中医内科学》上没有讲的东西。毫无疑问，这个病人病情复杂而顽固，不动脑筋是治不好的。开什么方呢？当时就在电话上面问清之后，我立马就在电话里发处方，开的什么方？桂枝加龙骨牡蛎汤，龙骨改成龙齿，因为龙齿安眠、安神啊。还不够，还用了一个方，半夏秫米汤。两个方，当时在电话里就口授这么两个方。

这两个方吃了半个月以后，对方打电话来了，说吃药以后，病情大有好转，不仅睡眠明显好转，更重要的就是恶寒好多了。我说再吃半个月。1 个月以后，棉毯甩掉了，裹的棉毯已经撤掉了，安眠药撤掉了，这就大有好转。我告诉他，继续吃药，原方不动，又吃 1 个月。2 个月以后，这个病人情况基本正常，我说你还要多吃一点，因为病了 10 年了。这个病人大概吃了四五个月的药，就基本治好了。我始终没有见过这个病人，始终是电话遥控。也没有更方，始终就是半夏秫米汤、桂枝加龙骨牡蛎汤。就这么一个方，大概吃了四五个月，以后就没给我打电话，就基本上好了。这是一个痼疾，又是一个顽疾，并且又是一个特殊的疾病，把这个病人治好是很不容易的。

【简要阐述】

（1）中医如何诊治失眠

我们的《中医内科学》讲"失眠"有这么几种：第一种

是心血不足，不能养神，这属于虚证，一般要用归脾汤；第二种是心肾不交，不能安神，要用交泰丸；第三种是阴虚火旺，口苦、口渴、心烦不得卧，黄连阿胶汤主之；第四种是胃中不和，用保和丸。这是《中医内科学》上常见的。其实，临床上还有一种常见的就是痰热内扰。大家看我在临床上经常治疗失眠病人，伴有口苦、舌苔黄腻、胸闷、泛恶、有痰，用黄连温胆汤，这是常用的。其实还有一种，《金匮要略》讲的心肝的阴血不足，虚烦不得眠，用酸枣仁汤。这出自《金匮要略》，而《中医内科学》上面没有记载的。但是我刚才讲的这个病人，是《中医内科学》上也没有讲的，我们很少见到的，这就是阳虚失眠。

阳虚失眠是个什么机制？阳虚失眠的机制出自《黄帝内经》。《灵枢·邪客》《灵枢·大惑论》，还有《灵枢·营卫生会》都专门讲过这个阳虚失眠的道理。人体卫气昼行于阳，夜行于阴，即卫阳之气白日行于体表，夜晚行于内脏，这是一个规律。如果有"厥逆之气"客于五脏六腑，就是邪气影响到五脏六腑，那么就影响营卫的运行，于是乎卫气夜晚就不能入于阴，卫气不能入于阴就造成内脏的阳气虚。这个理论在《灵枢·大惑论》和《灵枢·邪客》都是同样的讲法。《内经》称之为"阴虚"，就是内脏的阳气虚。内脏的阳气一虚就目不瞑，目不瞑就是不能安眠，老年人多有这个症状。

《灵枢·营卫生会》还指出，老年人、少壮人是有区别的。少壮之人营卫不失其常，昼精而夜瞑。昼精，指白日精神清爽；夜瞑，指夜晚能正常安眠。老年人呢，营卫已失其常，

所以昼不精而夜不瞑。它用少壮之人和老年人比较，意思就是老年人营卫的运行不是那么正常，因为气血不足，所以晚上往往阳气不能入阴，不能很好地潜藏，他晚上睡不得觉，所以老年人失眠是个常事，多的很。但是这个病人呢？当然也是老年人了，问题是她有明显的恶寒，而且失眠30年，这是阳气不能入阴造成内部的阳气虚。由于内脏阳气太虚，所以明显胸腹背部冷。胸腹部是包罗五脏六腑的是五脏的所在地。她是内脏的阳气虚，所以她不是四肢冷，她是胸腹部最冷。这不就反映了一个特点吗？这就是阳虚失眠的一个特点。

（2）关于半夏秫米汤

半夏秫米汤是最早期的方剂，出自《黄帝内经》。在我们的《黄帝内经》那个时代，主要的治病手段是针刺而不是用方药，方药只有13个方。13个方我们现在用的充其量也就是七八个，半夏秫米汤就是其中一个。

半夏秫米汤就是两味药：一味法半夏，一味秫米。秫米有人还有争议，有人说是粳稻米，有人说是高粱米，其实应该是糯小米。我做过多方考证，临床运用也确实是糯小米。高粱米也有作用，我也曾经试用过，我在农村就用过，高粱米真的还有作用，看来这两种粮食的作用差不多。高粱米也很糯，高粱米做的粑粑很糯的，跟糯米一样的，扯都扯不断。半夏秫米汤在《灵枢·邪客》讲病人失眠饮半夏汤一剂，"阴阳已通，其卧立至"，八个字。立，立即；"阴阳已通"什么意思？就是阳气能够深入到内脏了，能够潜藏了。《内经》认为，晚上不能睡觉是因为阳气不能入内脏，不能潜藏，老是在外面张扬。

就跟我们现在有的人一样的"夜不收"，反正在外面飘，怎么能睡？它不进来。所以它说"阴阳已通"，能够交通了，阳气能够入阴了；"其卧立至"，立马就睡觉。这个话说得很直接，说得很干脆，这是《灵枢·邪客》的原文。半夏秫米汤就这么一个作用，就是交通阴阳，引阳入阴。

（3）桂枝加龙骨牡蛎汤何以用治失眠

我前面已经提到过，在讲一个出汗的怪病的时候，曾经提到过桂枝加龙骨牡蛎汤。它本来是用于涩精的，这里为什么用来治失眠呢？

因为桂枝加龙骨牡蛎汤有温阳固精，温阳敛汗这么一个特殊的作用。但是还有另外一个道理，这个道理出自《素问·生气通天论篇》："阳气者，精则养神，柔则养筋。"怎么理解呢？这是一个倒装语，意思是阳气者，养神则精，养筋则柔。也就是说，阳气既可以养神，又可以养筋，养神则神气精明，人的神志就清爽；养筋则筋膜柔和，伸屈自如。它是讲阳气的两个温养作用。我们前面讲桂枝加龙骨牡蛎汤可以涩精，它是通过温阳来涩精和敛汗，我曾经用它来止汗。那么，阳气还可以养神，阳气虚就不能养神啊。那现在失眠，严重的阳虚失眠，我何不温阳来养神呢？所以照样用了桂枝加龙骨牡蛎汤。这儿不是为了涩精，也不是为了敛汗，所以把龙骨改成龙齿，就是这么一个道理。这是在张仲景的这个本方的基础上变化运用，也是属于借用。就是弄清楚了张仲景这个方的本意所在，按照它的作用原理来治疗这个失眠。

（4） 中医诊治疑难病症三要素

刚才这个病人毫无疑问是个疑难病症，诊治疑难病的基础是必须会治常见病，对于常见病的诊治法则要了如指掌，不会诊治常见病就谈不上去治疑难病，这是第一点。

第二点，诊治疑难病必须要有扎实的理论功底。没有扎实的理论功底你就无从分析，那分析你就想不清楚，想不到路数，不可能去分析仔细。

第三点，诊治疑难病必须善于抓特点。必须抓住病人的某一点，某一个方面的特点，不能抓住他的特点，就不可能辨清他的病变部位和病邪性质。不论什么疑难病，都要搞清楚它的病邪性质，都要搞清它的病变部位所在。有一些症状错综复杂，长期得不到什么结论，长期吃了药没有效果，这是疑难病。甚至有怪里怪气的症状表现的，怎么办？只有抓住它的突出的特点，抓住能够反应疾病实质的特点，这是非常重要的。

刚才这个病例，就显示了这一点。她有哪些特点啊？第一，她恶寒的部位是在胸部和背部；第二，她连饮食温度稍微一低就觉得是冰凉的东西，必须是高温滚烫的，说明里面真的是冷。没有这个特点，就不可能抓住她是内在的阳气不足，阳不入阴出现的这种失眠。只有抓住这么一个特点，才能够肯定她是真正的阳虚失眠。不抓这个特点怎么治啊？这就是张景岳所讲的"独处藏奸"。好多复杂的病、疑难的病，需要在某一个地方抓住它的藏奸的部位，往往在某一个单独的地方藏有奸细，藏有奸贼，要把它抓出来，找出来，这就要"必察独处藏奸"，这是张景岳的话，一定要察觉到独处藏奸。用我的话

讲，就是一定要善于抓特点。这是我们辨治疑难病症的三要素。

48. 治肺癌术后脑转移的病人（肺癌脑转移，危重病症）

【诊疗经过】

张某，女，40岁，北京人。她公司老总给我打电话说，他有个员工在协和医院住院，因肺癌手术后出现了脑转移，现在病情严重，人快不行了，问我有时间去北京出诊否？我因太忙没有时间。最后，公司派了3个人护送她乘飞机到长沙就诊。病人确诊为肺癌后就做了手术和化疗，化疗3个月后发现脑转移，仍坚持化疗。但病人逐渐不能站立，不能行走，后来不能坐起，头晕、头痛，眼睛看不清了，且时时恶心呕吐，精神恍惚，反应迟钝，食少，便秘，面色淡黄，少气懒言，明显疲乏。舌淡，脉细弱。这个病人无论面色、舌象、脉象、状态都是一派虚象。病人家属告诉我此前还在化疗。我对病人家属说："病人元气大衰，暂时可以缓一步再化疗。"病人家属说："我们从北京来到长沙，就是打算吃中药的，不做化疗了。"我说："那也好。"因为她元气大衰，治疗原则就是大补气血，恢复元气，兼化痰浊。用什么方呢？用香贝养荣汤，吃了30服药。

1个月后，病人由陪人扶着走进诊室，这次形势比第一次要好得多，前一次是抬进来的。现在病人精神好转，食欲增

加，眼睛也能看得清了，头晕明显减轻，呕吐已经停止，回答问题比以前灵敏，呼吸短促也明显改善。于是再用香贝养荣汤合犀黄丸，又吃了1个月。第2个月后，病人自行步入诊室，由于病情好转，病人面色明显改观，看上去还是个年轻人，也就三十多岁的样子，与第一次来时面色蜡黄，精神不振简直判若两人。步态、动作都趋于正常，而且头部做了CT，没有发现占位性病变，只有轻度的积水。于是又开了1个月药，这个病人总共吃了一年的药，一年后，脑部CT未发现任何异常。后来，病人一年还来两三次就诊，以期巩固、调理、痊愈，现在身体状况良好。

【简要阐述】

（1）关于癌症放疗、化疗后的几种反应倾向

我们作为中医对于癌症放疗、化疗后的几种反应倾向应该有所了解。西医的放疗、化疗对于癌症、肿块是有奇效的，这个我们不得不佩服。但是，放疗、化疗后很多病人都有不良反应，可以说90%以上的病人都有，身体越弱、年纪越大，反应就越大。什么反应呢？常见的有疲乏气短、四肢倦怠、口干、不欲食、头发脱落等，一派元气虚弱、津液亏损的虚象。所以，在放疗、化疗后期，当肿块明显消减后，必须着手恢复病人的正气，补气血、生津液、顾胃气，这是我们中医必须掌握的方法。这样做的目的，一方面是恢复体质，更重要的是防止癌症复发。《黄帝内经》说："邪之所凑，其气必虚。""邪之所在，皆为不足。"意思是，邪气所伤的地方都是由于正气不足，而"正气存内，邪不可干"，这就是中医的发病观。癌症

也是一样，如果肿块消除后正气没有得到恢复，则癌变还可以再次发生。所以，我们必须给患者恢复元气，补充正气，使"正气存内，邪不可干"，预防癌症的复发。因此，我主张癌变厉害时做放疗、化疗以消除癌变，而放疗、化疗之后应吃中药补充正气、恢复体质以防止癌症复发。

（2）关于脑癌

脑癌是长在颅腔里的，癌者，肿瘤也。肿瘤是什么东西呢？中医认为肿瘤是由3个东西形成的。《黄帝内经》讲："寒气、汁沫与血相搏，则并合凝聚不得散，而积成矣"。积者，积聚，肿块也。《黄帝内经》讲的前提是肠外，但肠外可以长肿瘤，那其他地方的肿瘤是不是这3种因子呢？是的。这段话出自《灵枢·百病始生》，"汁沫"就是痰饮，"血"是瘀血，寒气与痰饮、瘀血三者相搏聚，就形成积块。痰饮与瘀血搏结在一起，加上寒气使之凝固，如同结冰一样。或者凝聚日久，随体质而化热，也是有可能的。所以，临床上要根据病人的症状表现判断其寒热，但重点是痰和瘀。这个病人正好就是按照这个原则来治疗的。所以，开始元气大衰的情况下，我要给她恢复元气、增强体质，待正气恢复，就配合化痰、祛瘀。香贝养荣汤可以扶助正气，其中香附、浙贝可化痰散结，加犀黄丸消肿块，这正是按照中医理论原则来治疗的。

（3）关于香贝养荣汤和犀黄丸

香贝养荣汤出自《医宗金鉴》，是个外科名方，这个方有两个作用：一是补气血，二是消痰核。痰核即痰饮引起的核块，核，指小肿块，如瘰疬、结块。由于它是在补气血的前提

下化痰核，因此，是各种肿瘤恢复期的常用方，既可恢复正气，又可扫除余邪。

犀黄丸也是一个外科名方，出自《外科证治全生集》，由麝香、犀牛黄、乳香、没药四味药组成。它的作用就是活血化瘀、消肿块、止疼痛。最常见的是用于肺癌，效果颇好，当然也可以用于各种癌症。

49. 治急性腹痛发生昏厥的病人（急性胰腺炎，危重病症）

【诊疗经过】

陈某，女，26 岁，教师，1986 年就诊。患者腹痛 5 天，一开始呈阵发性剧烈腹痛，继而腹胀、腹痛不止，痛时大喊大叫、大哭大闹，烦躁不安，痛甚则昏厥，伴呕吐，口苦，舌苔黄，脉沉弦。病人先后在省城的两家医院治疗，结论均为"急性出血坏死型胰腺炎"。西医主张手术，但病人坚决反对，于是就找到了我。我说这种病是最要命的，我也没有把握，只能用点药试试看。这是急腹症，是危重病，好在我过去在农村治疗过大量的急腹症，所以碰到了还不至于慌张。这是什么病呢？中医称之为"气火腹痛"，一是气滞，二是胆火。用大柴胡汤合金铃子散。服药后第 2 天，疼痛开始减轻，叫喊声减少，未发生昏厥。第 3 天，腹痛基本停止，腹胀明显减轻，大便已通，这个病就算拿下来了。由于病人是个年轻女教师，性格活泼，病情一好转，她就开始在病房里聊天、唱歌。医生们

大为吃惊，怎么一下子就好了呢？这个处方一共吃了10服，医院做CT检查发现，胰腺水肿明显消退。病人腹部不胀不痛，能吃少量米粥。结果，她姨妈来看她，送了些吃的，她吃了一小碗甜酒冲鸡蛋煮糯米汤圆，不到一小时又剧烈腹痛，痛了一夜。第二天，我仍然给她用原方加山楂、神曲、三棱、莪术，又止痛了。后来，用原方去大黄又治疗了半个月。现在，这个病人已经五十多岁，此病再也没有复发。此后，我在长沙接连用中药治好了四个急性胰腺炎的病人。

【简要阐述】

（1）中医关于急腹症的诊断

急腹症是危急病症，一般认为只有西医才能抢救，其实中医通过辨证施治是完全可以治疗的。西医的急性胰腺炎、急性胆道感染（包括胆石症、急性胆囊炎、胆道蛔虫），还有阑尾炎、急性胃炎、急性肠炎都属于急腹症，这是一类很复杂、很危重的疾病。中医治疗急腹症必须要辨证，一是要辨清发病部位，是属胆、属胃、属肠，还是属胰腺，中医虽然不注重解剖，但我们还是要了解解剖；二是要辨清病邪性质，是寒还是热，是气滞、瘀血还是食积。把这两点抓住了，我们就可以通过辨证施治进行抢救，而且抢救效果还挺好。实践证明，中医治疗急腹症是很有办法的，我后面还会再讲几个急腹症的例子给大家听。

（2）关于大柴胡汤和金铃子散

大柴胡汤出自《伤寒论》，大家注意，《伤寒论》中的大柴胡汤原方是没有大黄的，大黄是后人加进去的。它的原方是

柴胡、黄芩、法夏、枳实、芍药、生姜、大枣，治疗"呕不止，心下急，郁郁微烦者，为未解也，与大柴胡汤下之则愈"。正因为有"下之"二字，后人认为是抄书的时候把"大黄"给漏掉了，所以加大黄。我相信如果张仲景本人还在的话，也不会反对，方中的大黄很可能是抄漏了。因此，大柴胡汤是泻火热、清积滞的方，而且泻的是胆火。

金铃子散出自《素问病机气宜保命集》，只有两味药，川楝子和延胡索。首先，它是治肝的，其次具有理气活血的作用，所以可以止疼痛。因此，这个病人就取用了大柴胡汤合金铃子散。

（3）中医必须借助西医诊断为我所用

我经常讲，西医的优势在于仪器检测、外科手术、急救手段。仪器检测也不是西医所独有的，应该称之为现代化手段。那中医要不要借助现代化手段呢？实践证明，现代化诊断手段为我们提供了大量方便，我们必须借鉴参考。比如肿瘤、积水、骨质增生、骨节脱出等，一做 CT 就明白了；是否是肝炎、肾炎，一验血、验尿就清楚了。如果不借助这些现代化的手段，我们就要花费很长时间去分析，还不一定人人都能准确诊断。而像胰腺炎、阑尾炎、胆道蛔虫这样的病，一检查就清楚了。因此说，现代化的检测手段可以给我们提供很多方便。当然，知道西医诊断后我们还要辨证，还要选方，决不能拿着西医的报告单就开处方。

50. 治急性腹痛伴四肢厥冷、呕吐清涎的病人(急性胆道蛔虫，急重病症)

【诊疗经过】

曾某，女，50岁，长沙火车站职工，1986年在铁路医院会诊的病人。病人突发剑突下疼痛，后满腹皆痛，痛已4天。诊见病人阵发性腹痛，痛如刀绞，痛时呼叫不绝，数分钟后痛止，说话亦如常人。如此反复发作，伴口苦、恶心呕吐、口中多痰涎，四肢厥冷，大便两天未行，舌苔黄腻，脉沉细。西医诊断为胆道蛔虫，中医诊断为蛔厥。我给她开了乌梅丸去党参加大黄。吃第1服药后疼痛大减，未再大声喊叫。吃完第2服药后疼痛基本停止了，大便也通了。吃完第3服药后，便下几条蛔虫，还是活蛔虫。这种病在当年的农村是常见病，但在城市很少见，所以城里的医生见到这种病会觉得很稀奇。我为什么把这个病作为奇迹讲出来呢？一是由于它是个急腹症，二是由于这个病现在很少见，特别是在城市少见。而在农村，由于农民接触粪便的机会多，吃生冷食物也多，所以不论男女老少，发病率都比城市高得多。

【简要阐述】

(1) 蛔厥腹痛的诊断要点

蛔虫所致腹痛，轻的称蛔虫腹痛，疼痛严重的导致四肢厥逆的称为蛔厥腹痛，相当于西医的胆道蛔虫。其诊断要点是：①疼痛的性质是阵发性腹痛，逐步加重，呈钻顶样痛。②疼痛

的部位在剑突下，严重的导致满腹痛。③痛时非常剧烈，而痛止后无任何症状，最多伴口苦、恶心、呕吐、口中多涎，这个"涎"不是痰涎，而是清涎。当然，也有部分患者伴大便秘结。

（2）关于乌梅丸

乌梅丸出自张仲景的《伤寒论》，张仲景用乌梅丸治疗蛔厥证，即蛔虫引起的厥证。乌梅丸是个复杂的方子，它由四部分药组成：一部分药是酸麻杀虫药：乌梅、川椒、细辛；第二部分是苦寒药：黄连、黄柏；第三部分是辛热药；干姜、肉桂、附片；第四部分是扶正气药：党参、当归，共10味药组成。柯韵伯对乌梅丸的组方做了解释，他说："蛔得酸则静，得辛则伏，得苦则下。"因此，乌梅丸的特点是酸苦辛并进，寒热并用，邪正兼顾。当然，乌梅要重用，用一点点是不能起效的。我在治疗这个病人时，为什么不用党参而用大黄呢？第一，因为病人发病才4天，形气未衰；第二，病人便秘，大便2天没解，所以要通下；第三，为了取急效，立马止痛。第3服药蛔虫就下来了，这就是见了急效。

51. 治急性腹痛、缩阴昏厥的病人（急腹症，危急病症）

【诊疗经过】

覃某，男，30多岁，是当时农村里的坐队干部，是1964年给他治的病。以前农村都有坐队干部，是县里派来协助农村

工作的，这个干部就住在农民家里。一天清早，他从外地回到住户家里，突然腹痛，痛得在床上打滚，过了一会儿痛得昏厥过去了。住户一看就慌了，赶紧派了个小伙子去医院找我，我刚端起饭碗，早饭还没来得及吃，就随这个小伙子走了。我们一路小跑，跑了七八里山路赶到农民家一看，病人昏厥、四肢冰凉。于是，我唤醒病人，病人醒后大呼"哎呦"，我问他痛在哪里，他说是肚子痛。我一摸，他腹部是冷的，他指着阴部，我把他裤子拉下来一看，发现整个阴囊、睾丸、阴茎都不见了，缩进肚子里去了。我也是第一次看到这种病，这是"缩阴症"，过去只在书上看到过。病人面色苍白、四肢厥冷、舌謇语涩，口唇发紫，舌苔薄白，脉沉细。怎么办呢？我当时惊慌了，"舌卷卵缩"，这是要死人的。好在当时年轻，反应特别快，就问农民说："你家里有胡椒吗？"农民在邻居家借了点胡椒，我让他碾成粉末加红糖冲水，灌给病人喝下了。另外，又让他把盐炒热，装在布袋子里熨他的小腹部。然后，我就给他开了个处方——暖肝煎加胡椒。我一直守在那里，等着药买回来，煎好给病人喝。大概过了半天，病人腹部不痛了，再看病人的阴部，发现他的阴茎、睾丸都已经出来了，病人可以坐起来和我说话了。第2天再去看病人，病人完全好了。

【简要阐述】

（1）关于缩阴症

这个病人是由于急性缩阴而导致的腹痛，中医经络学认为：足厥阴肝经"过阴器，抵小腹"，所以，无论男女，阴部都由足厥阴肝经所主。男子的疝气、女子的阴部急痛，以及男

女的少腹痛，我们首先要责之于肝，因为，这是肝经经脉所循行的主要部位之一。为什么会突然出现缩阴呢？是寒滞肝脉。寒气伤了肝的经脉，不仅阴部急痛，而且疝痛，少腹拘急，拘急到一定程度，不就阴器收缩吗？男女都一样。《灵枢·经脉》说："足厥阴气绝，则筋绝。"筋绝有什么症状呢？"唇青、舌卷、卵缩……"这个病人恰巧症状就是口唇青紫、四肢厥冷、舌卷不能伸、说话謇涩、阴部收缩、脉沉细。虽然最突出的表现是少腹痛，但实际上还有以上这些复杂的症状。这是个很典型的寒滞肝脉的急性缩阴症，按《灵枢·经脉》讲，这就是"筋先死"。可见经脉被寒气严重伤害后可导致生命危险。

（2）关于暖肝煎

暖肝煎出自张景岳的《景岳全书》，它的主药是沉香、乌药、小茴香、肉桂、生姜以及当归、枸杞子、茯苓，当然重点是温肝脉的沉香、乌药、小茴香、肉桂。用胡椒干嘛？胡椒是散寒止痛的，而且胡椒有下达的功能，还有壮元阳的功能。

52. 治左侧少腹刺痛的病人（不明原因的急性腹痛，疑难重症）

【诊疗经过】

杨某，男，17岁，农民，1974年就诊。患者左侧少腹部疼痛7天，疼痛部位与右侧阑尾点遥遥相对，疼痛非常剧烈，病人呼叫不止。这个孩子是他家中叔伯3人唯一的男孩，娇生

惯养很任性。由于在医院住了 3 天还没有止痛，他就拿毛巾勒自己脖子要自杀，后来又偷偷跑到医院的厨房拿了把菜刀，往自己肚子上划了两刀，他要求做手术。好在伤口不深，被医院发现腹部皮肉伤口流血，只好帮他缝合包扎，可见他痛得多么厉害。腹痛同时伴有腹胀、便秘、呕吐，痛处固定不移，为刺痛，面色淡白发青，四肢厥冷，舌苔薄白，脉沉伏。西医诊断为急腹症待查。中医诊断为瘀血腹痛，因为他痛处固定，如针刺样，而且拒按，所以选用桃核承气汤合失笑散。一服药吃完就止痛了，服第二服药腹痛全止。但第 3 天又大喊大叫腹痛发作了，急忙把我请到病房。我一问原因，原来是家里人看他好了，就杀了一只大公鸡，争相喂给他吃，于是肚子又痛起来了。这个情况倒好办，我给他开了个小承气汤加保和丸，一服药就好了。这是因为腹痛之后，肠道功能尚未恢复，又暴饮暴食，大吃了一顿鸡肉，使肠道阻隔而疼痛发作了。这个病人后来当了村支部书记，这么多年一直还记得当初快死了，是我救了他，见了面他还跟我讲起这件事。

【简要阐述】

（1）关于瘀血腹痛的诊断要点

腹痛的原因有气滞、有血瘀、有食积，还有火热。气滞里面以寒气为主，气滞的症状一般有腹胀，嗳气，矢气，敲起来腹中有声，腹胀如鼓。是寒气的必然有畏寒肢冷，口不渴，舌苔薄白，脉沉细。是火热的必然有口苦，大便秘，小便黄，舌苔黄，脉数。瘀血的腹痛特点有 4 个：疼痛部位固定，刺痛，拒按，舌紫。当然，张仲景还讲了"但欲漱水不欲咽"，这也

是瘀血的症候，但不典型。因此，瘀血腹痛主要是上述四个特点。

（2）关于瘀血腹痛的治疗原则

瘀血腹痛的治疗原则要把握两点：第一，中医学认为"气为血帅"。意思是气血之间的关系是以气为主，气能生血、气能行血、气能摄血。所以，补血要先补气，因为气能生血。比如归脾汤可以补血，但是它的主方是黄芪四君子汤，是补气的，不是补血的，真正补血的药只有当归和桂圆肉。又如当归补血汤里面，黄芪的分量是当归的 5 倍，这说明虽然目的是补血，但要先补气，因为气能生血。那么行血呢？由于气滞血就停，所以治血瘀要先行气，因为气能行血。所以，补阳还五汤里黄芪用量多达四两（约 150 g），而归尾、赤芍、川芎、桃仁、红花、地龙加起来不足一两（约 37.5 g），这就体现了行血要先行气的理论。第二，《素问·调经论篇》说："血气者，喜温而恶寒。寒则泣不能流，温则消而去之。"说明血气是喜温热而恶寒冷，如果遇到寒冷则滞涩而不流通，遇到温热则消散而去之。那么，我们治疗瘀血的病，只要病人没有明显的热象，就可以用温散法。当然，我们临床要根据病人的具体表现来选方用药，而不是随心所欲。病人的具体表现是我们选方用药的依据。假如有明显的火热，当然要清火热；如果没有，就要温通，桃核承气汤就符合温通这个原则。

（3）关于桃核承气汤和失笑散

桃核承气汤是什么方呢？它是调胃承气汤加桃仁、桂枝而成，桃仁是祛瘀的，桂枝是温通的。为什么加桂枝呢？就是根

据《内经》"温则消而去之"的理论来指导用药的。

失笑散出自《太平惠民和剂局方》，这部成药典是由北宋官方颁布的。失笑散只有两味药，蒲黄和五灵脂，治疗产后恶露不行，少腹急痛，也就是产后瘀血所致的腹痛，当然也可以治疗一切瘀血腹痛。本病例用了桃核承气汤加失笑散，可谓是效如桴鼓。

（4）临床选方的原则

方证相符是临床选方的基本原则。我们选方一定要抓住病机，所谓病机，包括病邪的性质、病变的部位，也就是疾病的关键，当然，还有病人的主症。这几个要点必须抓住，才能选好方，故称为"方证合拍"。比如，我们刚才举的例子，少腹刺痛，刺痛部位在腹部而不在四肢，所以才选桃核承气汤。为了加大它的止痛作用，又用了活血止痛的专方失笑散，这效果不就很好了吗？所以临床治病选方的准确性极其重要。

二、诊治妇科疾病的奇迹

1. 治阴部灼热、伴严重心烦失眠的老妇人（神经症、抑郁症，疑难病症）

【诊疗经过】

喻某，女，66 岁，长沙人，1997 年冬就诊。病人心烦、失眠 30 年，长期服用进口安眠药（其儿子在德国，药品从德国邮寄过来）。近 2 年来心烦明显加重，彻夜不眠，躁扰不宁，呼叫不止，严重时以手抓其胸部。诊时察看病人胸脘部抓痕累累，血迹斑斑，舌红苔黄，脉弦细数。中医辨证：阴虚火旺型失眠，方用黄连阿胶汤 10 剂。可是服药后诸症未减，失眠、躁扰如前。次诊，细察其所抓之处并详细询问症状，得知她最难受的部位是阴部，灼热如烧烤一般，必须抓揉，以至于局部的皮肤破损，煎熬难忍，乃至于整个胸腹部。私询其女，方知其母 36 岁守寡，至今 30 年未嫁，抚养一对儿女，长期的失眠心烦与单身抚养儿女有直接关系。重新考虑她失眠的病机为：相火燔炽，扰乱心神。改方用龙胆泻肝汤 15 剂，服药后病人症状大减，阴部烧灼感明显减轻，夜间已能安卧。三诊方用黄连阿胶汤合大补阴丸收功，共服药月余，这个病就治好了。

【简要阐述】

(1) 全面仔细地诊察是准确辨证的前提

唐代大医家孙思邈曰："省病诊疾，至意深心，详察形候，纤毫勿失。"中医诊病依靠望闻问切，而不是西医的检查指标，因此四诊必须细致，必须详细。没有仔细全面地诊察，就不可能准确地辨证。《素问·五脏别论篇》曰："凡治病必察其下，适其脉，观其志意，与其病也。"其中"察其下"应为"察其上下"，说明我们诊治疾病一定要观察病人的周身上下；同时还要诊脉，并观察其精神状态及症状表现，这才是全面诊察。在这个病例中，病人最痛苦的病变部位在下腹部，是阴部灼热，由于阴部灼热，而失眠不愈。这也恰恰说明了临床诊断必须详尽，必须全面，必须仔细。

(2) 中医治病必须审因求本

我们在临床治疗疾病的时候标本缓急是要灵活运用的。《素问·至真要大论篇》曰："必伏其所主，而先其所因。"其中"必伏其所主"就是一定要制伏疾病的根本，浅显地讲，就是一定要制伏疾病的主症；"而先其所因"即必须首先弄清楚疾病的病因。我们治疗这些疑难病症，既要制伏疾病的根本、主症，又要弄清楚疾病的原因。以这个病人为例，主症是失眠，但是她的病情之急在于阴部的灼热感，因此必须先泄相火，后安心神，这就是标本缓急。中医治病必须分清主次，必须分清楚标本缓急，好比人们做事情要有主有次，这是同样的道理。

我经常讲，中医学不是玄学，是古人在实践中认识、总

结、升华出来的理论知识，是和日常生活实践密切结合的。治病分标本缓急和我们日常工作处理事务是一模一样的。要处理的事情哪一个是主要的，哪一个是紧急的，必须先处理主要的、紧急的事情，再处理次要的、不急的事情，这就是标本缓急。我们治病也是这样，疾病是什么原因引起的，问题的本质关键是什么？若问题总是解决不了，就要把这个原因搞清楚，把问题的根本点搞清楚，弄清了原因，抓住了本质，才能处理好这个复杂的病情，这不就是一个道理吗？

（3）关于龙胆泻肝汤和黄连阿胶汤

龙胆泻肝汤出自《医宗金鉴》，是泄肝火、清肝经湿热的名方，它对于治疗肝经、胆经湿热的病毒性疾病有特殊作用。现在人们研究中医药，有个别人研究的方法不对。如龙胆泻肝汤药物组成有龙胆、木通。有人进行药理研究，说这两味药可损伤肾脏，这就是外行话了。我们不要一味的以为龙胆、木通是损伤肾脏的，如果讲这个话，那就不是学中医的。因为中医用药是针对治病的，又不是让人天天去吃这种药，不是把药品当食品用。何况中医用药是注重方剂配伍作用的，配伍之后，药物之间有相互助益、相互补充、相互监制的作用。中医治病选方是因证选方，用方用药的针对性是极强的，不是乱用的。《黄帝内经》曰："有故无殒，亦无殒也。"就是说有这么一个缘故、这么一个病证在（有故），用这个方药就对人体没有损伤（无殒）。凡是符合龙胆泻肝汤证的，用此方就是治疗此病，对人体就不会有损伤。"有故无殒"本来是对孕妇说的，其原意是说，孕妇有这个病，便只管用对应的药，"亦无殒

也"是说对胎儿也不会有损伤，因为治病的目的就是为了保胎，保护正气。

黄连阿胶汤出自张仲景《金匮要略》："心烦不得卧，黄连阿胶汤主之。"黄连阿胶汤的功效是滋阴降火，是用于治疗阴虚火旺失眠的处方。

2. 治经前便血、泄泻 20 年不愈的病人（月经期的慢性肠炎，疑难病症）

【诊疗经过】

杨某，女，40 岁，国家机关工作人员，2008 年就诊。诉每于月经行经之前 1 周必发泄泻，泄泻之后就必然大便下血，血色较暗，月经来潮后则泄泻、便血停止。如此持续反复发作，病已 20 年。既往月经正常，经量略少。兼精神疲乏，面色淡黄，舌淡苔薄白，脉细。中医辨证：中气不足，气虚证。方用黄土汤加地榆炭服 30 剂，加地榆炭的目的就是加强止血的作用。服药 1 个月后便血停止，大便仍稀溏，次诊方用参苓白术散加干姜炭，加干姜炭的目的是温中止血。服药 2 个月后，其病彻底治愈，多次追踪其病未再发作。

【简要阐述】

（1）经前便血的辨治要点

经前便血是妇科学上的一个病症，按照一般的辨治纲领分为三类情况：第一类病机是血热，症见便血、血色鲜红，甚至月经先期，口苦尿黄，舌红苔黄，脉数，方用张景岳的约营

煎；第二类病机是阴虚内热，症见便血兼手足心热，口干夜甚，以养阴清热止血为治法，方用《景岳全书》的保阴煎；第三类病机是脾肾两虚，气不摄血，症见疲乏，食少，大便稀溏，可伴有腰膝酸疼，方用傅青主的顺经两安汤。

《金匮要略》里有近血、远血之分："下血，先便后血，此远血也，黄土汤主之。下血，先血后便，此近血也，赤小豆当归散主之。"从表面上讲，远和近是针对患者的出血部位离肛门的远近而讲的。所谓远血，就是出血部位离肛门远一点，病位在胃；所谓近血，就是出血的部位离肛门近一点，病位在直肠。实际上张仲景还讲了一个病邪性质的问题：来自胃中的远血是中焦虚寒所致，阳气亏虚，不能温摄血液，方用黄土汤；来自肠中的近血是肠中湿热所致，下血污浊，方用赤小豆当归散，我们后世还可以用槐花散。

读张仲景的书有个很重要的方法，就是以方测证。张仲景的书中从来不讲病机，只讲病人的症状，症状之后就是处方治疗，需要自己去琢磨病机，这就叫以方测证。

（2）经前泄泻的辨证

经前泄泻，即行经之前腹泻，也是妇科疾病里的一大症状。"经行泄泻是脾虚，鸭溏清痛乃寒湿"，此语出自《医宗金鉴·妇科心法要诀》。这就告诉我们经前泄泻的病机要么是脾虚湿胜，要么是寒湿困阻。

（3）关于黄土汤

黄土汤，方中有灶心土、阿胶珠、黄芩、地黄、炒白术、附子、甘草七味药，其中附子是温阳的，治疗泄泻时常去附

子，改用干姜。为什么呢？附子与干姜二者有何区别？附子温阳以温肾阳、温心阳为主，干姜以温中阳为主，这是两者的区别。古人云："干姜守而不走，附子走而不守。"附子走四肢作用强，干姜守中焦作用强，故改用干姜。

灶心土，又称伏龙肝，是农村柴火灶心锅底下煅烧了几十年的黄土，其作用是温补中焦。现在很少有灶心土了，在难以找到灶心土的情况下可以用什么代替呢？可换用桃花汤，方中的赤石脂、干姜、粳米是可以代替灶心土的作用的。

3. 治堕胎之后大崩血的病人（失血性休克，危急重症）

【诊疗经过】

伍某，女，40岁，农民，1964年就诊。病人家境贫困，已生育4个子女，因当时农村尚未开展计划生育工作，未避孕而又怀上第5胎，家庭没有能力养育。当时农村医院尚无人流手术，故自己找农村的草药医生用土办法来堕胎，堕胎后大出血，血流不止，并昏倒一次，家人遂请我前去诊治。到病家之后见病人躺在床上，其床上、床底都是血迹，病人奄奄一息，昏昏沉睡，精神极度疲乏，四肢瘫软，不能动弹，自汗肢冷，面色淡黄，舌淡脉细。中医诊断：崩漏。这是堕胎以后的大崩漏，西医应诊断为失血性休克，病情很危险。可是当时农村山区交通条件很差，由于条件所限，不允许抬病人去医院抢救，没办法，只能用中药抢救治疗。当时处方用固本止崩汤的大剂

量，取药 1 服，白天吃完了，晚上再拣 1 服，一昼夜，吃 2 服药，阴道出血就止住了。病人精神随之好转，可以自己坐起来了，就开始进食了。第二个处方改用加参胶艾汤收功，病人就这么被治好了。

【简要阐述】

（1）女子崩漏的辨治要点

崩漏是女子阴部不规则下血的统称，崩和漏是有区别的。《医宗金鉴》讲得很清楚："淋沥不断名为漏，忽然大下谓之崩。"这两句话说得非常到位，突然的大下血，这叫大崩血，又称为血崩，下血很多就叫大崩。血崩这个词语最早见于《黄帝内经》，一篇是"六元正纪大论篇"，一篇是"阴阳别论篇"。如果是阴道出血淋漓不止，断断续续，有的拖延半个月，有的甚至拖一个月、几个月，说多又不多，但是天天都有，这叫漏血。崩和漏不一样，顾名思义，崩者山崩地裂，漏者像屋漏水一样慢慢渗漏，古人诊断疾病用字词用得很到位。

崩血是一个急症，我们后世总结治疗大崩出血要把握 3 点原则：第一，塞流，就是止血。第二，澄源，澄清疾病的根源就叫澄源，找出疾病的原因，并针对这个原因治疗；崩血治疗先止血，止血以后再根治原因，明确病因是血热、虚寒还是血瘀引起的。第三，固本，等崩血完全止住以后，就要固其根本，其一固脾胃，其二固冲任。这是中医治疗妇科病血崩的原则，即塞流、澄源、固本。换句话讲就是，第一要止血；第二要先其所因，要针对病因来治疗，解除病因；第三要固根本，这就是治疗崩漏的三原则。治疗这种大崩出血，必须要以止血

固脱为急务，止血固脱，防止病人失血过多而死亡。

治疗漏下一般是固冲任，固冲任就要养肝肾，有虚寒的要补虚、温寒；有血热的要养血、清热。漏下较之崩血那要轻缓得多，这是一般的治疗原则。

（2）关于固本止崩汤

固本止崩汤出自《傅青主女科》，傅青主老先生是一位妇科专家，他不是理论家，讲理论讲得少，而是一位临床家，他的方绝大部分临床用之都很有效。我在临床上用了大量《傅青主女科》的方，无论是治疗月经病、带下病、胎产病等，都很有效。固本止崩汤方中六味药：人参、黄芪、白术、当归、熟地黄、黑干姜。人参、黄芪、白术益气，黑干姜温中，姜一定是姜炭，即黑干姜，它可温中止血，再加当归、熟地黄滋阴养血。方名叫固本止崩，固本就是固中气、固根本，就是固摄元气的衰脱来止崩。血崩病人死亡的主要原因是大失血后，气随血脱而亡阴亡阳。所以补血要先补气，止血也要先固气。在大失血的情况下人已经发生虚脱了，在没有输血的条件下，主要是补气，只有元气固摄了，才能够止血、生血，这就是中医的原则。固本止崩汤里面用参和芪就体现了这么一个道理。

（3）关于胶艾汤

胶艾汤出自《金匮要略》："妇人有漏下者，有半产后因续下血都不绝者，有妊娠下血者，假令妊娠腹中痛，为胞阻，胶艾汤主之。"总而言之，上述漏下及妊娠下血伴腹痛者用胶艾汤。张仲景的胶艾汤，是一个专治漏下的方。后世就围绕这

个方做了分析，胶艾汤之所以治漏下，是因为其作用主要是固冲任。处方其实很简单，就是四物汤加阿胶和艾叶。注意阿胶一定是阿胶炭，即阿胶珠，不是生阿胶。生阿胶是养阴的，它没有止血的作用，比如黄连阿胶汤、加减复脉汤、大定风珠或者二甲、三甲复脉汤的阿胶都是用生阿胶。临床上用于止血的胶艾汤、茜根散等都是用阿胶珠，阿胶珠都是要用蒲黄炒的，它有止血的作用。如果治肺结核、肺穿孔引起的大咯血，处方用月华丸，月华丸里面的阿胶是要用海蛤粉炒的。这里有微妙的小知识，这个微妙之处我们要是不知道的话，用药就不能达到它应有的效果。

4. 治妊娠后抽搐、僵直、昏厥的病人（妊娠子痫，抽搐昏厥，危急病症）

【诊疗经过】

杜某，女，20 岁，农民，1971 年诊治。这个诊疗情况很有意思，说起来就像讲一个很特殊的故事一样。当时响应毛主席"626"批示，农村基层医院的医生们每天走家串户搞出诊。有一天，我走到一个杨家大院，一位姓伍的支部书记在路上拦着我，他说："我们这里死了一个人，你帮我看看。"我便跟他开玩笑，我说："我是诊活人的，不是诊死人的，死了人找我干什么。"他说："这个人死了，还没冷。"我说："什么时候死的？"他说："天亮的时候死的。"一看，太阳快当午了，我还是跟他开玩笑："现在还没冷，等下就冷了。"但我

虽口里这么说着，却跟着他走进病家了。当地的人民医院已经来过两个医生看了，认为病人确实死了。病人躺在草席上，周围的亲属妇女们大哭，男人们在准备棺材。我去了就摸患者的脉搏，没摸到脉搏，她两手握固，笔笔直直，手指很硬，掰不动，我就试着把手往上扳一下，这一扳整个人都动了。腿也是硬的，我把腿一扳，整个人也动了，臀部也跟着上来了。脖子也是硬的，我一扳她脑袋，脖子也上来了，手能从脖子下面伸过去，这不就是角弓反张吗？四肢僵直，角弓反张，两手握固，口噤不开，喉中没有痰响，双目紧闭，整个人除了体温正常以外，跟死人一模一样。我当时思忖：按照常规，人死之后，应该是先冷而后僵，这是一个常识。而这个病人，四肢僵直，状若死尸，但是体温正常，这不是有疑问吗？我再次诊脉还是没摸到脉搏，于是我让人拿来一面小镜子，用毛巾擦干净，往病人的鼻子嘴上一放，30秒后拿开一看，整个镜面热雾腾腾。病人没死！我立刻要啼啼哭哭的那些女人们停止哭声，并立即把病人抬至床上。并让支部书记派人去烧竹沥、捣姜汁，然后取出随身携带的针灸针，用开水一煮，用白酒一消毒，给她针刺合谷。随后用筷子把病人牙齿撬开了就灌竹沥汁和生姜汁，灌了大概20分钟，病人喉中痰响，最后一声哼响，病人就苏醒了。病人醒后我仔细追问病史，才知病人已停经4个月，断断续续出现四肢抽搐1个月，前一晚整夜持续抽搐，到天亮以为抽风死了。这是一个典型的子痫，子痫昏厥。我察看病人舌红无苔，辨证为阴虚风动证，处方用大定风珠。我在她家里守了整整半天，把这药灌了进去，病人活了。这是一个

奇迹，子痫的病人不仅救活了，胎儿也保下来了。大家知道西医治疗子痫证首先是要终止妊娠的，一般胎儿都保不住。

【简要阐述】

（1）中医治疗子痫病的辨治法则

子痫病一般在妊娠 4 个月之后就可能发生，而发生子痫最多的是在妊娠 6～7 个月之间（妊娠 20 周之后）。子痫病的病机是风，故症见头昏，肢麻，双目失明，抽搐，甚至于昏迷，西医称为子痫惊厥。子痫惊厥是危重病候，容易导致死亡。中医治疗子痫病要分虚实，实证就是外风入中和热盛动风，虚证就是血虚生风和阴虚动风。第一种是实证，若是由外风入中所引起的，外风入中一定要有外风的形证，一开始发热恶寒，甚至于口眼㖞斜，风中经络，可以按照风中经络来施治。历史上的名医有记载，比如《外台秘要》记载有葛根汤，就是治疗外风入中的，跟中风是相类似的。若是热盛动风，抽搐、肢麻之外，兼症为发热、口渴、口苦，方用《普济本事方》中的羚羊角汤。第二种就是虚证，营养不良，体质虚弱，加上劳作不休，妊娠时血虚，血虚生风，这在我国 30 年前、40 年前、50 年前的农村妇女多见，方用钩藤汤，钩藤汤出自《妇人大全良方》。还有一种是阴虚动风，也属于虚证，妊娠抽搐、心悸、口干，并见舌红无苔，甚至于手足心热，脉细或脉细数，要用大定风珠治疗。

大定风珠本来不是妇科的用方，古人也没有在妇科学上讲大定风珠治疗子痫，这是吴鞠通《温病条辨》的汤方，我是把它借来用的。肝肾阴虚，真水亏乏，水不涵木，造成肝风内

动，因此就借用了大定风珠。

（2）诊断疾病必须明察秋毫，细审独处藏奸

我们看到古代一些法庭正厅挂的匾额叫明察秋毫，就是说审案的时候要明察秋毫。我们中医诊断疾病，跟公安局查案是一样，要明察秋毫，细审独处藏奸。关于这个病案，有三点可谓明察秋毫：第一个察秋毫，用的是农村的土办法，用个小镜子放到口鼻前面，通过查看有无水蒸气来测出她是否还有呼吸；第二个察秋毫就是详细询问，弄清她是妊娠以后的抽搐，抽了1个月后出现的昏厥，确诊她是子痫病；第三个察秋毫，查她的舌红无苔，确定这是一个典型的阴虚动风出现的抽搐，所以才果断地使用大定风珠，取得了出奇的效果。

这就印证了张景岳所讲的一句话："必察独处藏奸。"好多的疾病非常复杂，非常隐蔽，它在某一个单独的地方藏着奸邪，临床上往往通过某一个特点就可以洞察出这个病人的疾病本质，搞清病变的所在，这就叫"察独处藏奸"。中医临床治病，真的不容易，确实不简单。吴鞠通讲："学医不精，不若不学医。"学医学得好，是救人的；学得不好，反而会误人的。

5. 治产后暴喘、自汗、面唇发紫的病人（产后突发心衰，危急病症）

【诊疗经过】

丁某，女，39岁，农民，1970年就诊。产后7天突发暴

喘，连续 5 天，诸药不效，紧急求诊。出诊，见病人喝喝而喘，语言困难，张口抬肩，时而咳嗽，喉中有痰，胸闷胸痛，自汗不止，面唇紫暗，爪甲青紫，舌紫，苔薄白，脉细。诉既往无哮喘宿疾，西医诊断：急性心衰；中医诊断：败血冲肺。方用二味参苏饮，服药 2 剂，喘促大减。再开 3 剂，原方加丹参、桃仁、贝母。用丹参、桃仁加大祛瘀的作用，贝母用来化痰，共服用 5 剂药，暴喘就平住了。

【简要阐述】

（1）什么叫败血冲肺

败血冲肺是指产后恶血未下尽，仍有瘀血，上冲于肺，影响肺气。败血冲肺的临床特点是：突然发生的急暴喘促、胸闷、汗出，口唇发紫，舌紫，爪甲发紫，面色发暗，治疗主方是二味参苏饮。

（2）产后有三急三冲

张璐是清代中医名家，其子张倬的文章《产后与伤寒》里写了产后三急三冲。产后三急是泄泻、呕吐、自汗。因为产后亡血，再呕吐、泄泻、自汗则伤津，亡血失津是危及生命的。产后三冲是败血冲心，败血冲肺，败血冲胃。败血冲心，是瘀血没有去除，上冲于心。冲心有四大主症：第一是心中烦躁，第二是卧起不安，第三是神志不清，第四是神魂颠倒。败血冲肺就是突然暴喘、胸闷、汗出。败血冲胃症状有三：第一腹胀，第二呕吐，第三烦乱。

如果当年我没读张璐的书，就不知道产后有败血冲肺这个病证，对这个病我就治不好。这是当年读书读出来的，所以我

经常讲，读书要善于留意，并且要把书中的疑问放到脑子里面，多思考，不要读了就忘了。

（3）关于二味参苏饮

二味参苏饮出自《妇人大全良方》，方中仅两味药：人参，苏木。人参，补元气的；苏木，祛瘀血的。就这么两味药，配伍以后奇妙无比，效果特别明显。

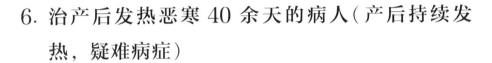

6. 治产后发热恶寒 40 余天的病人（产后持续发热，疑难病症）

【诊疗经过】

熊某，女，28 岁，湖南人，定居美国，2005 年 9 月就诊。病人在美国生完小孩 3 天以后开始发热，40 多天不退热，其家人打电话询诊，我说必须看病人，无奈之下，只得专门回国诊治。详询其发病经过，自诉生完小孩后医院连续 2 天提供冰牛奶、冰罐头、冰西瓜，第 3 天就出现发热。医院进行物理降温、输液、吃药均不效，发热恶寒不退，反而加重，并且断了乳汁。就诊时发热已将近 50 天，热势在 38 ℃～39 ℃之间，伴有明显的恶寒，全身酸痛，口不渴，舌苔薄白，脉细而缓。《伤寒论》云："病有发热恶寒者，发于阳也。"今患者虽发热 40 余天，但其恶寒明显，肯定是表邪未解。因此，中医诊断：气虚兼感寒发热，方用人参败毒散。服药 3 剂后，发热已完全消退。退热以后再予十全大补汤以补益气血，服药 15 剂后患者奶水渐复，病治愈了。这病一下子就解决问题了，看起来似乎

很简单，但病人在美国40多天没退热啊，病情已经不简单了。

【简要阐述】

（1）产后发热的辨治纲领

产后发热的辨治纲领有三类：第一是外感发热，第二是血虚发热，第三是血瘀发热。产后由于气血衰弱，最容易外感发热，外感症状有发热、恶寒、头痛、身痛，甚至还有咳嗽。产后大出血可以引起血虚发热，与白虎汤证极似，症见大热、大渴、大汗，唯其脉大而芤是鉴别的关键。李东垣《内外伤辨惑论》曰："血虚发热，证象白虎。惟脉不长实，有辨耳，误服白虎汤必死。"产后血虚发热，要用大剂当归补血汤，绝对不能用白虎汤，这是一大禁忌，也是我们临床诊治产科病的一个非常重要的关键。第三个就是血瘀发热，产后瘀血未尽，发热，必然兼腹胀，腹痛，下血甚少，甚至于夜热尤甚。这是产后发热的三大证，我们治疗产科病首先要把握这三点。

（2）中医治病要讲究因人、因地、因时制宜

一个中国人在美国生了孩子以后，喝的是冰牛奶，吃的是冰罐头、冰西瓜，并且一发热就给物理降温，甚至于还要到外面淋雨去，这是美国人的搞法，不是我们中国人的搞法。这不应当因人而异吗？妇人产后体质本来就弱，她并不习惯像外国人那样吃冷饮。她越喝冷饮，寒气越重，于是最后乳汁都没有了，发热恶寒也持续不休。我们中医治病必须要了解民情风俗，了解人的体质差异，了解地理环境，这个非常重要，这就体现了三因制宜。这个病人在美国为什么治不好，而我偏偏用一个人参败毒散就给治好了，这不是四两拨千斤

吗？为什么我不用荆防败毒散而用人参败毒散呢？患者发热恶寒拖了40多天了，体质弱了，这个时候虚实夹杂，因而要用人参败毒散益气解表。

7. 治腹部手术后阴冷如扇的病人（宫颈息肉切除术后，疑难病症）

中医创造奇迹——熊继柏诊治疑难危急病症经验集

【诊疗经过】

何某，女，54岁，湖南某大学教师。

2005年7月此女教师前来就诊，诉3个月前在医院做宫颈息肉切除术，手术顺利，但是术后觉少腹部疼痛，并自觉腹部明显畏冷。当时做手术的医生进一步给她做治疗，其少腹部疼痛基本解决了，但少腹部畏冷却有增无减。冷到什么程度呢？她自己讲就像一台电扇放在她的这个裆下，朝里面吹冷风，她这个描述非常到位。而且阴部不仅畏冷，尤其还伴有拘缩之感。询其小便清长，口不渴，兼有腰酸痛。舌苔薄白，脉沉细。中医辨证为寒滞肝脉，拟暖肝煎加附子温肝脉，散寒气。

1个月后复诊：诉少腹及阴部畏冷感已完全消失，腰部酸痛已显减。但觉精神较疲乏，口微渴，舌苔转薄黄，脉细。改拟归芍地黄汤加参，滋补肝肾兼以益气，善后巩固之。

【简要阐述】

（1）"阴冷如扇"是寒气滞肝脉的特殊病症

《金匮要略》曾载"少腹如扇"一证，曰："妇人妊娠六七月……腹部恶寒者，少腹如扇，所以然者，子脏开故也，当

以附子汤温其脏。"是指妊娠而子脏开，寒冷之气乘虚入腹所致之证。本案阴冷如扇则是由腹腔手术之后，寒冷之气乘虚入腹所致之证，与《金匮要略》所述基本相同。《素问·举痛论篇》云："寒气客于厥阴之脉，厥阴之脉者，络阴器，系于肝，寒气客于脉中，则血泣脉急，故胁肋与少腹相引痛矣。"少腹及阴部为足厥阴肝脉所系，故本案"阴冷如扇"，取暖肝煎加附子，温肝脉以散寒气。

（2）暖肝煎加附子是遵古法而运用

暖肝煎是一剂理气方药，出自《景岳全书》。我在前面已经提到过，此方主治因肝肾不足，寒客肝脉，气机郁滞所致的肝肾虚寒证。以温肝为主，兼有行气、散寒及利湿作用。方中肉桂辛甘大热，温肾暖肝，祛寒止痛；小茴香味辛性温，暖肝散寒，理气止痛，二药合用，温肾暖肝散寒，共为君药。当归辛甘性温，养血补肝；枸杞子味甘性平，补肝益肾，二药均补肝肾不足之本；乌药、沉香辛温散寒，行气止痛，以去阴寒冷痛之标，同为臣药。茯苓甘淡，渗湿健脾；生姜辛温，散寒和胃，皆为佐药。综观全方，以温补肝肾治其本，行气逐寒治其标，使下元虚寒得温，寒凝气滞得散，则睾丸冷痛、少腹疼痛、疝气痛等诸症皆可选用。

本方补养、散寒、行气并重，运用时应视其虚、寒、气滞三者孰轻孰重，相应调整君臣药的配伍关系，使之更能切中病情。凡肝寒气滞，症状偏在下焦者，均可用此方加减。

据《金匮要略》所载："妇人……少腹如扇……当以附子汤温其脏。"本案治以暖肝煎加附子，正是遵古法而运用。

8. 治乳衄不止的老妇人（乳房导管扩张，疑难病症）

【诊疗经过】

陈某，女，79 岁，长沙市居民。

2004 年 5 月就诊，老妇人患左侧乳头渗血，连续 4 个月不愈，每天需用纱布易换数十次，换下的纱布均被鲜血所染。医院 B 超发现其左乳腺导管异常，并建议手术治疗，因病人年迈不愿做手术，故前来就诊。观察其乳头在 3 分钟之内约有数颗血珠渗出，血色鲜红。乳头并无红肿疼痛，左乳房略有胀痛感，但乳中并无结节肿块。询其右乳则一切正常。过去曾有胃炎病史，现胸中常有灼热嘈杂感，伴心烦，口苦，口干欲饮，大便较干，小便略黄，舌红，苔薄黄，脉细数。察其舌脉，综合分析辨为血热乳衄证，治以凉血止血，方用十灰散合犀角地黄汤。

服药 10 剂后，乳头出血约减少 1/3，左乳房中仍时有胀痛感，心烦及胸中灼热明显减轻，舌红，苔薄黄，脉细。药已取效，效不更方，拟原方加味再进 10 剂。

三诊见其左乳头出血已止，胸中灼热感亦除，左乳房胀痛感明显减轻。舌红，苔薄黄，脉细。药已中病，再拟原方加味，进一步巩固疗效，以达痊愈。

【简要阐述】

（1）乳衄多为心肝郁热所致

老妇乳衄，临床少见。而本证具备一派火热征象，而乳头

属肝，心主血脉，故乳衄当属心、肝郁热，迫血妄行，故以凉血止血之方药而获效。

（2）乳衄的辨治法则

乳衄名出于《疡医大全》，指乳头向外溢血的一类病症，包括现代医学之导管内乳头状瘤、导管扩张、导管炎症及乳房恶性肿瘤等疾病。本病多发于35～50岁的妇女，且近年来有发病率升高的趋势。根据经络循行，我们知道足厥阴肝经循经乳头，足阳明胃经循经乳房。乳衄的发病与肝脾胃有密切的关系。忧思过度，肝脾胃受损，肝郁化火，肝不藏血，胃火迫血，或脾虚不统血均可致乳头衄血。

乳衄的辨证特点可有虚实两端，实证多为热证溢血，色鲜红，频频自溢，突然发作，以风热伤络、肝郁化火多见。虚证乳衄，血色淡红，徐缓而出，挤则增多，多间歇性溢血。

由于本病早期仅表现为乳头少量出血，无其他不适，且乳房内又触不到肿块，所以很容易被人们忽视。殊不知有些乳头出血就是乳癌的症状之一，因而对本病应做到早发现、早诊断、早治疗，以免诊治失误。

（3）关于十灰散

十灰散出于《十药神书》，其功用凉血、止血，并兼凉血化瘀，用于吐血，并可用于妇女血崩及一切血出不止诸症。

9. 治妊娠突然双目失明的病人（妊娠子痫，疑难重症）

【诊疗经过】

吴某，女，26 岁，1977 年 6 月就诊。

病人自诉在 1976 年初，妊娠 6 个月时，自觉头晕，耳鸣，心烦，四肢麻木，以致坐立不稳。当地医生曾做眩晕病治疗，效果不显。不久又出现全身肌肉阵发性痉挛，并突然双目视物不清，送某地区医院检查，血压 158/112 mmHg（21/15 kPa），诊断为妊娠高血压，子痫病。经人工引产后，其病方愈。医生嘱其不可再妊娠，应废止生育。可是 1977 年病人又复妊娠，妊娠期刚达 6 个月，又觉头晕耳鸣，心烦不安，四肢麻木，双目突然失明。经当地医院检查，血压又达 150/98 mmHg（20/13 kPa）。由于病人及其家属都不愿意再做引产，遂改中医治疗而转来我处就诊。

询其病情，患者自觉头晕，耳鸣，双目有明显胀感而且严重视物不清，头部巅顶胀痛，后颈项强直不舒而且有胀痛感，四肢麻木，面唇部亦有麻木感，手指和小腿肚肌肉时作痉挛抽搐。并伴口燥咽干，心烦心悸，夜寐不安，手足心热，入夜尤甚，以及多饮少食，大便干燥等症。望其舌质淡红而无苔，按其脉细而略数。

细推此病，妊娠子痫症候明显。然病人脉症表现均呈一派精血不足，真阴亏乏之虚候，当属真阴亏于下，风阳扰于上的

阴虚动风证。乃拟滋阴熄风法，取吴鞠通之三甲复脉汤加钩藤、僵蚕治之。

病人服药 10 剂，诸症逐渐平息，不仅麻木痉挛得到控制，而且双目的胀感明显消退，视物已渐清晰，测其血压已经降为 142/90 mmHg（19/12 kPa）。效不更方，嘱其再进 20 剂，药未服完，诸症悉愈。此后妊娠足月，并顺产一男孩，至今母子健在。

【简要阐述】

（1）本例子痫病的特点

本例子痫病例所表现的是一派精血不足的阴亏证候，病人肝肾之真阴亏乏，阴虚不能柔肝，于是虚风内动。所以借用吴氏三甲复脉汤，滋阴熄风，以治其本。又因病人风阳上亢之症较甚，故在原方中再加僵蚕、钩藤二味熄风药以治其标，标本兼治，收效甚捷。

（2）中医辨治子痫病当分虚实

妊娠子痫，属危重病症，一般发生在妊娠六七个月后，或在分娩之时。初起时，孕妇出现头晕目眩、心悸气短、面色潮红、肢体麻木或两足浮肿等症。严重者则突然昏倒，不省人事，牙关紧闭，目睛直视，口吐白沫，四肢抽搐，与一般痫症的表现相似。近代名医哈荔田说："对照子痫病的临床表现看，发病前多有先兆症状，即在妊娠高血压、水肿、尿蛋白的基础上，见有头晕、头痛、胸闷、泛恶、视物障碍，严重者可出现暂时的双目失明。如治不及时，可发生昏仆不识，四肢抽搐，目睛直视，呕吐涎沫，身体强直，角弓反张，移时即醒，醒后

复发等一系列症状。"（《哈荔田妇科医案医话选》）

子痫有虚证亦有实证，一般而言，实证多因外受风邪，或因痰火内扰，如《诸病源候论》提出属风伤太阳经之证："体虚受风，而伤太阳之经，停滞经络，后复遇见寒湿相搏，发则口噤背强，名之为痉，妊娠而发者，闷冒不识人，须臾醒，醒复发，亦是风伤太阳之经作痉也，亦名子痫。"大抵属外风所致者，必伴见恶风发热、身痛、自汗、舌苔薄白、脉浮等表证特点，治当养血祛风，用羚羊角散之类。属痰火内扰者，则伴见头目眩晕、胸闷心烦、时吐痰涎、舌苔黄腻、脉象弦滑等症，治当清热涤痰，用涤痰汤之类。此即子痫病之属于实者。然因子痫病发于妇人妊娠之晚期，此时精血不足，若其素体肝肾阴亏者，则易致虚风内动。

临床所见子痫病总以虚证居多，或见以虚为主的虚实夹杂证候。大抵虚证子痫多兼见头晕目眩，心悸怔忡，心烦少寐，口干咽燥，手足心热，腰膝酸疼，舌淡脉细等肝肾精血不足的证候，治当滋阴潜阳，养血熄风，用三甲复脉汤之类。本案所述之病例，即是素体肝肾阴亏，肝阳偏亢，而妊娠之后，肝肾之阴愈加亏乏，体内精血愈趋不足，于是阴不潜阳，水不涵木，虚风内动，发为子痫。这正是子痫发生的主要机制，也是子痫病的主要证型，即所谓"阴虚阳越，本虚标实"之证。

（3）关于三甲复脉汤

三甲复脉汤并非治疗子痫的专方，此方系温病学家吴鞠通所创，吴氏在《温病条辨》中指出："热邪深入下焦，脉沉数，舌干齿黑，手指但觉蠕动，急防痉厥，二甲复脉汤主之；

下焦温病，热深厥甚，脉细促，心中憺憺大动，甚则心中痛者，三甲复脉汤主之。"据吴氏所述，温病热入下焦，劫灼肾阴。肾水亏乏，不能涵养肝木，则致肝风内动，出现痉挛；肾水亏乏，不能上济心火，则致心中动荡不安，甚或心中痛，这种病证则用三甲复脉汤治疗。可见三甲复脉汤的作用在于滋阴养血，柔肝熄风，即后世所谓滋水涵木之法。方中地黄、麦冬、白芍、麻仁、阿胶，补肾阴，养肝阴；龟板、鳖甲、牡蛎养阴潜阳；方中亦以芍药同炙甘草配伍，具有酸甘化阴，柔肝解痉之效。因此，本方对阴虚、血虚所致的虚风病证，皆可随证选用。

10. 治妊娠形体干瘦、胎萎不长的病人（先兆流产，胎萎不长，疑难病症）

【诊疗经过】

胡某，女，23岁，农民。1973年8月病人卧于担架，被抬来就诊，不能起坐，声低息微，唇红鼻干，肌肉消瘦，形体衰羸。询其病史，言婚后已停经5个月，初起发热汗出、烦渴呕吐、不欲食，持续半个月之久，发热呕吐少愈。但自觉心烦、心悸气短而怔忡不宁；潮热自汗，五心烦热而午后益甚；口燥咽干、时时干呕而吞咽亦觉困难；小便短少，大便5～7天不解，每次大便必是燥屎硬结而肛门裂痛流血，痛苦不堪。舌红而干，脉细弱。服药甚多，屡治未效。细析此证婚后停经5个月，又见呕吐厌食等妊娠征兆，当属妊娠病。然其发热汗

出、呕吐已久，必然损伤津液，衰耗气血。今患者形羸色败，体槁如柴，且舌红而干，脉细弱，显系体内之精血津液亏乏过度。由内燥太甚而致胎失滋养，于是形体干瘦，胎萎不长。此时若胎死腹中，当下其死胎，但病人舌上未见青色，小腹亦无寒冷之感，口中又没有秽气，不能断为死胎。若胎儿尚活，当大补精血以挽其生命，可是病人之精血已夺，形羸神衰，胎儿岂能生存？当时农村医院根本没有 B 超检测等现代设施，因即请妇科医生帮助听病人之"胎心音"，以进一步明确诊断。妇科医生见病人如此形色，尚不信其有孕。岂料在其瘦瘪之下腹部却听到了较弱的"胎心音"。诊断即明，病属内燥太甚之胎萎不长，以胎儿尚生，仍可图滋养，我亦为之甚喜。当以滋补精血、生津增液之法图治，用加减复脉汤重剂，再加人参、当归、肉苁蓉、菟丝子。连进 3 剂，诸症开始好转，病人气色转佳。再进 10 剂，诸症渐愈。病愈 4 个月之后，产下一子，至今母子健在。

【简要阐述】

（1）胎萎不长的辨治法则

胎萎不长，又称妊娠胎萎燥。此证病因复杂而病变多虚。《妇人良方》云："夫妊娠不长者，因有宿疾，或因失调，以致脏腑衰损，气血虚弱，而胎不长也。"《景岳全书》又云："妊娠胎气本乎血气，胎不长者，亦惟血气之不足耳。故于受胎之后而漏血不止者有之，血不归胎也；妇人中年血气衰败者有之，泉源日涸也；妇人多脾胃病者有之，仓廪薄则化源亏而冲任穷也；妇人多郁怒者有之，肝气逆则血有不调而胎失所养

也；或以血气寒而不长者，阳气衰则生气少也；或以血热而不长者，火邪盛则真阴损也；凡诸病此者，则宜补宜固宜温宜清，但因其病而随机应之。"

（2）关于加减复脉汤

加减复脉汤方出自《温病条辨》，此方功用滋阴养血，生津润燥，由炙甘草汤（复脉汤）加减衍化而成。主治温热病后期，邪热久羁，阴液亏虚证。主症为身热面赤，口干舌燥，脉虚大，手足心热甚于手足背者。而本例患者精血津液亏损，须大补精血津液。用本方加人参、当归、肉苁蓉、菟丝子，以加强补气血，滋肾精的作用，竟然取到了神奇的效果。

11. 治产后口唇抽搐、四肢痉挛、神志蒙昧的病人（产后痉病，疑难病症）

【诊疗经过】

李某，女，24 岁，农民，1970 年 3 月就诊。

病人新产之后 10 余天，全身痉挛麻木，口唇抽搐，鼓颔（嗑牙），神志时清时昧，语言时清时乱，心悸不眠。医或以为痫病，或以为癫病，或以为破伤风病，治疗近 1 个月，其病仍然不愈。

询其病症，自诉全身痉挛麻木，尤以口唇为甚，每天发作 4～6 次。且伴心悸、自汗；发则神志恍惚，甚或蒙昧不清；夜卧易惊，怔忡不宁；饮食不思，口淡无味。观病人面白无华，精神疲乏；舌质淡，苔薄白。当病人发作痉挛时，其上下

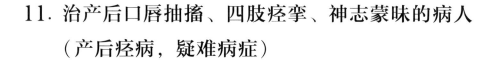

嘴唇相互撞击，发出嘭嘭之声；时或鼓颔咬牙，亦戛然有声。切其脉搏，细而无力。

观此病舌淡脉细，当属虚证。因再询问病人："产后下血情况如何"？答曰："下血甚多。"于此可见，其病当属产后血虚生风之痉病，遂拟益气养血，熄风定痉之法，取十全大补汤加炒荆芥治之。

此方服完10剂，病人惊止悸平，神志清晰。继以原方去荆芥炭，调治月余，诸症悉愈。

【简要阐述】

(1) 本例产后痉病的证治特点

妇人新产，若去血过多，必然血虚，血虚而不能养肝柔筋，则易发风痉证。《金匮要略》云："新产血虚多汗出，喜中风，故令病痉。"可见亡血伤津是导致产后痉病的前提。本例病人所表现的神志恍惚，痉挛抽搐等状近似癫痫，但仔细观之，并无风、火、痰、饮之实象可征。当其未发痉时，神志基本清晰；已发痉时，虽神志时蒙昧，然并不昏倒，口中亦不吐痰涎白沫。据此可以断定，此病非癫非痫。再观患者痉挛之状在全身并不剧烈，而在口唇则最独明显，且更无角弓反张及颈项强急之象，似难定为破伤风病。究其病因病机，此病因于产后去血过多，以心失血养，所以心神不宁，心悸失眠，神志恍惚；肝失血养，所以筋脉拘挛而为麻木抽搐。此外，病人食少、体倦，当是脾虚之征。口乃脾之窍，唇者脾之华，今抽搐以口唇部见甚，当是脾虚风侮之证。概而言之，则此病总由心、肝、脾三脏之气血虚弱引起的肝风内动，发为产后痉病。

盖心主神明，又主血脉，脾主为胃行其津液而为气血生化之源，故其治法当补心血，益脾气，柔肝熄风，使气血得以健旺。心得血养则神明镇守，肝得血养则筋柔风熄，脾气健旺则肝风无所乘侮。古人所谓"治风先治血，血行风自灭"也。

（2）产后痉病的辨治法则

产后病痉有虚证，亦有实证。虚者，因气血亏虚，筋失所养，虚风内动。如《景岳全书·妇人规》说："产后发痉，乃阴血大亏之证也。其证则腰背反张，戴眼直视，或四肢劲强，身体抽搐。"吴鞠通《温病条辨》更将产后亡血所致痉病称之为"虚痉"，说明产后病痉应首先着眼于"虚"。实者，因气血亏虚之后，又外受风邪所致。巢元方《诸病源候论》云："产后中风痉者，因产伤动血脉……营卫虚伤，风气得入五脏，伤太阳之经，复感寒湿，寒搏于经则发痉，其状口急噤，背强直，摇头耳鸣，腰为反折。"此外，尚有产后创伤，邪毒乘虚而入，致使筋脉拘急而发痉者，名曰破伤风，亦属实证。

综观产后病痉是以虚为主，总以失血过多，营阴耗损，津液亏乏为前提。而临床所见，亦是虚证多而实证少，或为虚多实少的虚实夹杂证。一般而言，属虚风内动者，以气血虚弱为主，病人除表现发痉抽搐之外，多具面色苍白，心悸自汗，舌淡脉细弱等虚衰症候。治以益气补血、柔肝熄风为主，可用十全大补汤或傅青主滋荣活络汤之类。属外感致痉者，以风邪为主，病人除表现严重的抽搐强直外，常伴见恶寒发热、苔薄白、脉浮弦等表证。治以养血祛风解痉为主，可用《金匮》竹叶汤或加味止痉散之类。临证之际，务须分清虚实主次而随证治之。

（3）关于十全大补汤加炒荆芥

十全大补汤出于李东垣的《医学发明》。李氏创此方原本用治虚劳喘促，遗精失血，妇女崩漏，经候不调等证。由于此方大补气血，故后世亦用治产后气血虚弱之诸般病证。朱丹溪曾云："产后当大补气血为主，可用十全大补汤以补元气。"又炒荆芥一味，华佗称之为"愈风散"，用治产后中风抽搐、口噤、项强；程钟龄《医学心悟》亦载："用荆芥为末，以生姜调服，名曰古拜散，治产后受风，筋脉引急，或发搐搦，或昏瞆不省人事，或发热恶寒，头痛目痛等症。"本病例治取十全大补汤，旨在补益气血，以治产后去血过多之风痉病。加炒荆芥，正是师古人"愈风""古拜"之方意。

三、诊治儿科疾病的奇迹

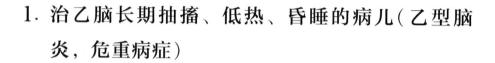

1. 治乙脑长期抽搐、低热、昏睡的病儿（乙型脑炎，危重病症）

【诊疗经过】

张某，男，5岁，石门县人，1970年秋天就诊。病儿夏季患乙脑，在当地人民医院抢救之后，高热已退，但持续低热不退，发作性手足抽搐，病程长达两月。由于当时农村山区交通极其不便，家属用箩筐将病儿挑到我的门诊诊室。小儿蜷缩在箩筐里，奄奄一息，手足抽搐，看上去像已经死了的样子。当时待诊的上百号病人看到病儿如此形状，都惊呼："如果这个小孩能救活的话，干鱼都能复活！"我仔细诊查：病儿神志蒙昧，昏睡不语，但呼之能睁眼，口中发出哭声，稍能进食流质，形体干瘦，手足抽搐，低热，体温38℃左右，舌黑无苔，且舌上及唇、齿干燥，脉细而数，指纹青紫。明确病儿的病机是热邪灼伤阴津，真阴衰竭，虚风内动。治以滋阴熄风法，处方用大定风珠合增液汤加羚羊角片，5剂，水煎服。

病儿服药以后症状明显好转，遂再进5剂。服药后低热消退，抽搐全止，病儿从昏睡中苏醒，能够辨识父母。于是以原方继进，1个月后病儿彻底治愈。治好以后随访，病儿除因智

力原因导致读书成绩较差以外，没有遗留任何症状，长大后已结婚生子。

【简要阐述】

（1）诊治乙脑要把住三关

乙脑是西医的病名，全称是流行性乙型脑炎，是易发于夏秋季节的急性传染性疾病。在我们国家 20 世纪六七十年代，特别是边远山区，医疗条件差，该病的死亡率很高。乙脑的主症是突发高热，头痛，呕吐，嗜睡，烦躁，进而抽搐、昏迷，甚至出现呼吸衰竭，导致死亡。乙脑多发于夏季 7—9 月间，属于中医暑温的范畴。由于乙脑起病突然，症状剧烈，病势凶险，因此诊治乙脑必须要把住三关，分别是高热关、抽搐关和昏迷关，这是理论和临床的知识，也是我个人的实践经验。

第一关是高热关。乙脑属于暑温的范畴，起病即表现为高热。《温病条辨》曰："形似伤寒，但右脉洪大而数，左脉反小于右，口渴甚，面赤，汗大出者，名曰暑温。"这是暑温的定义。按照中医温病学的辨证法则，这是热炽气分。虽然发病之初有些类似外感的症状，如恶风、头痛，但是随着病情进展会出现剧烈的高热、口渴、烦躁，大热大渴，一派气分热盛的表现，此时治疗必须清热泻火，主方是白虎汤。若脉数大而芤则改用人参白虎汤。同时，暑温有一个特点是暑多夹湿，所以治疗的时候要注意祛湿邪。如果乙脑高热时见舌苔白腻，就应选用三石汤，或者白虎加苍术汤；如果高热兼见大便秘结，表现为大热、大渴、大汗、脉洪大，甚至不大便，就应选用白虎加承气汤。

第二关是抽搐关。乙脑病人抽搐，这是必有的主症，是继高热之后的第二大主症。抽搐严重的时候不仅四肢抽搐，甚至角弓反张。对抽搐应该怎么治疗呢？抽搐的病机有两种：一种是热盛动风，一种是阴虚动风。热盛动风发生在乙脑的中期，而阴虚动风则发生在乙脑的后期。在高热、壮热的同时，大汗、大渴，脉弦数，舌苔黄，这个时候的抽搐一定很严重，病机属于热盛动风，方用羚角钩藤汤。如果是乙脑后期，低热，手足心热，四肢瘛疭，抽搐不剧烈，或者是手足颤动，最明显的特点就是舌红无苔，或者舌红少苔，或者舌红而干，病机为阴虚动风，方用大定风珠。

第三关是昏迷关。昏迷是乙脑后期的常见症状，而乙脑病人的死亡往往都是进入昏迷以后，所以在病人昏迷时，治疗是有难度的。中医治疗乙脑昏迷必须弄清楚病机是热蒙心包还是痰蒙心包。一种是热蒙心包，就是热邪蒙蔽心神，除了昏迷以外还有壮热、谵语、心烦，舌红无苔，方用清宫汤送服安宫牛黄丸。如果昏迷兼见舌上有黄燥苔，甚至于大便秘结，此时要用牛黄承气汤，即安宫牛黄丸用生大黄水灌服。第二种昏迷的病机就是痰蒙心包，也就是湿热夹痰浊蒙蔽心包，病因一个是湿热，二个是痰浊。按照吴鞠通的说法，痰蒙心包出现的昏迷神志时清时昧。而临床上病人表现有时清时昧的，也有昏迷不醒的，但是病人有一个共同的特点：喉中多痰，舌苔黄腻、黄滑，或者是黄白腻苔，脉滑。痰蒙心包导致的昏迷，治疗选方用菖蒲郁金汤。这是两种不同情况的昏迷，必须选用两种不同的方药去治疗。

（2）中医治疗各种传染病都必须依据温病学的辨治法则

我一贯倡导中医要学好温病学，要读两本重要的书：吴鞠通的《温病条辨》和叶天士的《温热论》。中医在临床上要治疗急性热病、急性传染病，就必须学好温病学，如果没有学好，对急性传染病就没有办法治疗。温病学的辨证论治法则直接指导我们治疗急性热病，比如流脑、乙脑、麻疹、白喉、流行性出血热以及前几年发生的 SARS 等疾病，各类传染病都必须根据温病学的法则来辨治。

叶天士讲："卫之后方言气，营之后方言血。"给我们确定了卫气营血辨证论治的四大步骤。我们诊治疾病是根据病人的临床表现来确定病位是在卫、在气、在营还是在血。症状已经反映了气分热盛的表现，就是气分证；反映了营分热盛就是营分证；反映了血分热盛就是血分证；如果反映气分、营分、血分同病，那就是气分、营分、血分同治，这就是温病的辨治法则。判断病变在卫分、气分、营分还是血分，是从病人的症状特点判断的，而不是跟着四大步骤一步一步走。"在卫汗之可也，到气才可清气，入营犹可透热转气，入血就恐耗血动血，直须凉血散血"。这是叶天士的治疗法则。具体的治疗大法：治卫分表证须清凉透表；治气分证则直清气分热邪；治营分证治疗须把营分热邪透转到气分；治血分证就须凉血散血。我们就要根据这个原则来辨证论治，无论什么传染病都要这样辨证施治。

吴鞠通把温病分为上、中、下三焦，其实三焦辨治最适宜

中医创造奇迹——熊继柏诊治疑难危急病症经验集

于湿温病。我们后世探讨理论，认为叶天士从表到里，是横向的；吴鞠通从上焦到下焦，是纵向的。一横一纵，就构成了温病学完整的辨治法则。其实吴鞠通的三焦辨治是从三焦气机来讲的，上焦主肺卫，中焦主脾胃，下焦主肝肾；上焦在表，中焦次之，下焦入里，他是从这个角度讲的。所以吴鞠通讲："治上焦如羽"，后世还补了一句"非轻不举"，说明治疗上焦的疾病要用轻清之剂。因为病邪在肺卫，治疗时要用气分的、透发性的药，如桑菊饮、银翘散之类，这就叫治上焦如羽。"治中焦如衡"，后世补了一句叫"非平不安"，说明治疗中焦的疾病用药不轻不重，像秤杆一样，要平和。比如治疗中焦的湿热，加减正气散、薏仁汤、柴胡汤、黄芩汤、白虎汤诸如此流，都不是用厚重的、味厚的、深入下焦的药物。"治下焦如权"，"非重不沉"，这个"非重不沉"是后世讲的，就是讲治疗下焦疾病一定要用沉潜的、味厚的药物，否则就不能沉入下焦，不能沉入肝肾。因此病邪到了下焦以后就要用加减复脉汤、二甲复脉汤、三甲复脉汤、大小定风珠等，全是味厚的、沉潜的药。这是吴鞠通的治法。

　　叶天士和吴鞠通都是从理论到临床上论述温病的辨治，因此我们在临床上一定要把握好急性传染病卫气营血的诊断步骤，上、中、下三焦的病变部位，然后再根据它的步骤、部位来确定治法，选用适当的方药。这就是我们治疗各种传染病的法则。

2. 治肢体频频抽搐并发呼叫声的病儿(小儿抽动症, 疑难病症)

【诊疗经过】

覃某, 男, 12 岁, 长沙某医院职工家属, 2007 年就诊。病儿抽动 6 年, 曾到全国各地就诊。病儿头、面、肢体频发抽搐, 1～2 分钟发作一次, 眼睑、鼻腔、口角掣动, 手足抽动, 头部摆动, 均为阵发性。一天发作数十次, 发作时口中突发猛烈的呼叫声。由于他的症状表现为抽动伴呼叫, 且发作频率高, 在学校已无法正常上课, 因此已辍学 4 年。病儿平时躁扰不宁, 晚上睡觉安静, 入睡后抽动停止。舌苔薄白, 脉细。仔细询问症状, 病儿没有热象, 也没有寒象, 唯有多汗, 故辨证属肝风内动证。处方用镇肝熄风汤合天麻四虫饮加减, 一以平肝熄风, 一以搜风止痉。原方不变连续服药 3 个月治愈。病儿抽动停止以后, 还服用了 1 个月药, 现在病儿完全恢复正常, 已复学。

【简要阐述】

(1) 关于抽动症的机制

小儿抽动症不是中医的术语, 是西医的病名, 中医叫震颤证。抽动症病机的关键在风, "风胜则动"。但是病人常常有兼症, 有兼痰的, 有兼火的。兼痰者喉中多痰, 兼火者可见口腔溃疡, 大便秘结, 咽喉肿痛。无论兼痰或兼火, 重点仍在风。抽动症的机制是肝风内动, 所以治疗的原则一定要平肝熄

风，离开这个原则是治不好抽动症的。成人的抽动症病机复杂一些，有的因为血虚，有的因为阴虚。现在小孩抽动症特别多，几乎成了常见病，我每年要看到上百号抽动症病儿。为什么这么多呢？我怀疑与小孩现在的生活习惯有关联，目前还没有查出原因。

（2）关于天麻四虫饮

天麻四虫饮是我的自拟方，古书中没有这个方。但我所讲的方都是有出处的，这个方是如何衍变而来的呢？是从五虎追风散加减变化而来。五虎追风散据载是晋南史传恩的家传秘方，专治破伤风。五虎追风散药物组成有：天麻、蝉蜕、僵蚕、全蝎、南星。我受这个方的启发，把化痰的南星去掉，加上搜风止痉的蜈蚣，这就是我常用的天麻四虫饮。用来主治抽动症时，有时把蝉蜕改成地龙。天麻四虫饮的作用就是搜风止痉，现在可以说是一个秘方，也是一个验方，用以治疗大量的抽动症，疗效非常满意。

3. 治突发抽搐伴腹胀、发热的病儿（急性惊厥，危重病症）

【诊疗经过】

杨某某，男，6岁，石门县人，1978年7月就诊。某日，病儿突发剧烈抽搐，不仅四肢抽搐，而且身体摆动痉挛，幅度很大，角弓反张，颈项强直，双目上吊，口噤不语，嘴角流出白色涎沫，频频呕逆。且身热如火，而四肢厥冷，肚腹膨胀如

鼓，叩之有声，舌苔黄厚，指纹紫滞，脉滑而数。因为病儿突发高热抽搐，属于急惊风，就要查明原因。询问家属得知病儿既往没有抽搐病史，也没有前驱感冒症状，所以排除癫痫和脑炎。"为什么肚子胀得这么大？"家人说："昨天下午喝了一碗甜酒，晚上腹痛，随之出现呕吐，半夜出现高热，天亮时体温升到40℃，抽搐也是半夜的时候开始，发热和抽搐是同时出现的。"再问他的大便情况，得知病儿昨天从喝甜酒开始到现在一直未解大便。此儿抽搐，伴有高热、腹胀、呕逆，显然是急性病症，所以要以急症论治。因为他有一个诱因是喝甜酒以后发作，就要考虑食物中毒的可能，这是西医的诊断。中医不这么讲，中医辨证为食积化火。所以必须按照食积化火来治疗，用急下法，方用大承气汤。原方药不变动，加白芍、钩藤勾、葛根。因为要求急效，因此药的剂量开得比较重，是一般的成人量。一剂大便通，高热退，抽搐止，两剂痊愈。后考虑热伤胃阴，再予处方益胃汤3剂，滋养胃阴。

【简要阐述】

（1）治急症用药要稳准狠

治急症有个特点：急病用急药。急病的治疗，治得稳，治得准，在稳、准的前提下，用药要狠，病就好得很快；治得不准，那就会贻误病机。这与在山河里行船的道理一样的，船倾斜了，船快要下滩了，眼看要翻船了，怎么办？必须猛力迅疾地用几桨就要划过来，要急转弯，不让船下滩，不让翻船。所以治急症处理好了疾病就好得快，处理不当病情就会恶化，病人也会死得快。

（2）腑实热盛而发痉的机制

这个病人有几个特点：除了突发性的抽搐以外，伴之以高热而肢厥；腹胀如鼓而便秘、呕吐。由于腹胀如鼓而便秘、呕吐，因而考虑他腹中有积滞。又发高热，于是考虑他有食积化火。由于食积可以化火，热盛可以动风，所以抽搐是热盛动风所引起的。而热盛动风的原因是什么呢？是阳明腑实，换句通俗话讲，就是肠中有实热积滞，引起抽搐，中医称之为腑实抽搐，是腑实积滞导致的实热动风而引起的抽搐，是热盛动风的一种类型。角弓反张，颈项强直，这种抽搐我们称之为痉病。张仲景曰："病者身热足寒，颈项强急，恶寒，时头热，面赤目赤，独头动摇，卒口噤，背反张者，痉病也。"痉病中有一种属于阳明腑实发痉，《金匮要略》曰："痉为病，胸满，口噤，卧不着席，脚挛急，必齘齿，可与大承气汤。"本病治以大承气汤是怎么选用的？就是根据张仲景《金匮要略》关于阳明腑实发痉的这条原文指示，不然怎么会选用大承气汤呢？当然根据病儿本身的症状特点，也必须用大承气汤。这就是本病的辨治机制。

（3）大承气汤治疗痉病的作用机制

大承气汤是通泻阳明腑实的，它并没有治痉病的作用。但因为本病是由于阳明腑实热盛所导致，所以通腑是治其根本，是治病求本。《内经》曰："必伏其所主，而先其所因。"这不正是治疗疾病的根本？不是治疗它的现象，而是治疗它的本质。我们还可以说是"釜底抽薪"，把火底下的柴薪抽掉，没柴燃烧也就没有火了，没有火也就不抽搐了，这是中医的特殊

治法。我们不是见到风就去熄风，见到抽搐就去止痉，而是查清它的原因所在，把疾患的根本点撤除。就如患者体内有一堆柴火在燃烧，烧得他抽筋，我把柴火一撤，火灭了，就没事了，这就是釜底抽薪的治法，是中医治病的奥妙所在。所以中医认识和治疗疾病的原理跟物候规律是一样的，自然界的物候规律广泛为中医所应用。

（4）中医理论广泛运用自然界的物候规律

刚才讲到中医治病的方法与自然界物候规律相应，不妨再认识一下中医学的理论与自然物候规律的关联。比如我们讲春天阳气升发，夏天阳气隆盛，秋天阳气收敛，冬天阳气闭藏，中医学称为春生夏长，秋收冬藏。自然界万物是这样，春天万物生发，昆虫出土；夏天万物长势茂盛，开花结果；秋天开始收割，草木枯萎，万物开始凋谢；冬天动物冬眠，自然界万物闭藏。我们一贯讲要顺应春夏秋冬阴阳变化规律，所以《素问·四气调神大论篇》讲："春夏养阳，秋冬养阴，以从其根。"从什么根呢？"阴阳四时者，万物之根本也"。阴阳四时是万物之根本，我们要遵从这一根本规律，这是大道理。春天肝气升发，春病在头、在肝；夏天火气炎上，病在心；秋天病在肺，燥邪当令；冬天病在肾，寒气入肾，这是从理论上讲。这些理论来源于哪里呢？古人通过对自然界规律的认识，得出这样的理论规律。在理论上这么讲，在实践中也是这么认识的。我举一个最普通的例子：山区农村烧木炭火，如果是冬天，生火的火炭一定要放在黑炭的上面，下面的黑炭才会燃烧；如果是春天，生火的火炭一定要放在黑炭的底下，上面的

黑炭才会燃烧。这是为什么呢？因为春天阳气是升发的，向上的；冬天阳气是向下的，潜藏的，这不就是一个规律嘛。这就符合我们所讲的大理论，春生夏长，秋收冬藏。那么我们用药治病不也是这样吗？有人说中医是玄学，错了，中医是自然科学。它的理论法则是从自然规律中总结出来的。作为一个好中医，既要了解社会、民情风俗的知识，也要了解自然规律。我到了东北，发现东北的土是黑土，到了海南岛发现那里的土全是红色的，我们过去的中央是河南、陕西，关中平原，那不是黄土高坡吗？新疆的戈壁大沙漠，全是沙，不是白色是什么？而东面临海，绿水青山。为什么我们讲东方主青色，南方主赤色，西方主白色，北方主黑色，中央主黄色，这与我们的地理知识正好相吻合。所以中医的知识绝不是玄学，绝不是凭口乱说的，中医学的理论知识与自然科学知识是一体的。

4. 治癫痫频发 7 年的病儿（癫痫，疑难病症）

【诊疗经过】

唐某，女，12 岁，石门县人，1970 年冬就诊。小孩 5 岁开始发作癫痫，病已 7 年。开始时每半个月发作 1 次，发作时昏倒，手足抽搐，口中吐白沫，每次约 3 分钟。往后发作次数逐渐频繁，程度逐步加重，少则三五天一发，多则一天一发，甚至于一天数发。开始发作时间每次只有 3~5 分钟，后来发作时昏仆抽搐竟长达到半小时，病情非常严重。每次发作时症状相同：突然昏扑，两眼上翻，手足抽搐，颈项强直，四肢僵

直，口角流出涎沫，喉中漉漉痰鸣，发出叫声。发作前没有明显的诱因及征兆，发作后精神极度疲乏。患儿平时精神不振，面色淡黄，食纳很差，大便溏泻，形寒畏冷，骨瘦如柴，舌淡红，舌苔薄白，脉细，一派虚象。患儿长期服用西药"苯妥英钠""苯巴比妥"抗癫痫，7年没有停药。并且曾经用"爆灯火"治疗，其手上、身上伤痕累累，几无完整的皮肤。昏倒后抢救也是经常的事情，病情比较严重，治疗效果不佳。

癫痫是西医的病名，我们中医诊断为痫证。中医有一类疾病叫癫、狂、痫。癫、狂都是精神失常的疾病，癫属于阴证，狂属于阳证；痫即"羊痫风"，也就是西医讲的癫痫。这个小孩的病机特点：第一，痰重，患儿发作时口角流出涎沫，喉中漉漉痰鸣，属于痰痫；第二，虚弱，哪个脏腑虚弱呢？患儿食少、形瘦、便溏、疲乏，典型的脾胃虚弱。于是治疗的时候一治癫痫，化痰熄风；二治根本，健脾益胃。所以用两个汤方，第一个方是定痫丹，第二个方为六君子汤。定痫丹做成丸剂，六君子汤煎服，汤丸并进。服药1个月，癫痫发作次数减少，病情减轻，食量增加，精神好转。服药3个月，癫痫未再发作。服药半年病情完全控制，随访癫痫未再发作。

【简要阐述】

（1）痫病的症状特点

《中医内科学》把癫痫的特点讲得很清楚的，发作之前没有任何征兆，突然昏仆，四肢抽搐，口吐涎沫，喉中发出叫声，或如猪叫，或如羊叫，或如鸡叫，移时复苏后一如平人，唯精神疲乏而已，故又称之为"羊痫风""猪婆风""鸡爪

风"。我曾经治疗一个头上长癞子的男孩，他到树上摘李子吃，结果羊痫风发作，一下子从树上掉下来，手摔断了。这种病发病非常突然，具有相当高的潜在危险，如果在悬崖、高楼、马路、水中、厕所突然发作是非常危险的。这就是癫痫的特点，不抓住特点就不能明确诊断。

（2）痫病的辨治要点

羊痫风，它的病机首先是痰，其次是风。痫证多由痰作祟，程钟龄在《医学心悟》中讲："痫者⋯⋯虽有五脏之殊，而为痰涎则一。"这是很具有代表性的语言，历代医家都认为癫痫的病机关键在于痰，它是顽痰作祟，所以治疗癫痫离不开化痰。虽然症状表现为抽搐，但重点是痰，其次才是风。《寿世保元》讲过一句话："肝虚则生风，脾虚则生痰。"认为治疗癫痫一要治脾，二要治肝，脾虚生痰没错，肝虚生风也没错，所以我们治疗癫痫病，既要化痰，也就是健脾；又要熄风，也就是养肝。这是治其根本，是大的原则。程钟龄的定痫丹又叫定痫丸，还有一个痫症镇心丹，都是治疗癫痫的常用方。治好这个病人，一以化痰，一以健脾，这是经验。

5. 治麻疹发热、眼中渗血水的病儿（麻疹目衄，危重病症）

【诊疗经过】

盛某，男，4岁，石门县人，1967年3月就诊。病儿患麻疹已5天，遍身现深紫色疹点，成片成块，身热如火，神志蒙

昧，呈昏睡状态。两目红赤，大小眦渗出鲜红色的血水，如眼泪一般一滴滴流出来。舌质红绛，少苔，舌尖起芒刺，指纹深紫。这是麻毒深重，内陷营血所致，麻科书上有个专用术语叫麻毒内陷。麻毒是要往外透发的，一旦麻毒内陷，攻入内脏，是会导致病人死亡的。治疗上应该要清热凉血、解毒透疹，方用犀角地黄汤合桑菊饮。这个处方大家一听会觉得有点好笑，犀角地黄汤是治血分的，桑菊饮是治卫分的，怎么这样用？这是有道理的，我待会再讲。服药 2 剂，目衄即止，身热已退，疹点大透。3 剂，疹点消退，身热全止，然后用沙参麦冬汤收功。

【简要阐述】

（1）诊断麻疹的要点

麻疹是儿童最常见的急性呼吸道传染病之一，其传染性很强。我国自 1965 年开始普种麻疹疫苗之后，麻疹发病率显著下降。因为对小儿麻疹的预防搞得好，所以现在大家几乎没有看到过麻疹病人，也没有专门读过治疗麻疹的医书。但是临床上也有麻疹散发的情况，我们不能一碰到麻疹病人就束手无策。我们诊断麻疹要抓住三大特点：第一个特点，麻疹初期是传染期，因此在流行期间要特别敏感，严重的时候不仅小孩，大人也可以感染。第二个特点，麻疹初期的症状就像感冒，发热，畏风，也可伴头痛，但它与一般感冒初期症状相似的同时，伴有明显的特征：一是眼睛红，眼泪汪汪；二是鼻流清涕不止。第三个特点是口腔内发疹点，这是一个特点。所有医书记载最早出现疹点的位置都是口颊部，即上下牙齿之间的口腔

面颊内，西医称为麻疹黏膜斑。其实根据我的个人经验，疹点最早出现在上颚，喉咙的上方，鼻腔到口腔区之间，就是口腔的天顶盖上，这个地方最初见，然后才到两颊。这个疹点一现，很快就可以发现身上有疹点了。麻疹出透的时候，手心脚心都会有。如果你发现小孩在发热，畏风，眼睛红，泪流不止，再见到上颚有疹点，这时就可确诊是麻疹了。这就是我们诊断麻疹的三个要点。

（2）关于麻疹的辨治法则

中医治疗麻疹分三期，第一期叫初热期，第二期叫透疹期，第三期叫收没期。初热期，就是跟感冒一样的，发热，畏风，眼睛红，流眼泪，流鼻涕，开始出现疹子。要注意一点，疹点不全透的时候，热势不会退，在透疹前的一刹那，热势会很高，疹点越透得好，热势就越降得快，所以治疗麻疹的关键就在于透疹。我们如果不懂这一原则，病人一旦发热，就用石膏、知母来退热，那就等于泼冷水，把那麻疹捂在里面，会导致麻毒内陷。必须懂得在麻疹未透将透的时候，一定要帮助透发，而且要透得快，全身疹点都出透，遍身都是疹，这个麻毒就出来了。那我刚才讲治此患儿为什么要用犀角地黄汤还要加桑菊饮呢？因为病人仍有疹点，需要宣透，不能让麻毒内陷，是出于这个目的所选用的处方。在初热期我们要以宣透为主，主方是宣毒发表汤，这个方就是加减银翘散合升麻葛根汤。第二期就是透疹期，疹点已经开始透发，透得很好了，仍高热，甚至于麻疹成片成块，火毒重者可见舌红，苔黄，口舌生疮，或者是口唇干裂，甚至于还出现鼻衄，这个时候要清热解毒，

代表方是化毒清表汤。麻疹透完了，高热也退了，身上留下一些瘢痕，但此时可伴有低热、口干、形体消瘦、纳差或咳嗽等症状，这是正常的，是第三期收没期。这一期我们要干什么呢？清虚热，清余热，滋阴。滋阴的重点是滋养胃阴、肺阴，因为麻疹病在肺胃。咳嗽者要润肺清肺止咳；五心烦热、低热者要清退虚热。治烦热的主方是清骨散，或者银胡麦冬饮；口干、纳差者，方用益胃汤；咳嗽、口干者，方用沙参麦冬汤，或者清燥救肺汤；口干、便秘者，方用增液汤。这都是按照温病学的法则来辨证论治的。前期是透疹，中期是清热解毒，后期是滋阴，这就是初热期、透疹期、收没期三期的诊断和治疗。只要你把握好这三期，那么麻疹患者就不会出现变证，就不会出现死亡现象。

（3）关于麻疹的变证

麻疹的变证百出，临床上最禁忌的就是麻毒内陷。麻疹可以有哪些变证呢？第一，黑麻疹，我们称为黑肤子，麻疹是紫黑色的。第二，白肤子，白色的麻疹。第三，有许多严重的并发症，有哪些并发症呢？最突出的是并发肺炎、痢疾、白喉、惊风、腮腺炎、衄血、斑块、牙疳等。麻疹并发牙疳，称为走马牙疳，很快导致死亡，朝发夕死，夕发旦死。并发目睛云翳，导致失明。并发痧癞，长癞疮，和牛皮癣差不多。并发疳热，表现为长期低热，形体消瘦。这是常见的，由于时间关系，就不具体讲述。如果想要把诊治麻疹的知识学好，我建议大家去读《麻科活人全书》。

6. 治梦游重症的病儿（梦游症，疑难病症）

【诊疗经过】

龙某某，男，14岁，石门县人，1970年就诊。家人诉这个小孩经常在睡梦中惊起，开门而出，不与人语，跑到屋外就睡在外面。第一次，晚上起来把早上吃的蒸饭倒在狗钵里喂狗了，家里人都不知道是谁倒的，还以为家里来鬼了。第二次，跑到外面晒稻谷的操场扫场子，他爸爸听见了就去喊话，他也不答应，倒在地上就睡了。家里人相信迷信，以为屋里来鬼了，到处请人赶鬼捉妖，花了好多冤枉钱。有人出主意：晚上陪着他睡觉，于是他爸爸妈妈轮流陪他睡。结果他还是跑了，这次跑出去几里路，在田坎上睡着了。居然没有人知道这是什么病，反正统统都说是鬼找着了。没办法，他们家里人就来找我看病，我仔细问完病史以后说："这是梦游症，又称为夜游症。"他妈妈讲：她儿子经常睡到半夜三更尖叫一声，并且性格不好，烦躁，容易发脾气。心烦，夜梦易惊，就这两个症状。舌红苔黄，脉弦数。病机是火扰心神，这就清楚了。这是火扰心神引起的梦游，于是用朱砂安神丸合磁朱丸。服药2个月，没有再发。然后用补肝汤加栀子、黄连。病人彻底好了，梦游症未再发作。

【简要阐述】

（1）梦游症的机制

梦游症俗称"迷症"，是指睡眠中突然爬起来进行活动，

而后又睡下，醒后对睡眠期间的活动一无所知。中医对梦游是如何认识的？为什么会出现梦游？《灵枢·本神》曰："肝藏血，血舍魂……心藏脉，脉舍神。"一个神、一个魂，都是人的神志活动。以五脏主五神来讲，心是藏神的，肝是藏魂的。心主神，肝藏魂，病人就是心肝两脏的毛病导致神魂不宁。《素问·痹论篇》曰："肝痹者，夜卧则惊，多饮，数小便，上为引如怀。"肝痹的主症之一是夜卧则惊。这就说明肝藏魂，神魂藏于肝，夜寐则安；如果神魂失守，肝不藏魂，夜卧则惊。肝脏受到外邪的惊扰就造成肝不藏魂，魂不藏于肝，夜卧则惊，这就找出夜卧发惊的道理了。夜卧发惊严重不就是夜晚跑出去了吗？梦游症不就是夜卧发惊发展到极点了吗？夜卧发惊与夜卧后出现梦游只是程度不同而已。所以神魂失守，无非就是一个心，一个肝，这就是病位，病位在心、肝。许叔微在《普济本事方》里面讲了这么一句话："平人肝不受邪，故卧则魂归于肝，神静而得寐，今肝有邪，魂不得归，是以卧则魂扬若离体也。"这就解释了肝藏血，血舍魂，夜卧发惊的道理。这个解释很好，通俗易懂，又讲清楚道理了，这就是梦游症的机制所在。那么什么样的邪伤心，什么样的邪伤肝，这就是我们临床需要辨别的东西了。有的是因为本身的心肝的血虚，血不养心肝，于是乎不能守神，不能守魂，这是虚证。有的是因为痰浊扰乱心肝的神魂，有的是因为火热扰乱心肝的神魂，这就是我们临床需要辨证的，但其总的机制是心肝不能守神魂。

（2）关于朱砂安神丸和磁朱丸

这个病人为什么用朱砂安神丸治疗呢？因为病人心中烦，

夜梦易惊，舌红苔黄，脉弦数，这不是火热的表现吗？所以用朱砂安神丸。朱砂安神丸只有几味药，陈修园的《时方歌括》曰："安神丸剂亦寻常，归草朱连生地黄。"就这么几味药：当归，甘草，朱砂，黄连，生地黄。磁朱丸只有三味药：磁石、朱砂、神曲。朱砂安神丸出自《兰室秘藏》，是清热、养心、安神的主方，可以用于治疗火扰心神的烦乱证。磁朱丸出自《普济本事方》，功效为平肝、潜阳、安神，可以用于治疗癫证、精神病。这里要对朱砂进行说明，我现在基本不用朱砂，为什么过去用而现在不用呢？因为过去朱砂都是通过水飞的制法去掉了汞毒，是可以用的。而现在药材往往不制，对有毒药的制作也不到位，朱砂的汞毒非常重，所以干脆不用了。现在的朱砂，外用可以，内服基本不用，就是这么一个道理。我曾经常讲，学中医的要懂药物知识啊。

7. 治高热不退伴咽部红肿的病儿（急性扁桃体炎并扁桃体脓肿，危重病症）

【诊疗经过】

谭某，男，5岁，1982年春就诊，某学院职工家属。高热4天，热势甚高。体温在40℃以上，在医院急诊室用西药、物理降温、激素退热，热势非但不减，入夜尤高。喉中扁桃体特别红肿，并有化脓点。由于高热持续不退，病儿呈昏睡状态，呼之能应，时而烦躁不安，时而四肢掣动。不是抽搐，是抖动，热盛动风的先兆。仔细检查患儿胸腹部灼热，下肢体温

正常。舌绛红无苔，脉细数，纹紫。急性化脓性扁桃体炎，这个诊断没错。但舌绛红无苔提示热入心营，这是一个非常复杂的问题。处方清营汤加大黄，第1服，煎好后分4份，半个小时喝1份，第2次煎好后再分4次喝完，4个小时退热了。接着吃了第2服，病就这么治好了。这个病人治好了之后，医院内有些同事们查看了处方，发现是清营汤，竟然认为清营汤是治疗急性扁桃体炎的秘方。其实不是这样的，对每个病都是要辨证治疗的。

【简要阐述】

（1）关于急性扁桃体炎的病机

急性扁桃体炎是临床常见的小儿病症，也可以说是儿科常见的病症。主要症状是扁桃体肿大，发热，而且热势越来越高，最高体温可以达到41 ℃。兼有感冒症状如鼻塞，头痛，畏风，鼻涕，甚至呕吐，咳嗽。起病时咳嗽不明显，但大多伴有呕吐。其实儿科疾病是比较好治的，因为它的病因病机很简单，要么外感，要么食积，没有情志、内伤等复杂的病因因素。当然，麻疹惊痘除外，那四大病症的情况是比较复杂的。

我们搞清楚这个病的病机，就知道怎么治疗了。扁桃体炎是怎么引起的呢？是由外感引起的。它的主症就是喉中扁桃体肿大，高热，体温持续不退。外感在哪？肺主皮毛，皮毛先受邪气，所以外感的病位在肺。扁桃体在哪？在咽喉。咽喉是两个部分，《内经》云："喉主天气，咽主地气。"指明喉司呼吸，主天气；咽纳水谷，主地气。一个咽，一个喉，一个病位在肺，一个病位在胃，这就清楚地说明了咽喉是肺胃的关隘，

中医创造奇迹——熊继柏诊治疑难危急病症经验集

是肺胃的所主之地。外感伤肺，壅遏肺气，而小孩乃稚阴稚阳之体，胃中有燥热，肺气易为外邪郁遏，肺气郁遏于喉，燥热上至于咽，邪气壅遏于此，咽喉就成了焦点，病灶就在这里。西医认为是病毒性感染性疾病，但是中医不能这么讲，不能因为是病毒性疾病就专门解毒，那是不行的。要搞清楚病机，这就是肺与胃同病，也可以讲是外邪引起的肺胃热盛。

　　一个外邪，一个燥热，治疗时有的解表而没清燥热，或者清燥热却没解表，所以热邪不退。因此治疗上一要清肺，二要清胃。清肺，就是宣肺解表；清胃，就是清泻胃热。清泻胃热用石膏行不行？不行，因为表证在的时候不能用白虎汤。《伤寒论》曰："伤寒脉浮，发热无汗，其表不解者，不可与白虎汤。"这就告诉我们表证未尽的时候不能用白虎汤，这个道理要清楚。肺与大肠相表里，大肠、小肠隶属于胃，既然是胃热，为什么我们不去釜底抽薪呢？所以一以解表，一以泄大肠，这就清了肺胃的热邪。古人有个讲法叫表里双解法，通过这个道理，我在治疗扁桃体肿大的时候经常用银翘散加栀子、大黄，起效非常快，这是我几十年摸索出来的秘方。凡已跟随我临床学习的百余名学生，都知道这个秘方的奇效，现在已不是什么秘方了。那么这个病人呢？他没有表证，舌绛红无苔提示热入营分，因此不能用解表的药，要用清营汤直清心营的火热。由于他的扁桃体肿大，所以我再加大黄以釜底抽薪。

（2）中医怎么判断热入营分

　　判断热入营分的关键是察舌。叶天士讲："其热传营，舌色必绛。"绛舌，就是深红无苔的舌，提示热入营分。当然还

有胸腹灼热，甚至于四肢厥冷，还有心中烦，身热夜甚，严重的还有谵语，这都是热入营分的重要标志，但重点是舌色深绛。

(3) 关于清营汤

清营汤，按照叶天士的讲法，"入营犹可透热转气"，它的作用一清营分的热邪，二透热转气。清营分的热邪是什么药？增液汤加犀角、黄连。透热转气是什么药？金银花、连翘、淡竹叶。那为什么要用黄连呢？清心火。黄连用多少呢？是不是把黄连做君药？不对，中医理论奥妙很多，有一个苦从燥化的理论，凡苦味药物可以燥湿清火，无论是苦温、苦寒的药物都有燥化的作用。黄连味苦，可以燥化，因此，本方中黄连是佐药，绝不是主药，用点黄连清心火，且只能用一点，决不能重用。营者，营分属血，入阴分了。滋阴，用大量的增液汤，玄参、生地黄、麦冬，少佐一点黄连来清心火。不能多用黄连，因为苦从燥化。温病学家用方的时候哪里会用那么多的苦寒药？就是考虑到怕伤津液。"存得一分津液，便有一分生机"，这是总原则。这正是清营汤的奥妙所在。

8. 治重症腹胀、发黄的婴儿 (小儿胎黄，疑难重症)

【诊疗经过】

陈某，男，6月龄，山西平遥人，2011年就诊。小孩出生就肤色发黄，目黄，黄疸逐渐加深，伴腹胀如鼓。西医检查肝

脾大，胆囊炎，建议手术治疗，家长考虑小孩太小，不愿意手术，于是从山西平遥千里之外抱着小孩前来就诊。见病儿皮肤色黄如橘，双目黄如栀柏，腹胀如鼓，小便量少，大便正常，时而呕逆，舌苔黄白相兼，纹淡紫。辨证属湿热黄疸，方用茵陈蒿汤去大黄，合四苓散，加三棱、莪术、竹茹3味药。服药1个月后复诊，黄疸减半，腹胀减半。服药2个月，黄疸、腹胀大减。3个月黄疸消退，病情基本痊愈。续服1个月药以巩固疗效。这个小孩的胎黄被彻底治好了，前后共治疗了4个月。

【简要阐述】

（1）胎黄的病机

胎黄以婴儿出生后皮肤面目出现黄疸为特征。因与胎禀因素有关，故称"胎黄"或"胎疸"。胎黄分为生理性与病理性两类，生理性胎黄大多在生后2~3天出现，4~6天达高峰，7~10天消退。早产儿持续时间较长，除有轻微食欲不振外，一般无其他临床症状。若生后24小时内即出现黄疸，3周后仍不消退，甚或持续加深，或消退后复现，均为病理性黄疸。西医学称胎黄为新生儿黄疸。胎黄有轻有重，轻者几天后黄疸自行缓慢消退，严重者持续不退，甚者逐渐加重。并出现诸多兼症，如腹胀、呕吐等。《幼科铁镜》曰："胎黄，由妊母感受湿热，传于胞胎，故儿新生，面目通身皆黄如金色，壮热便秘，溺赤。"不管病情是轻是重，都是在母腹中受病，湿热毒邪，蕴蓄而成。严重者西医B超检查可见肝、脾、胆囊肿大。无论是肝、胆或是脾脏肿大，总由湿热之毒蕴积。所以我们在

治疗胎黄证的时候，总要抓住湿热两个因素。

（2）胎黄的治疗

因为胎黄是湿热所致，所以治疗胎黄总的原则是清泻湿热。湿热之邪有的以湿为主，有的以热为主。以热为主者，方用茵陈蒿汤、栀子柏皮汤，还有一个方犀角散，热邪最重的时候可以用。以湿为主者，方用茵陈四苓散，如果兼腹胀的，方用吴鞠通的茵陈二金汤。生理性黄疸可自行消退，不需治疗。

（3）要正确认识中医治病的优势

中医治病的优势，我们作为中医不仅自己要认识，还要让公众认识，让不懂中医的人也认识，包括西医在内。如果我们学中医的人自己都不懂得中医的优势，那么就存在问题了。现在挖祖坟的人太多了，学中医的人讲中医的坏话，这不是挖祖坟吗？这些人没学好中医，没入门，其实就不是一名真正的中医。在讲胎黄的时候，我想讲讲中医的优势。胎黄病，西医拿它很难办，尤其是发现内脏肿大的时候，西医一贯的办法就是做手术。可是中医恰恰不需要手术就可以治疗胎黄，内脏肿大照样可以消肿，这就是中医的优势所在。湿热郁滞发黄，不仅肌表发黄，并且出现腹胀、水肿，当然这是水。但更重要的是它可以引起内脏肿大，如胆囊、肝脏、脾脏肿大，这都是因为湿热郁滞过久，造成的瘀阻。因此，清除湿热，如果是以气为主的肿胀自然就消了；如果真的有瘀阻，那么在清除湿热的同时还可以加点消瘀的药。所以，中医只要抓住了湿热病邪的本质，然后抓住病变部位所在，无非是肝、胆、脾，坚持清泻湿热，就可以解决胎黄，这就是中医的优势所在。比如治疗肿

瘤，西医不论什么肿瘤都要手术，可是中医可以用消法，皮下肿瘤可以消，痈可以消，疽可以消，乃至于内脏的肿瘤，比如卵巢囊肿、肺部肿瘤，都是可以消除的，这就是我们中医的优势。这个西医不能理解，因为他不是学中医的。当然中医的优势很多，通过这些病例的治验，我们应该进一步认识到中医治病的优势。

四、诊治外科疾病的奇迹

1. 治全身皮肤黑如墨染的病人（皮肤色素病变，疑难病症）

【诊疗经过】

胡某，女，45 岁，衡阳人。2013 年 8 月就诊。患者全身皮肤发黑，在四肢的四弯部、胸乳部、腋下、少腹部及腹股沟部尤其突出。她面部发黑如同黑人，但面黑不如胸腹部甚，胸腹部皮肤发黑如同墨水所染。西医诊断结论不明确，谓皮肤色素病变。病已一年，且黑色还在逐步加深，询问病人皮肤无任何不适感，不痛不痒不冷不热。但全身皮肤干燥，时发口疮，舌质紫苔薄少，脉细数。这个病人主症就是皮肤发黑，兼症就是口疮时作，舌是紫舌，而苔少，脉细数。因此，这是一个阴虚夹瘀的毛病。哪个地方的阴虚呢？肾阴虚。肾脏的阴虚有热，我们称之为肾阴虚热，兼血络瘀阻所致的怪病。

用的方是大补阴丸合血府逐瘀汤，服药 30 剂后，皮肤发黑明显改善。第二诊用原方再进 30 剂，皮肤发黑减半。第三诊用原方再进 30 剂，也就是 3 个月后皮肤发黑减轻 90%。最近病人又来了，这次没用血府逐瘀汤了，只用大补阴丸加归

尾、赤芍、桃仁、红花以作善后。

【简要阐述】

（1）运用五行学说分析病理变化是中医独有的思维方法

　　阴阳五行学说是中医理论体系中的核心理论之一。我曾经说过，阴阳学说是辩证法，五行学说是系统论。我们运用五行这五种物质的特性来说明一切事物之间的内在联系，用五行学说把自然界的事物和人体器官联系起来。五行合五方、五行合五气、五行合五色、五行合五味，在人体合五脏、五体、五官等。其中，五行合五脏，就是木火土金水合肝心脾肺肾；五行合五色，就是木火土金水合青赤黄白黑。这样一来，黑色属水，而五脏中肾亦属水，所以皮肤发黑要责之于肾。我曾经讲过一个"流黑汗"的病例，提到过这个理论，这是中医独有的思维方法。而这个病人舌上少苔，脉细数，因此，是典型的肾阴虚。

　　《素问·痿论篇》说："肾热者，色黑而齿槁。"肾脏有热，人体就会表现为色黑，不仅面色发黑，全身皮肤都可以发黑。为什么齿槁呢？齿槁是阴虚，"齿为骨之余，龈为胃之络。"所以，齿槁是阴虚。而这个病人还有口疮，这不是阴虚有热吗？于是就用大补阴丸滋肾阴、清虚热，再用血府逐瘀汤破瘀活血络，这就抓住了病证的焦点，不就可以解决这个问题了吗？因证论治、选方准确，所以3个月就把这个皮肤严重发黑的病人治愈了。这个运用五行学说来分析病证的方法是我们中医所特有的，而西医是没有的。

(2) 关于大补阴丸

大补阴丸出自《丹溪心法》，它包括四味药：熟地黄、黄柏、知母、龟板。这个方主要的作用是滋阴清热潜阳，它和知柏地黄丸的作用相似。但知柏地黄丸不能潜阳，而大补阴丸重用了龟板，所以不仅滋阴清热，而且还可以潜阳。

2. 治下肢剧烈红肿热痛的病人（丹毒，疑难重症）

【诊疗经过】

刘某，女，34 岁，2006 年春就诊。患者左下肢大腿部红肿灼热疼痛。旬日之间红肿迅速加重，皮肤变成紫黑色，局部灼热非常明显，且全身发热畏寒，疼痛剧烈而不休，以至于不能站立、不能行步，生活不能自理，整日哼叫。诊见病人整个左腿肿胀如桶状，左大腿又肿又紫黑，且高烧灼手，左小腿亦肿胀，但不发紫，其疼痛主要在大腿部，并连及小腿。舌色红紫，舌苔黄，脉弦数。医院多次诊断为丹毒，还有一个诊断是败血症，已经过半个多月的治疗，其病势丝毫不减。中医认为这是什么病呢？这是个热毒夹瘀所致的丹毒。治法是清热解毒、祛瘀消肿止痛，用三黄解毒汤合化斑解毒汤加乳香、没药。吃完 10 剂，疼痛大减，肿势减轻三分之一，发热全退。再服 15 剂，肿胀全消。就是这 25 剂药后，病人可以行动了，后面还吃了 10 剂药就彻底康复，上班去了。

【简要阐述】

（1）关于丹毒的诊断

丹毒，顾名思义，丹者赤色，毒者肿毒，所以这是一个又红又肿的病症。中医也称之为丹毒，西医同样也称之为丹毒，在这一点上，中西医是相同的。中医的丹毒是按部位分的，生于头部的称为"抱头火丹"，生于腰肋部的称为"内发丹"，生于腿部、胫部的称为"流火"，在全身游走性发作、发无定处的称为"赤游丹毒"，在小儿称为"赤游风"。"赤游风"在《医宗金鉴》有记载："赤游胎中毒热成，皮肤赤肿遍身行，头面四肢犹可治，若归心腹命难生。"意思是，丹毒在头面四肢的还可以治疗，如果到了心腹部是病毒侵陷内脏，所以难以治疗。

丹毒初期憎寒壮热，憎寒壮热可不是一般的恶寒发热，憎寒是寒得发抖，壮热就是高热。并有头痛、身痛，在某一局部红肿成片、灼热、疼痛拒按，甚至烦躁、神昏谵语、恶心呕吐者，就是毒热内攻，病情凶险。所以，丹毒是个重症，也是个疑难病，弄不好就有生命危险。丹毒是火热之邪进入血脉，郁于肌肤所致。由胸腹走向四肢的是顺证，由四肢走向胸腹的是逆证。丹毒进一步发展，如果出现高热不退，就会烦躁、神昏谵语。中医外科有个术语叫"疔疮走黄"，就是属于这一类的病。是火毒内攻心神，病人有死亡的危险。

（2）关于丹毒的治疗

我们怎么治疗丹毒呢？因为丹毒是火热毒邪引起的，所以第一要清热解毒；又因为丹毒是火热毒邪伤及了血脉，所以第

二要凉血散血，这就是治疗丹毒的两大关键。又因为我们江南多湿，热毒往往兼湿，湿热并行，所以清热毒的同时要化湿。但重点还是清热解毒和凉血散血两大方面。治疗可用三黄解毒汤，可用犀角地黄汤，可用化斑解毒汤，还可以用犀角解毒饮。三黄解毒汤出自《疡医大全》。我这里重点讲一讲化斑解毒汤，它出自《外科正宗》。这个方子有些什么药呢？它是在化斑汤（石膏、知母、玄参、犀角、甘草、粳米）的基础上再加黄连、连翘、人中黄、牛蒡子、升麻而成。功用清热解毒、化斑止痛，可用治发于腰胯以下的丹毒，并可用治丹毒而全身痛痒者。

3. 治臀部肿块的病人（肿瘤病症，疑难病症）

【诊疗经过】

黄某，男，72岁，长沙人，1997年秋就诊。患者肛门右侧生一肿块，如鹅蛋大小，质坚硬，臀部红肿热痛，病了2个多月未能化脓，不能站、不能坐，尤其不能解大便，一解大便就痛得大叫。一身发低热，在省级某医院确诊为良性肿瘤，不是癌症，准备手术治疗。等到进了手术室之后，突然发现他有严重的心脏病，医院立刻决定停止手术。于是病人极不高兴，吵吵嚷嚷地走出了医院大门院，来找中医治疗。

查其肛门右侧肿块较大，质坚硬，色紫红，又疼痛又烧灼，这是一个阳证。虽然2个多月没化脓，仍然是一个阳热实证。他舌紫苔薄白，脉滑而结。为什么脉结呢？因为他有心脏

病。这个病中医称之为"臀痈"，用的是仙方活命饮，外敷如意金黄散。服药1个月，肿块竟然减小40%；服药2个月，肿块基本消除；3个月后去医院检查，肿块完全消失。他到湘雅医院给原来的主治医生看，他们都大为惊讶，怎么都不敢相信是中医用中药治好的。

【简要阐述】

(1) 中医外科治疗肿块是中医的特长之一

我们中医外科治肿块有很长历史了，历史上最著名的外科专家就是华佗，他不仅有用于麻醉的麻沸散、外科手术，还有内服药。虽然麻沸散、外科手术已经失传，但中医还有一个本事就是服药消散肿块，这是中医治疗肿瘤的一大特点。我们治肿块的方法是消散，所谓"坚者削之"，坚积的病症我们用消散的方法治疗。消散不仅有内服法，还有外敷法，内服和外敷的方药还有很多，这里只是列举了一种。我们用消散法消除肿块就可以代替西医的手术，消除肿块不开刀的情况在中医外科是常见的，并不是稀奇古怪的，这是中医的特长，这一点必须肯定。

(2) 关于仙方活命饮和如意金黄散

仙方活命饮和如意金黄散都出自《医宗金鉴》，仙方活命饮的作用是破痈祛瘀排脓，如意金黄散的作用是散瘀消肿止痛，怎么散瘀呢？它是在散瘀的同时兼清湿热。

4. 治全身遍发脂肪瘤的病人（皮下多个脂肪瘤，疑难病症）

【诊疗经过】

涂某，男，40岁，深圳人，1990年就诊。病人全身皮下肿块，大者如乒乓球大小，小者如蚕豆大小，只有腰部一个如鸡蛋大小。有多少呢？周身上下到处皆是，有百余个。肿胀而有压痛，肿块较大的就疼痛明显，病已3年，愈发愈多，局部皮色不变，全身无寒无热。但有一个明显特点就是口中痰涎较多，口中吐稀白痰涎不止，舌苔白滑，脉滑。

病人找我看病之后，我告诉他，这个病一下子治不好。当时没有高铁，交通不如现在方便，于是病人就在长沙一家宾馆住下来了，住了3个月。这个病人是痰饮证，因为他有一个明显的特点：口中痰涎多，舌苔白滑，脉滑。中医称这个病为"痰核"。用的什么方呢？用的是芥贝二陈汤，就是二陈汤加白芥子和贝母，贝母用浙贝母或土贝母。治疗3个月后，全身脂肪瘤消了70%~80%，然后带药回深圳，一共半年时间就彻底治愈了。

【简要阐述】

（1）什么是痰核

痰核，顾名思义就是痰饮、痰浊积聚于皮膜肌腠之间形成的核状肿块。痰核之名既说明了它的病机，又说明了它的病症。病机是痰饮滞塞皮膜肌腠之间，病症是在皮下形成积块，

这不就是痰核吗？显然这不是癌症，也不是痈，它不可能化脓。病程日久往往夹瘀，因为它最容易阻塞血络，形成痰瘀合阻。临床上痰瘀合阻的现象是普遍的，临证时我们看到病人以痰为主就治痰，以瘀为主就化瘀，痰瘀兼而有之，则既要化痰，又要清瘀，这就是痰核的治疗大法。这个病人纯粹以痰为主，所以重点是化痰。

（2）关于芥贝二陈汤

我们知道二陈汤是化痰的基本方，白芥子有个特殊作用就是散皮膜内外的痰涎。贝母也有个特殊作用就是止咳，"止咳"前面有两个字"化痰"，尖贝是化痰止咳的，而浙贝母、土贝母是化痰止咳并消散结肿的。外科常用的香贝养荣汤和消瘰丸中的浙贝就是典型的化痰散结的。土贝母散结作用比浙贝更强，在有土贝母的情况下我一定会用土贝母。其实我们治疗痰核不是只有这个方，还有另外的方，如指迷茯苓丸，指迷茯苓丸不仅治痰核，还治便秘。如果这个病人有便秘，毫无疑问就用它。还有一个更合适的方就是控涎丹，治此病为什么不用控涎丹呢？因为控涎丹是由甘遂、大戟、白芥子组成的，甘遂、大戟，均为有毒药物，所以基本不用，我只用它治疗过一个癫狂病人。而芥贝二陈汤是一个很平和的方子，我常常用它。

5. 治舌下肿块的病人（舌下肿块，疑难病症）

【诊疗经过】

何某，男，24 岁，常德人，2010 年就诊。患者舌下生一

肿块，如拇指大小，时时疼痛，导致舌体伸缩困难，造成语音轻度障碍，即轻度舌謇语涩。口中有明显苦味、异味，张口困难，两个月间肿块迅速长大。舌边紫，舌苔黄滑，脉弦滑。数次到医院诊查确诊为良性肿块，但必须手术切除。由于肿块在舌下，病人及病家都不愿做手术，于是到长沙来就诊。

这是什么病呢？舌苔黄滑是痰热，舌边紫是瘀，这就是我刚才讲的痰瘀合阻而形成的肿块。用什么方呢？用的是芩连芥贝二陈汤，即芥贝二陈汤基础上加黄芩、黄连。另外还加了五味药，炮甲、乳香、没药、三棱、莪术。芩连芥贝二陈汤是针对痰热的，针对痰瘀合阻就必须用消瘀的药，所以加了炮甲、乳香、没药、三棱、莪术这五味散瘀消肿的药。这和我前面讲的一个病案就有区别了，这个病证更复杂，是痰瘀夹热。半月之后肿块明显消减，1月之后肿块全无，2个月后病人就痊愈停药了。

【简要阐述】

（1）舌下肿块称之为"痰包"

《医宗金鉴·外科心法要诀》说："痰包每在舌下生，结肿绵软似匏形，痛胀舌下妨食语，火稽痰涎流注成。"匏即葫芦瓢，古人将葫芦壳切成两半用来舀水。这段话的意思是痰包的形状像葫芦瓢，按之绵软，是由火热和痰涎流注到舌下积聚而成的。可见古人早就见过这个病，并且很好地总结了它的特点。所以我们的古人很了不起，我一再强调要读古人的书，他们早就治过这些病，我们一看书就知道了，这是什么病，该怎么治。

（2）中医治肿瘤要四辨

西医治肿瘤主要辨清良性与恶性，而中医治肿瘤不管是良性还是恶性都要四辨，哪四辨呢？

一辨痰瘀。因为无论什么肿块都是由两个东西结聚形成的，一个痰、一个瘀。至于痰瘀又是怎么形成的？它无非是这么几个方面的因素：人的体质因素、寒热湿火等六淫因素以及情志因素等。而真正的病理因素就是痰和瘀，临床的肿瘤不管是良性还是恶性的都是由痰瘀所形成。痰瘀合阻要么以痰为主，要么以瘀为主。以痰为主的不能忽视瘀，以瘀为主的又不能忽视痰，因为肿块无非就是这两个因素，它不可能是单一的因素。以痰为主的有痰饮的特点，多痰涎，舌苔滑腻，脉滑。以瘀为主的有瘀血的特点，局部色紫黯，如口唇、爪甲青紫。

二辨寒热。肿瘤有寒证有热证，《灵枢·百病始生》说："寒气、汁沫与血相搏，则并合凝聚不得散，而积成矣。""寒气"即寒，"汁沫"即痰饮，"血"即瘀血，这三者相搏聚、并合在一起，然后一凝聚，如同冰块一般积在一起不能消散就形成了积块。但是病久以后往往可以从热化，所以临床很多肿瘤病变是热证而不是寒证。这个热是从哪里来的呢？从热化而来。因人的体质、外界气候等因素，痰瘀郁久可以化热。所以临床治疗肿瘤要辨寒热。比如近几年来我治疗了大量的癌症，其中肺癌、胆囊癌、胰腺癌、鼻咽癌、膀胱癌，大部分都是热证。

三辨部位。肿瘤可以长在人体全身各处，从头至脚都可以长。前天就有个女病人，她的肿块长在足心，整个下肢疼痛，

不能活动。西医建议她从膝盖以下截肢，她不能接受就到我这里来了，我首先给她止痛再说，能不能拿下来目前还不知道。我们治疗肿块要辨部位，因为中医要辨阴阳。在表的为阳，在里的为阴，在上的为阳，在下的为阴，发热化脓红肿的为阳，在深层不发热不化脓的为阴，这是一般而言。在体表的还要分上下前后，在内脏的也要分清具体部位。现在肺癌发病最多，还有肝癌、胰腺癌、胆囊癌、胃癌、肠癌、乳腺癌、膀胱癌、脑癌、淋巴癌、胸膜癌、皮肤癌、骨癌等，尚未见到心脏、脾脏的癌症。所以癌症全身可以遍发，我们一定要分清部位。在肺的就要清肺，在肝的就要治肝。在肺的主症有咳嗽、气喘、胸闷、胸痛，甚至咯血；在肝的有腹胀、腹水、胁下痛、肝脾肿大、面色发黑；在子宫的有崩漏下血、腹痛、黄带、白带、五色带下；在鼻咽的有呼吸困难、鼻衄、咽喉痛；在胸膜的最容易胸腔积液。西医分部位分得更清楚，而我们分部位不是为了做手术，是为了分经治病，根据五脏系统、表里所属、经脉所属来治疗。

四辨虚实。癌症有虚证有实证。《灵枢·口问》说："邪之所在，皆为不足。"《素问·评热病论篇》说："邪之所凑，其气必虚。"后一句大家都知道，意思是邪气之所以伤人是因为人体正气虚弱。"邪之所在，皆为不足"，意思是说：凡是邪气所在的地方都是正气虚弱的地方。这话说得很准确，邪气之所以能在这地方捣乱，一定是此处正气虚弱，否则正气早把它赶走了。

肿瘤病不管是良性的还是恶性的，一般初期实证居多，在

肿瘤的发展阶段，还是实证偏多，治疗的重点是消肿块、消实积。但肿块日久，特别是癌症在放化疗之后，多为虚证。当然，我们也不是按照这个步骤、时间来区分它的虚实。中医的临床是唯物的，是以病人的实际情况作为分析判断的依据，以病人的症状特点和临床表现作为依据，这一点千万不要忘记。譬如一个老年病人，年纪大了，又得了肿瘤，我就要搞清虚实，越是年纪大越容易正气虚。譬如病人做放疗、化疗之后，肿块还没完全消，但是出现疲乏、气短、全身无力、食少、面色淡黄、舌淡、脉细，你还给他消肿块行不行？西医还给他做放疗、化疗行不行？当然不行，这是虚证。你就不能用仙方活命饮，不能用犀黄丸，不能用三棱、莪术这样的药，只能顾护正气。我在后面会要讲一个病例，科威特的肿块病人，他开始来的时候站都站不起，饭也不能吃，怎么办？先用香贝养荣汤改善一般情况之后再消肿块。现在临床上有大量肿瘤病人，都是需要辨虚实的。经常有用担架抬来的病人，奄奄一息，难道还给他消肿块吗？当然要先救人。

因此，我总结治疗肿瘤病必须要明辨四点：一辨痰瘀，二辨寒热，三辨部位，四辨虚实。

6. 治遍身疮疹瘙痒溃烂 10 余年不愈的病人（顽固性湿疹，疑难病症）

【诊疗经过】

覃某，女，45 岁，湖南省某医院职工，2009 年就诊。病

人一身疮疹 10 余年不愈，治疗 10 余年没有好转，而且越发越凶。其瘙痒极甚，不分寒暑，日夜不休地抓挠，遍身几无完肤，但天热时加剧，夜不能寐，日不能作，无法工作。抓破后渗黄水、血水，其黄水、血水所过之处发作明显，病人烦躁不安、苦不堪言。查其疮疹中夹有小脓点，并有溃破，渗黄水，溃后脱皮，瘙痒。病人每天用盐水、醋水、艾蒿水洗浴数次以缓解瘙痒，可是疮疹仍不断发作，结痂一层接一层。舌质红，舌苔黄白而腻，脉细数。

这是什么病呢？这是一个顽固性湿疹。用萆薢渗湿汤加苦参、黄连。服药 1 个月，瘙痒明显减轻；再服药 1 个月，瘙痒大减，夜已能寐，溃后渗水明显减少，疮疹还在发作，但势头大减。仍以原方再进，给她开了 1 个月药，结果病人自己把这个处方吃了 2 个月。就这样病人一共吃了 4 个月药后再来复诊，她全身的疮疹已减 80%，普遍结痂，全身皮肤发黑，结痂后都变成黑色。再用原方加紫草、红花服 2 个月，病人基本告愈。

【简要阐述】

（1）治疮疹要察三因

疮疹属于皮肤科疾病，我们治疗疮疹要察三因，具体是哪三因呢？第一是风，第二是火，第三是湿。中医治病是有原则的，我常常讲，中医治病既有强烈的原则性，又有高度的灵活性。比如要诊断风疹，风疹是典型的因风而生的，你没有看到病人吹风，何以诊断他是风疹呢：那就要根据风邪致病的特点：第一，游走不定，遍身皆发；第二，时隐时现；第三，瘙

痒明显。如果要诊断有火，就要根据火的特点：疮疹红赤、灼热、口苦、口渴、心烦，舌苔黄，脉数，甚至目赤、小便黄、大便秘。如果要诊断有湿，就要根据湿的特点：湿的最大特点是疮疹溃后渗水，舌苔腻或滑，甚至皮肤肿胀。所以只要把握了原则，掌握了病邪致病的基本特点，中医在临床诊病是非常快的，否则就毫无头绪。皮肤病最常见的就是风、火、湿三因，而属寒的极少，当然，属寒的不是没有，比如有人一遇冷风就全身瘙痒、起疹子，但毕竟是少的。属虚的也少，虚是血虚生风，还是风，因为风有实风有虚风。所以，我认为治疮疹要察三因。

（2）湿疹属顽疾，必须清湿热

湿疹是个很顽固的病，尤其是婴儿湿疹，遍身疮疹溃烂，样子真的可怕。我曾治疗一个湿疹患儿，他父母都是警察。他从两个月开始到十四岁一直反复地发作湿疹，全身体无完肤。他为什么反复发作 14 年呢？因为湿热胶黏，缠绵反复，所以湿疹是很顽固的。不管它怎么顽固，我们要抓住一个基本的治法，那就是清利湿热，这一点绝对不能丢，如果忽视了，湿疹是治不好的。湿疹是由于湿热胶黏在脾经，渗入肌肤。湿疹严重的，《医宗金鉴》称之为"浸淫疮"。它的黄水流到哪里，疮疹就发到哪里。所以，这种病不能说它不传染。我最常用的治湿疹方子就是萆薢渗湿汤。

7. 治深部多发脓肿的病人（多发性深部脓肿，疑难病症）

【诊疗经过】

李某（译名），男，39岁，科威特人。

1997年9月5日，一位从科威特专程前来就诊的病人。诉3年前在其前后阴周围部位及腹股沟部、腋窝部几处的肌肉深层频发肿块，发则持久不溃，疼痛难忍，伴全身低热。由于服药不能控制，每发则必须在局部手术切开，从肌肉深部排脓。由于连续不断地发作，先后已切开过30余刀，西医诊断结论为多发性深部脓肿。就诊时，见病人前阴左侧腹股沟部发一肿块尚未切开，疼痛明显，左腿屈伸不利，行步困难。其右侧腹股沟部有一切开的刀口尚未愈合，还贴有敷料。我仔细察其肿处，发现肿块局部硬肿而不红，且并不灼热，但疼痛拒按。病人体质衰弱，精神疲乏，声低息短，行步艰难，且身发低热，食纳颇少。舌淡紫，苔黄白相间而薄腻，脉象虚细略数。

病人在长沙市某宾馆寄住，并要求治愈后再回国。

经诊视之后辨证为气虚夹瘀，拟主方为香贝养荣汤扶正气，补气血。

10天后复诊，患者精神明显转佳，食纳显增，低热亦退，舌苔薄黄腻，脉细略数。拟透脓散合二妙散再合犀黄丸补气透脓，活血化瘀，兼清湿热。

9月25日三诊，病人左侧腹股沟部一肿块已自行消散，右侧腹股沟部切开的伤口亦已愈合。病人行步正常，精神、饮食转佳。舌苔薄黄，脉细。其病情大有好转，遂要求回国。再以上方60剂，犀黄丸1料，嘱带药回国继服2个月。

1997年12月1日，接到病人从科威特打来的电话，说病已向愈。数月以来，未见再发肿块，现精神、饮食均已正常。要求再寄去中药，服用1个月。

1998年3月，科威特来专人告知：病人病已痊愈。并在该国内到处宣传，称其病是被中国的一位中医治好的。

【简要阐述】

（1）外科痈疽病症，首辨阴阳虚实

肌肉深部脓肿不透，中医外科称之为"无头疽"。中医诊治痈疽病症，凡痈疡在表兼发热者，为阳证；凡疽肿在里不发热者，为阴证。本案患者病已3年不愈，正气大亏，无力托毒，此为虚实夹杂之证。《素问·汤液醪醴论篇》云："形弊血尽而功不立者何……神不使也……针石，道也。精神不进，志意不治，故病不可愈。"可见，当正气明显亏虚时，必先扶其正气，使正气得复方可祛邪。本案先用香贝养荣汤，即此意也。又因病人脓肿多发于阴部，且见舌苔黄白而腻，是湿热羁留形成瘀阻之征，治必祛瘀阻，清湿热，后用透脓散、二妙散及西黄丸，即是此意。

（2）关于外科虚实的辨治法则

历代中医文献所述的无头疽的范围颇广，其特点是发病急骤，初起无头，发无定处，病位较深，漫肿，皮色不变，疼痛

彻骨，难消，难溃，难敛。临床表现错综复杂，有正虚邪实、虚实夹杂之证，又有由实转虚或因虚而邪实之动态变化。临证要认真细致地观察邪正消长的盛衰情况，根据正邪双方在疾病过程中所处的不同地位，分清虚实的主次缓急，灵活地施治。清代名医徐大椿说："虚邪之体，攻不可过；实邪之伤，攻不可缓。"说明了扶正祛邪要准确辨证，以"扶正不致留邪，祛邪不致伤正"为原则，既要有原则性，又要有灵活性，掌握适当的时机和分寸，才能收到理想的效果。

病人病已3年不愈，正气大亏，在久病体虚的情况下首要照顾正气，祛邪而不伤正。张景岳说过："夫疾病之实，固为可虑；而元气之虚，虑尤甚然。"说明虚证治疗，较难掌握。患者正虚为主时，治法应以扶正为主，辅以祛邪；待正气得复，再以祛邪为主，辅以扶正。

（3）关于透脓散

透脓散出自明代医家陈实功的《外科正宗》，此方为托毒溃脓之剂，功用补益气血，托毒透脓。本方的功能特点为祛邪中兼扶正，并能祛腐生新。主治正虚不能托毒、内已成脓、外不易溃、漫肿无头之痈疡，为外科托法中的著名方剂。

8. 治全身大疱脱皮的病人（剥脱性皮炎重症，危重病症）

【诊疗经过】

管某，女，50岁，2008年9月就诊，石门县人。诉两个

月前发热、身痒，在当地医院使用西药治疗。数日后遍身发红疹，起疱、流脓，痛痒不止。旬日间，发展到全身起疱疹，并开始脱皮。遂至省级某医院就诊，诊断为剥脱性皮炎重症，并通知病危。就诊时病人卧于担架上不能活动，四肢、胸腹、颈背部皮肤大面积剥脱，剥脱处可见肉红如血。病人自觉一身灼热疼痛，呻吟不已。伴发热口渴，咯血齿衄，大便干结。舌红赤无苔，舌面干燥无津，脉数。

　　这是个从西医院送过来的危重病人，其家人诉其病程：她是两个月前发热，一身痒，在当地医院用药后全身发红疹，间夹疱疹脓疮，痛痒交作，而且发热。没有几天全身发疱疹，并开始脱皮。立即送省级医院，医院就下了诊断，剥脱性皮炎，而且是重症，下了病危通知。她全身脱皮，所能看到的地方，四肢及胸腹部，大面积脱皮。她躺在担架上，不能动，稍微动一下就疼痛。全身上下尤其是四肢基本没什么皮，脸上还有几块皮，胸部还有几个地方没脱完，其状实在是惨不忍睹。脱皮以后，全身是红的，血肉模糊，我当时看了之后忍不住要流眼泪。如何救治？当时我没有一点把握。看这病人的特点：身热、口干、便秘、咯血、吐衄，这是兼症，有明显出血的症候。舌上红赤无苔，干燥无津，赤红色的舌质，脉数，这意味着热毒伤阴。怎么救治呢？第一要清血分热毒，第二要急救阴液。不然的话，病人马上就有死亡的危险。基于热毒入血分，热伤阴液的病机，我用了两个方，第一个方是吴鞠通的增液汤，第二个方就是犀角地黄汤。

　　这个病人因为离长沙很远，家属要求我开了 1 个月的药。

1个月以后这个病人来了，不是抬进来的，是走进来的。一进门诊部，我就认出她来了，我说你把衣服解开看看。我一看，她全身都长皮了，全身都是黑皮黑痂，还有一些小疹子。这就好办了，命保住了，后期工程就好办了。后期仍然是用清热、凉血、解毒的方药。这个极其危重的病症就这么解决了，这是一个典型的外科皮肤病案。

【简要阐述】

（1）有关"诸痛痒疮，皆属于火"

本例病人全身疱疹、脱皮，伴有身热、口干、便秘、咯血、吐衄，舌上红赤无苔，干燥无津，脉数，这意味着热毒已经深入营血，津液已经大伤，显然是典型的热毒伤阴。因此我想她的皮肤病很可能与血分热毒有关系。我们想想《内经》的理论："诸痛痒疮，皆属于心。"清代医家高士宗释为："诸痛痒疮，皆属于火。"说明许多又痛又痒的疮疡疾患，都是与火相关的。此证属心火是肯定的；而"肺主身之皮毛……肺热叶焦，则皮毛虚弱急薄"（《素问·痿论篇》），肺热也是有的。这不就是热伤心肺吗？肺津不足，所以出现口干，热入血分则有明显的衄血。其基本的病机就是热毒入血分，热伤阴液。因此选用增液汤合犀角地黄汤治之。

（2）关于剥脱性皮炎的辨治法则

剥脱性皮炎是一种少见而严重的皮肤病。西医称此病为大疱性剥脱性皮炎，严重者可出现休克，危及生命，病死率较高。中医学认为此属外科病症中的火赤疮。《医宗金鉴·外科心法要诀》载："火赤疮由时气生，燎浆水疱遍身成。"常见

证型有热毒蕴结、湿热蕴滞、热盛伤阴等。治疗以清热解毒为法，兼以凉血化斑，泻火利湿。

9. 治乳腺癌术后一侧手臂肿胀不遂的病人（象皮肿，疑难病症）

【诊疗经过】

刘某，女，49岁，蓝山县人。

2005年5月我到湖南省蓝山县给边远地区的医务人员作学术讲座，县中医院给我介绍一位疑难病病人，请我诊治。病人1年前右乳房做乳腺癌切除术并做化疗，术后右手臂肿胀麻木，不能抬举，不能弯曲。并逐渐发展为右手不能动作，右手指亦痿软无力，一切活动包括穿衣服、写字、吃饭拿筷子，均由左手包办，病已1年余不愈。诊见其右手肿胀如八磅暖水瓶外壳粗细，由于肿胀特甚，竟自以布带将右臂包裹，挂于脖颈上。右手皮色略紫，西医诊断为象皮肿。询其右手麻木，有知觉，但不能动作，时感到疼痛。伴见清晨卧醒时自汗，口微渴，手足心热。舌紫苔薄黄，脉细。辨证为血络瘀滞不通，治以通经活络，拟方补阳还五汤合虫藤饮治之。

诉服药1个月后，右手指牵拉时略感有力，右手臂麻木疼痛已见减轻，但右手臂尚不能动，肿胀未减。舌脉如前，拟原方再进30剂，静观其变。

三诊诉服药后已明显取效，右手麻木显减，手臂已能轻微活动，右手已试探着拿筷子，但尚无力，手指并不灵活，右手

臂肿胀度减,舌脉如前。仍拟原方,病人服药不久,即明显取效,竟自再进60剂后,右手已基本恢复正常,其肿胀、麻木完全消除,其所束布巾已经去掉,右臂活动自如。但近日来觉疲乏,头晕,目胀,手足心烦热,舌红,苔薄黄,脉细。此为病后虚弱正气未复之象,治当益气以养血,用益气聪明汤加味调治之。一年余之顽疾,终获痊愈。

【简要阐述】

(1) 治顽疾痼疾要把握两条原则

一条:必须有守有方,不可"朝令夕改",此证之治愈,贵在持守。二条:用药要把握分寸。《素问·五常政大论篇》云:"大毒治病,十去其六;常毒治病,十去其七;小毒治病,十去其八;无毒治病,十去其九;谷肉果菜,食养尽之,无使过之,伤其正也。"凡久病用药,等其病症显减之后,便需扶助正气,调理尽之。

(2) 久病入络

乳腺癌患者多由于七情所伤,所愿不遂导致脏腑气血功能紊乱,以致气滞血瘀、痰凝、邪毒结于乳络而成。其病因的作用时间较长,则"久病入络",故多见气滞血瘀。加之手术损伤脉络,化疗耗伤气血,使正气虚弱,瘀血内停,而成气虚血瘀。瘀血停滞,阻于上肢的经脉,隧道不通,脉络阻塞,影响津液的输布,而发生上肢肿胀。根据《内经》"坚者削之""结者散之"的治疗原则,治以活血化瘀、益气、通络之法。血行则瘀去,瘀去则肿胀止。

10. 治一身毛发脱落的病人（斑秃油风症，疑难病症）

【诊疗经过】

周某，女，40岁，湖南省某大学职工。

2004年5月就诊，病人诉6个月前头发开始脱落，继而眉毛脱落，继而腋毛及阴毛脱落。就诊时，见其头发已全部脱落，眉毛全无。诉头部易渗油垢，兼头皮发痒，每天需洗头两次。舌苔薄白，脉细。辨证为血虚油风，治以养血祛风利湿。拟方：神应养真丹加茯苓、泽泻。30剂，水煎服。

服完上方30剂后，各处毛发均开始长出，但头发及眉毛长出较慢，头部已不再渗油垢。继服30剂后，全身之毛发悉已生长，并逐渐恢复正常。但病人喜欢买减价的商品，听人说某种洗发水很廉价，便立即购买那种降价的洗发水洗头。岂知1周后头发复脱，眉毛亦随之脱落，头部又开始渗出油垢，头痒较甚。观其头部已有斑秃3块，凡未秃发之部位头发已明显稀疏。舌苔薄白，脉细。症证如前，仍拟前方养真丹加味治之。并嘱以艾叶煎水洗头。

再次服药15剂后，脱发已止，其斑秃处已长出稀疏头发，头部渗油及头痒均止。舌脉如前，拟上方做成蜜丸，以巩固之。

【简要阐述】

（1）关于油风病的证治

脱发，《医宗金鉴》称为"油风"，为风盛血燥所致。而

本案患者不仅眉发全脱，并且全身毛际处皆脱，当属毛发脱落之重症。盖由血虚受风，乃至风盛血燥，治以神应养真丹，寓"治风先治血，血行风自灭"之意。

《医宗金鉴·外科心法要诀》云："此证毛发干焦，成片脱落，皮红光亮，痒如虫行，俗名鬼剃头。由毛孔开张，邪风乘虚袭入，以致风盛燥血，不能荣养毛发。宜服神应养真丹，以治其本；外以海艾汤洗之，以治其标。"本病中医称为"油风""鬼剃头"，为一种骤然发生的斑状脱发，轻者脱发呈片状，重者可全秃或普秃，以脱发区皮肤正常，无自觉症状为临床特征。可发生于任何年龄，但多见于青年，男女均可发病。此病多因为饮食不节或情志抑郁化火，损阴耗血，血热生风，风热上窜巅顶，毛发失于阴血濡养而突然脱落；或久病致气血两虚，肝肾不足，精不化血，血不养发，发无生长之源，毛根空虚而发落成片。治宜滋补肝肾，活血祛风，养血生发。

（2）关于神应养真丹

神应养真丹，为刘河间所创之方。方中当归、川芎、白芍、熟地黄能养血活血；熟地黄、木瓜、菟丝子滋养肝肾，天麻、羌活祛风通络，引药上行顶巅。全方滋肝补肾，活血祛风，养血生发，适用于肝、肾、血虚而风邪外袭以致风盛血燥，不能荣养的脱发症。我常用此方治疗块状斑秃、干性脂溢性脱发，临床疗效显著。

图书在版编目（ＣＩＰ）数据

中医创造奇迹：熊继柏诊治疑难危急病症经验集 /熊继柏
著. — 修订版. — 长沙 ：湖南科学技术出版社,2025.2
（国医大师熊继柏《内经》讲析与临证经验荟萃）
ISBN 978-7-5710-2614-1

Ⅰ．①中… Ⅱ．①熊… Ⅲ．①医案－汇编－中国－现代
Ⅳ．①R249.7

中国国家版本馆CIP数据核字(2024)第001427号

国医大师熊继柏《内经》讲析与临证经验荟萃
ZHONGYI CHUANGZAO QIJI——XIONG JIBAI ZHENZHI YINAN WEIJI
BINGZHENG JINGYAN JI （XIUDING BAN）

中医创造奇迹——熊继柏诊治疑难危急病症经验集（修订版）
著　者：熊继柏
出 版 人：潘晓山
策划编辑：邹海心
责任编辑：王　李
封面题字：熊继柏
出版发行：湖南科学技术出版社
社　址：长沙市芙蓉中路一段416号泊富国际金融中心
网　址：http://www.hnstp.com
湖南科学技术出版社天猫旗舰店网址：
　　　　http://hnkjcbs.tmall.com
邮购联系：0731-84375808
印　刷：长沙超峰印刷有限公司
　　　　（印装质量问题请直接与本厂联系）
厂　址：宁乡市金洲新区泉洲北路100号
邮　编：410600
版　次：2025年2月第1版
印　次：2025年2月第1次印刷
开　本：710 mm×1000 mm　1/16
印　张：19.25
插　页：8
字　数：206 千字
书　号：ISBN 978-7-5710-2614-1
定　价：58.00 元

U0250693